Dana Ullman ist einer der bekanntesten Homöopathen in den Vereinigten Staaten. Er ist Präsident der *Foundation for Homeopathic Education and Research* und Vorstandsmitglied des *National Center for Homeopathy*. Mit zahlreichen Veröffentlichungen hat er der Homöopathie in den USA und in Europa zu einer ständig wachsenden Verbreitung und Anerkennung verholfen.

Alternativ Heilen

Herausgegeben von Gerhard Riemann

Dieses Buch wurde auf chlor- und säurefreiem Papier gedruckt.

Vollständige Taschenbuchausgabe Juni 1992
Droemersche Verlagsanstalt Th. Knaur Nachf., München
Lizenzausgabe mit Genehmigung des Scherz Verlag, Bern und München
Titel der Originalausgabe »Homeopathy: Medicine for the 21st Century«
Copyright © 1988 by Dana Ullman
Einzig berechtigte Übersetzung aus dem Amerikanischen von Christopher Baker
Gesamtdeutsche Rechte beim Scherz Verlag, Bern und München
Umschlagillustration Susannah zu Knyphausen, München
Druck und Bindung brodard & taupin
Printed in France
ISBN 3-426-76001-0

2   4   5   3   1

Dana Ullman

Homöopathie

Die sanfte Heilkunst

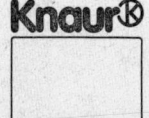

Inhalt

Vorwort

Es ist ein Gebot der Stunde, die Homöopathie im Lichte der modernen Wissenschaft zu verstehen und sie in ein umfassendes Gesundheitssystem zu integrieren – Dana Ullman ist das mit diesem Buch in bemerkenswerter Weise gelungen.

Die homöopathische Fachliteratur wirkt auf viele Leser eher frustrierend, denn die Mehrzahl der gängigen Bücher ist über hundert Jahre alt – nur wenige sind während der letzten zwanzig Jahre entstanden –, so daß die Homöopathie als eine Heilkunst des 19. Jahrhunderts erscheint. Außerdem sind diese Bücher aufgrund ihres Alters oder der darin enthaltenen Vorurteile nicht in der Lage, den medizinischen Entdeckungen und Einsichten des 20. Jahrhunderts im Hinblick auf Krankheiten und Leiden der Menschheit gerecht zu werden. Doch der gebildete Mensch von heute wünscht sich Informationen über die Homöopathie in verständlicher Sprache und, wo dies möglich ist, verbunden mit Hinweisen auf die neuesten wissenschaftlichen Erkenntnisse.

Einem Fachbuch, das sowohl von einem Anhänger der Homöopathie wie von einem Skeptiker gelesen werden kann und eine vernünftige Einschätzung der Homöopathie gestattet, ist demnach ein Desiderat. Ein Buch also, das die Homöopathie als ein medizinisches System für Menschen jedes Lebensalters beschreibt, ein System, auf das man sich beziehen kann, wenn eine Krankheit droht oder bereits ausgebrochen ist.

Es ist mir eine Freude, dieses Buch zu empfehlen, das sicher zu einem der Standardwerke auf dem Gebiet der Homöopathie werden wird. Neben der Beschreibung der Prinzipien der Homöopathie werden hier auch die Geschichte, die Forschung und die verschiedenen Anwendungsbereiche der Homöopathie in der klinischen Praxis aufgezeigt. Das Buch befaßt sich daher mit der Geburtshilfe, Frauenkrankheiten, Kinderkrankheiten, Infektionskrankheiten, Allergien, chronischen Krankheiten, Sportverletzungen, Geisteskrankheiten und Zahnheilkunde. Es ist allerdings keine Anleitung zur Selbsthilfe, sondern möchte die Heilungsmöglichkeiten der Homöopathie bei vielen akuten und chronischen Krankheiten vor Augen führen. Mögen alle Leser einen Nutzen aus diesem Buch ziehen.

Ronald Davey, Leibarzt Ihrer Majestät,
Königin Elizabeth II. von England

Einleitung
Gesundheit, Krankheit und die Medizin im 21. Jahrhundert

Nach dem Tod von Elvis Presley stellte man bei der Obduktion neun verschiedene Medikamente in seinem Körper fest! Glaubt man seinen Ärzten, so hat es «vernünftige, rationale medizinische Gründe» für die Verordnung aller neun Medikamente gegeben. Diese Verlautbarung mag zwar dem Ruf von Elvis dienlich gewesen sein, läuft jedoch letztendlich auf eine Anklage gegen die Schulmedizin hinaus, die allen Ernstes annimmt, es gäbe «rationale, vernünftige Gründe» für die gleichzeitige Verordnung von neun verschiedenen Medikamenten bei einem Patienten.

So wertvoll die Schulmedizin ist, so hat sie doch ihre Grenzen und ihre Probleme. Da konventionelle Medikamente aufgrund ihrer Wirkung auf bestimmte Teile und Systeme des Körpers verordnet werden, ist klar, daß verschiedene Arzneimittel zur Behandlung verschiedener Symptome bei einem Patienten verschrieben werden können – was wiederum zusätzliche Medikamente erforderlich machen könnte, um die eine oder andere Nebenwirkung der zunächst verabreichten Präparate in den Griff zu kriegen.

Die Homöopathie stellt eine Alternative dar. Anstatt einem Patienten ein Präparat gegen Kopfschmerzen, ein anderes gegen Verstopfung, ein weiteres gegen Reizbarkeit und schließlich etwas gegen bestimmte Nebenwirkungen eben dieser Medikamente zu verabreichen, verordnet der homöopathische Arzt ein einziges Mittel, welches das Immunsystem und die Abwehrkräfte des Individuums anregt und eine allgemeine Besserung des Gesundheitszustandes bewirkt. Das Verfahren der genauen, individuellen Arzneimittelfindung macht Kunst und Wissenschaft der Homöopathie aus.

Die beste Medizin ist die, welche wissenschaftliche Methodik und Heilkunst miteinander verbindet. Die Homöopathie stellt ein solches System dar. Das soll nicht heißen, daß wir die Homöopathie als die einzig wahre Heilkunst ansehen. Obwohl sie eine tiefgreifende und außerordentlich wirksame Methode darstellt, die Heilungsvorgänge im Individuum anzuregen, ist sie eine neben anderen Maßnahmen zur Erhaltung der Gesundheit und ergänzt verschiedene Heilverfahren. Eine gesunde Ernährungsweise, Bewegung, die verschiedenen Programme zur Bewältigung von Streß und zur Aufrechterhaltung des emotionalen und geistigen Gleichgewichts sowie der Einsatz schulmedizinischer Diagnose- und Therapieverfahren (dort, wo sie ihre Berechtigung haben) bilden zusammen ein umfassendes Gesundheitssystem, das den vielfältigen Bedürfnissen unserer komplexen modernen Gesellschaft gerecht wird.

An der Schwelle zum 21. Jahrhundert wird sich ein neues, umfassendes Gesundheitssystem herausbilden, ein System, das die verschiedenen Naturheilverfahren und die konventionellen Methoden integriert. Ein solches System wird nicht nur deshalb entstehen, weil die Menschen es als rationale Alternative erkannt haben, sondern auch weil wir es ganz einfach brauchen, um unsere körperliche, geistige und seelische Gesundheit aufrechtzuerhalten.

Die Krankheiten des 21. Jahrhunderts

Die Krankheiten des 21. Jahrhunderts werden sich unweigerlich von denen des 20. unterscheiden, genauso wie unsere gegenwärtigen Krankheiten sich von denen des 19. unterscheiden. Obwohl sich der allgemeine Gesundheitszustand der Menschen in vieler Hinsicht gebessert hat und die Lebenserwartung gestiegen ist, sind neue Krankheiten und Störungen aufgetreten, die unsere Lebensqualität bedrohen. Bereits in den achtziger Jahren ließen sich einige bedeutsame Veränderungen beobachten, die eine Vorstellung geben von den gesundheitlichen Problemen, die uns im 21. Jahrhundert bevorstehen:

- Erkrankungen des Immunsystems – nicht nur AIDS, sondern eine ganze Reihe von Störungen, die mit einem schwachen oder überaktiven Immunsystem verbunden sind – haben epidemische Ausmaße angenommen.*
- Die Anzahl der Menschen, die an Viruskrankheiten leiden, die durch konventionelle Therapien nicht zu heilen sind, ist im Steigen begriffen, und die Anzahl der neudefinierten Viruskrankheiten (z. B. Epstein-Barr-Virus oder Zytomegalo-Viren) hat ebenfalls signifikant zugenommen.
- Die Anzahl der bakteriellen Infektionen, die eine Resistenz gegenüber den gebräuchlichen Antibiotika aufweisen und den Einsatz immer stärkerer Antibiotika erfordern, deren Erfolg ungewiß ist, nimmt ebenfalls zu.
- Lebensmittelallergien und Allergien gegen gewöhnliche, alltägliche Substanzen oder neue chemische Verbindungen sind ebenfalls immer häufiger zu verzeichen.
- Chronische Leiden treten bei immer jüngeren Patienten auf.
- Die Zahl derer, die an psychischen Störungen leiden, steigt ebenfalls.

Zu diesen verschiedenen Trends kommt ein weiterer für die Zukunft unseres Gesundheitswesens bedeutsamer Faktor hinzu: Wir werden immer älter. Schätzungen des amerikanischen Statistischen Bundesamts zufolge wird der Anteil der über Fünfundsechzigjährigen an der amerikanischen Gesamtbevölkerung sich bis zum Jahr 2030 verdoppelt haben.[1]

Zukunftsforscher gehen im allgemeinen davon aus, daß die Medizin im 21. Jahrhundert über neue und stärkere Medikamente verfügen wird sowie über verschiedene innovative technische Eingriffsmöglichkeiten. Dabei übersieht man gern die ernsten Probleme, die heutzutage durch die Verordnung konventioneller Medikamente verursacht werden. Laut statistischen Erhebungen des Jahres 1986 entfallen auf den durchschnittlichen Amerikaner 7,5 Medikamenten-

---

* Auf jeden der hier erwähnten Trends wird in diesem Buch an entsprechender Stelle näher eingegangen.

verordnungen pro Jahr.[2] Diese Zahl ist insofern besonders erschrekkend, da wohl jeder eine Reihe von Menschen kennt, die im Laufe eines Jahres überhaupt kein Medikament genommen haben, was bedeutet, daß deren 7,5 Medikamentenverordnungen einem anderen noch zusätzlich aufgebrummt werden. Angesichts der Tatsache, daß die meisten Medikamente Nebenwirkungen haben und kranken Menschen häufig mehrere Arzneimittel auf einmal verordnet werden, von denen jedes einzelne ja ein beträchtliches Nebenwirkungspotential besitzen kann, ist es kein Wunder, daß fünfzig Prozent der Rezepte gar nicht erst eingelöst werden. Außerdem haben verschiedene Studien ergeben, daß 25 bis 90 Prozent der Patienten Fehler bei der Einnahme von Medikamenten machen.[3] Trotz des Respekts, den die meisten Menschen den Ärzten entgegenbringen, scheinen sie in deren Verordnungen nicht das gleiche Vertrauen zu setzen.

Die meisten Zukunftsforscher, die über das Gesundheitswesen im 21. Jahrhundert geschrieben haben, neigen dazu, diese schwerwiegenden Probleme zu übergehen. Sie diskutieren neue Wege, Computer und Scanner einzusetzen sowie andere Technologien, erwähnen jedoch die vielen Naturheilverfahren, die sich seit Jahrhunderten bewährt und in den siebziger und achtziger Jahren zunehmend Verbreitung gefunden haben, nur selten.

Im Gegensatz zu den meisten anderen Zukunftsforschern haben Clement Bezold, Rick Carlson und Jonathan Peck in ihrem Buch *The Future of Work and Health* («Die Zukunft von Arbeit und Gesundheit») prognostiziert, daß die Medizin des 21. Jahrhunderts zwar eine High-Tech-Komponente haben wird, aber auch eine starke «Berührungskomponente».[4] Neben neuen technischen Diagnose- und Therapieverfahren wird es eine wesentlich stärkere Hinwendung zu gesundheitlichen Selbsthilfemethoden geben: Gesundheitsprogramme, Therapie-, Ernährungs- und Fitneßprogramme sowie alternative Heilverfahren. Die Autoren stellen ebenfalls fest, daß der Einfluß des jeweiligen psychischen Zustands auf verschiedene physiologische Prozesse von der Wissenschaft allmählich anerkannt und zunehmend integriert werden. Die Psychoneuroimmunologie, die die Fachrichtungen Psychiatrie, Neurologie und innere Medizin umfaßt, entwikkelt sich rasch zu einem anerkannten Gebiet wissenschaftlicher Forschung über die Beziehungen zwischen Geist und Körper.[5] Die Praktiker dieser neuen Disziplin versuchen, Krankheit auf eine ganzheitlich-wissenschaftliche Art und Weise zu verstehen und ihr vorzubeugen, und sind gegenwärtig dabei, Methoden zu entwickeln, mit deren Hilfe die Genesung beschleunigt und die Gesundheit des einzelnen verbessert werden kann.

Bezold, Carlson und Peck prognostizieren ebenfalls, daß Wissenschaft und Medizin sich im Rahmen erweiterter Gesundheitskonzepte auch für verschiedene spirituelle Methoden öffnen werden, die der Gesundheit und der Heilung dienen. Aufgrund ihrer Wirkung, Zustände der Entspannung und des erweiterten Bewußtseins herbeizuführen, wird Meditation sich einer größeren Wertschätzung erfreuen. Handauflegen, von Menschen verschiedener religiöser Richtungen praktiziert, wird verstärkt in den Vordergrund treten. Geistheilung, von jeher populär, wird wissenschaftliche Anerkennung finden.

Man kann sich die Medizin des 21. Jahrhunderts schwer ohne eine starke «Berührungskomponente» vorstellen. Abgesehen davon, daß die technologisch orientierte Medizin sich als zu kostspielig erweisen wird, hat die High-Tech-Medizin bei der Behandlung einer ganzen Reihe von gewöhnlichen akuten und chronischen Krankheiten versagt. Obwohl es immer wieder so aussah, als stünde die endgültige Heilmethode für verschiedene Krankheiten «unmittelbar bevor», sind echte Heilungen durch den Einsatz von schulmedizinischen Verfahren doch eher die Ausnahme geblieben. Bei sehr vielen Krankheiten sprechen die Schulmediziner erst gar nicht davon, diese zu heilen, sondern lediglich davon, sie zu «beherrschen». Dank der schulmedizinischen Therapien sind die gesundheitsschädlichen Wirkungen vieler akuter Infektionskrankheiten signifikant reduziert worden. Die Schulmedizin hat auch «heroische» Eingriffsmöglichkeiten entwickelt, mit deren Hilfe wir ein breites Spektrum medizinischer Notfälle bewältigen können; doch weder Hausarzt noch Facharzt sind imstande, die meisten chronischen Symptome, Syndrome und Krankheiten, an denen so viele Menschen leiden, wirkungsvoll zu behandeln. Da chronische Leiden infolge des immer weiter steigenden Durchschnittsalters der Bevölkerung in Zukunft noch verbreiteter sein werden, müssen Medizin und Wissenschaft an therapeutischen Verfahren interessiert sein, mit deren Hilfe sich die Symptome nicht nur beherrschen oder kontrollieren, sondern auch tatsächlich heilen lassen.

Groß ist heutzutage ebenfalls die Zahl der Menschen, deren Leiden nicht einmal diagnostiziert werden kann. Für solche «unspezifischen» oder «undifferenzierten» Krankheiten kann die Schulmedizin meist auch keine wirkungsvolle Therapie anbieten. Es ist offensichtlich, daß wir alternative und ergänzende diagnostische und therapeutische Methoden brauchen, um zu einem effektiven Gesundheitssystem zu gelangen. Die Homöopathie hat hier ein großes Potential anzubieten. In vielen Fällen stellt sie eine Ergänzung der schulmedizinischen Therapie dar, vermag diese aber auch häufig zu ersetzen (dafür werden in den folgenden Kapiteln noch eine ganze Reihe von Beispielen angeführt). Aufgrund ihres diagnostischen Systems, das den ganzen Organismus und nicht bloß einzelne Teile erfaßt, und ihres therapeutischen Systems, das die körpereigene Abwehr und das Immunsystem anregt, anstatt Symptome zu beherrschen oder zu unterdrücken, wird die Homöopathie bestimmt zu einem integralen Bestandteil des künftigen Gesundheitswesens.

Die Rolle der Homöopathie im 21. Jahrhundert

Die meisten Amerikaner wissen heute nur wenig oder gar nichts über die Homöopathie, obwohl sich um die Jahrhundertwende 15 Prozent der amerikanischen Ärzte als Homöopathen[6] bezeichneten und obwohl sich die Homöopathie weltweit großer Beliebtheit erfreut[7]. Die homöopathische Medizin ist ein natürliches pharmazeutisches System, das kleine, potenzierte Mengen von Substanzen aus dem Pflanzen-, Mineral- oder Tierreich verwendet, um die inneren Heilkräfte des einzelnen anzuregen. Um diese Heilreaktion auszulösen, verfügt die Homöopathie über eine sehr verfeinerte Methode, diese kleinen Arzneigaben individuell anzuwenden. Anders als bei konventionellen Medikamenten, deren Wirkung primär auf ihrem direkten Einfluß auf bestimmte physiologische Prozesse, die mit den Krankheitssymptomen zusammenhängen, beruht, geht man davon aus, daß die Wirkung homöopathischer Arzneimittel auf der Anregung des Immun- und Abwehrsystems des einzelnen basiert, wodurch der Allgemeinzustand des Patienten so verbessert wird, daß die Gesundheit wiederhergestellt und weiteren Krankheiten vorgebeugt wird.

Natürlich vermag die Homöopathie nicht jede Krankheit, jeden Menschen zu heilen, doch bietet sie die Möglichkeit einer echten Heilung bei vielen tiefsitzenden, akuten, chronischen und vererbten Leiden. Es gibt bereits Forschungsergebnisse (wir werden später darüber berichten), die diese Behauptung stützen, doch bedarf es sicher noch weiterer wissenschaftlicher Arbeiten, um die Wirksamkeit der Homöopathie zu bestimmen und zu steigern.

Da Wissenschaft und Öffentlichkeit ein immer tieferes Verständnis und größeren Respekt für das Immunsystem des Körpers entwickeln, wird die Homöopathie als wichtigste pharmakologische Methode zur Anregung eben dieses Immunsystems zunehmend an Bedeutung gewinnen. Die konventionellen medikamentösen Therapien, die vornehmlich Symptome behandeln und unterdrücken, werden weiterhin einen wichtigen Platz im Gesundheitssystem einnehmen, jedoch nicht unbedingt als Therapie der ersten Wahl.*

So wichtig Antibiotika bei der Behandlung von bakteriellen Infektionskrankheiten sein mögen, die Zahl antibiotikaresistenter Infektionen nimmt doch ständig zu. In medizinischen Fachkreisen geht man

---

* Wenn von «konventioneller Medizin» oder «Schulmedizin» oder «konventioneller medizinischer Behandlung» die Rede ist, dann ist damit die allgemeine allopathische Medizin, wie sie Mitte der achtziger Jahre angewandt wird, gemeint. Diese Begriffe mögen beliebig erscheinen, denn was heute «konventionell» oder «Schule» ist, kann morgen schon als Quacksalberei angesehen werden, und das, was heute als Quacksalberei gilt, kann morgen schon Bestandteil der konventionellen Medizin sein. Einem ähnlichen semantischen Problem begegnen wir, wenn von «alternativen» Heilverfahren die Rede ist, denn diese werden von einer immer größeren Anzahl Menschen bevorzugt. In der Tat gibt es weltweit wahrscheinlich mehr Menschen, die sich der Naturheilverfahren, die als alternative Heilverfahren bezeichnet werden, bedienen, als solche, die von Vertretern der «konventionellen» Medizin behandelt werden. Dennoch wollen wir in diesem Buch die Begriffe «konventionelle» oder «Schulmedizin» und «alternative Heilverfahren» entsprechend ihrer Bedeutung Mitte der achtziger Jahre verwenden.

im allgemeinen davon aus, daß dieser Trend sich im 21. Jahrhundert fortsetzen wird. Es wird unweigerlich zur Entwicklung neuer und stärkerer Antibiotika kommen, doch werden auch alternative pharmakologische Mittel eine große Rolle bei der Beherrschung und Heilung ansteckender Krankheiten spielen.

Homöopathische Arzneimittel werden künftig wahrscheinlich die Behandlung der Wahl bei Viruserkrankungen darstellen. Die heutige Schulmedizin hat bei schweren Virusinfektionen, und auch bei den häufigen, leichteren Viruserkrankungen, wenig anzubieten. In seinem zukunftsweisenden Buch *The Mirage of Health* hat der Mikrobiologe und Pulitzerpreisträger René Dubos seine Bedenken geäußert hinsichtlich der Fähigkeit der konventionellen Medizin, mit den verschiedenen Infektionsarten fertig zu werden. Er bezweifelt, daß die Schulmedizin diese Krankheiten erfolgreich behandeln kann, ehe ein Umdenken und eine Umstellung in der therapeutischen Praxis stattgefunden hat. «Man könnte annehmen», schreibt er, «daß das anhaltende Vorhandensein mikrobenbedingter Krankheiten nur als vorübergehend zu betrachten ist, ein Problem, das bald durch die Entdeckung neuer und stärkerer Medikamente gelöst werden wird. Doch in Wirklichkeit hat auch die beste medikamentöse Therapie ihre Grenzen. Einige dieser Grenzen sind technischer Natur und können hier nicht weiter diskutiert werden. Andere jedoch sind von grundsätzlicher Art und liegen in der eigentlichen Philosophie der Beherrschung von Krankheit.»[8]

Die Homöopathie basiert auf einer anderen Philosophie, denn homöopathische Arzneimittel sind keine antibakteriellen oder antiviralen Mittel, sondern regen die allgemeinen Abwehrkräfte des einzelnen an. Homöopathische Mittel kräftigen den Organismus, so daß dieser sich besser gegen Krankheiten verteidigen kann, erzeugen dabei jedoch keine Nebenwirkungen, wie dies bei Antibiotika der Fall ist. Eine solche Therapie stellt eine ökologische Methode der Behandlung ansteckender Krankheiten dar, da die natürliche Homöostase des Körpers unterstützt wird, ohne die dem Organismus innewohnende Abwehrtätigkeit zu unterdrücken.

Ihre ursprüngliche Beliebtheit in Europa und in den Vereinigten Staaten verdankte die Homöopathie ihren Erfolgen bei der Behandlung verschiedener ansteckender, epidemischer Krankheiten, die im 19. Jahrhundert grassierten.[9] Ich bin sicher, daß die homöopathischen Mittel in Zukunft ein integraler Bestandteil der Behandlung ansteckender Krankheiten sein werden. Zweifellos wird man weiterhin Antibiotika verordnen, doch in signifikant geringerem Maße, als dies heute der Fall ist. Da homöopathische Mittel wesentlich ungefährlicher sind als allopathische Medikamente, wird ihr zunehmender Einsatz im 21. Jahrhundert zu einer starken Reduzierung von iatrogenen (durch den Arzt hervorgerufenen) Krankheiten führen. Eine Studie aus dem Jahr 1981 über die Einlieferungsgründe an einer angesehenen Universitätsklinik in Boston kam zu dem erstaunlichen Ergebnis, daß 36 Prozent der Patienten aufgrund von iatrogenen Störungen aufgenommen wurden.[10] Die Homöopathie stellt eine entschiedene Lösung dieses ernsten Problems dar.

Im 21. Jahrhundert wird die Homöopathie zur Heilung eines breiten Spektrums von akuten und chronischen Krankheiten eingesetzt werden. Die nachfolgenden Kapitel 4 bis 13 diskutieren die Anwendbarkeit der Homöopathie auf verschiedenen Gebieten der Geburtshilfe sowie in der Kinder- und Frauenheilkunde und behandeln des weiteren Themen wie ansteckende Krankheiten, Allergien, chronische Krankheiten, Sportmedizin, psychische Probleme und Zahnheilkunde. Diese Kapitel belegen in eindrucksvoller Weise, warum die Homöopathie mehr und mehr zur bevorzugten Behandlungsweise einer wachsenden Zahl von Patienten und Therapeuten wird. Trotz des breiten Anwendungsspektrums der Homöopathie möchte ich aber noch einmal betonen, daß ihr Einsatz durch eine solide medizinische Betreuung ergänzt werden sollte. Mit anderen Worten, da die meisten Homöopathen entweder ausgebildete Ärzte sind oder einem anderen Heilberuf angehören (zum Beispiel Arzthelfer, Krankenschwester, Zahnarzt, Heilpraktiker, Chiropraktiker und Akupunkteur), gehen sie im allgemeinen nach ähnlichen oder gleichen diagnostischen Methoden vor wie ihre allopathischen Kollegen und werden ihre Patienten, wenn notwendig, an die zuständigen Spezialisten überweisen. Die klinische Erfahrung hat die Homöopathen gelehrt, daß ihre Arzneimittel sehr oft die allopathischen Medikamente ersetzen können und gravierendere Eingriffe überflüssig machen. Im idealen Fall vereint ein Homöopath das Beste, was die Schulmedizin, und das Beste, was die Naturheilkunde zu bieten hat, um die Art von Medizin zu schaffen, die im 21. Jahrhundert gebraucht werden wird. Einer der wichtigsten Aspekte der Homöopathie besteht darin, daß sie den Begriff der Heilung wieder in die Medizin einführt. Ärzte und Wissenschaftler sprechen heute von der Behandlung und Bekämpfung von Krankheiten, der Unterdrückung von Symptomen und der Beherrschung bestimmter «Zustände», wobei das Ziel der *Heilung* des betreffenden Patienten häufig aus dem Auge verloren wird. In letzter Zeit war in der schulmedizinischen Literatur häufiger die Rede davon, daß die Wiederherstellung der Homöostase ein Weg zur Wiedererlangung der Gesundheit sein könnte. Diese subtile und doch wichtige Verschiebung in der medizinischen Sprache zeugt von einem tiefgreifenden Wandel in der Einstellung zum Heilen bei einer wachsenden Zahl von Ärzten.

Homöopathen sprechen von der Anregung der körpereigenen Abwehr, von der Stärkung des Immunsystems und der «Lebenskraft», wenn sie über ihre Patienten reden.* Wie Ihnen jeder Sprachwissenschaftler oder Therapeut sagen kann, ist die Wahl der Wörter, die wir verwenden, keineswegs zufällig oder ohne Bedeutung. Homöopathen und Schulmediziner haben ein grundsätzlich verschiedenes Verständnis von Gesundheit, Krankheit und Heilung. Es ist zu hoffen, daß im Zuge der zunehmenden Verbreitung der Homöopathie die eher konventionell orientierten Ärzte sich veranlaßt sehen, die Grundlagen ihrer Arbeit zu überdenken.

Die Homöopathie wird uns nicht nur helfen, durch die Klärung des Unterschieds zwischen Symptomunterdrückung und Heilung zu einer neuen Definition von Gesundheit und Heilung zu gelangen, sie wird uns vor allem auch helfen, die natürlichen Selbstheilungskräfte des Körpers wieder zu respektieren, und uns lehren, wie wir jene dem Körper innewohnende Intelligenz unterstützen können. Durch eine

---

* «Lebensenergie» ist ein Begriff, den die Homöopathen des 19. Jahrhunderts verwendeten, um die allgemeinen, miteinander verbundenen energetischen und Abwehrprozesse zu umschreiben sowie die dem Körper innewohnende Weisheit, sich selbst zu schützen und zu heilen.

homöopathische Behandlung können Patienten lernen, eine aktivere Rolle im Hinblick auf ihre Gesundheit zu spielen und eine auf Zusammenarbeit beruhende Beziehung zum homöopathischen Therapeuten zu entwickeln. Es ist daher nicht verwunderlich, daß der zweimalige Gewinner des National Science Writers Award, Gay Gaer Luce, erklärt hat: «Die Homöopathie ist ein hochentwickeltes Heilverfahren, das sich einer systematischen Methode zur Behandlung der Gesamtheit der individuellen Gesundheit bedient. Jeder, der zu einem umfassenderen Verständnis von Gesundheit und Heilung gelangen möchte, wird die Homöopathie als außerordentlich wichtig und effektiv betrachten.»[11]

Annahmen über die gegenwärtige Medizin und die Medizin des 21. Jahrhunderts

Einer der besten Wege, zu einem Verständnis der eigenen Kultur zu gelangen, besteht darin, eine andere kennenzulernen. Es gibt so viele Dinge, die jeder von uns als selbstverständlich erachtet, weswegen wir gerne annehmen, daß andere Menschen ähnlich denken, empfinden und handeln wie wir. So gehen die Menschen im allgemeinen auch davon aus, daß die schulmedizinischen Ansichten über Gesundheit, Krankheit und Heilung die einzig gültigen sind. Dieser «medizinische Chauvinismus» erhält einen gehörigen Dämpfer, wenn wir einmal einen Vergleich mit einem anderen kohärenten System von Gesundheit, Krankheit und Heilung anstellen, nämlich der Homöopathie.

Da die Homöopathie ein zusammenhängendes, wohldefiniertes System darstellt, das sich von der Schulmedizin deutlich unterscheidet, hilft sie uns, die konventionelle Medizin besser zu verstehen. Obwohl dies kein Buch über die Schulmedizin ist, werden die Leser hoffentlich auch zu einigen wichtigen Einsichten über die moderne Medizin gelangen und so eine neue, umfassendere Sicht von Gesundheit, Krankheit und Heilung gewinnen; dann wird der «medizinische Chauvinismus», von dem die westliche Kultur durchdrungen ist, allmählich abnehmen und schließlich verschwinden.

Es gibt einige Annahmen über die gegenwärtige Medizin und über die Heilkunde des 21. Jahrhunderts, die diesem Buch weitgehend zugrunde liegen:

1. Trotz der vielfältigen medizinischen Fortschritte gibt es noch weit mehr, was wir *nicht* wissen.
2. Unsere Medizin muß noch viel wissenschaftlicher werden, als dies bis heute der Fall ist. Die Medizin sollte nicht nur die Einzelheiten verschiedener physiologischer und psychologischer Prozesse und deren Wechselwirkungen besser kennen, sondern zu einem umfassenderen Verständnis der Natur von Krankheit und Gesundheit finden. Um dieses Ziel zu erreichen, sollten sich unsere Ärzte das gesamte medizinische Wissen anderer Kulturen und anderer medizinischer Schulen zunutze machen.
3. Obwohl unsere konventionellen Ärzte viel Mitgefühl für ihre Patienten aufbringen und geradezu heroische Anstrengungen machen, um Schmerzen und Leid zu mindern, vermögen die heutigen schulmedizinischen Therapien nur unter bestimmten Umständen, Krankheiten tatsächlich zu heilen. Obwohl es gewiß Ausnahmen gibt, bewirkt die gegenwärtige allopathische Therapie meist nur eine vorübergehende Linderung von Symptomen, ohne sich um die ihnen zugrundeliegenden Prozesse zu kümmern.
4. Die Nebenwirkungen von Medikamenten sind in Wirklichkeit keine «Neben»-Wirkungen, sondern stellen integrale und oft vorhersehbare, direkte Wirkungen einer Substanz auf den menschlichen Organismus dar. Man nimmt im allgemeinen nur gern an, daß die erwünschten Wirkungen eines Medikaments eben dessen eigentliche Wirkung, die unerwünschten, negativen Wirkungen hingegen dessen «Neben»-Wirkungen sind. In Wahrheit haben Medikamente schlicht und einfach bestimmte Wirkungen, und wir treffen eine willkürliche Entscheidung zwischen erwünschten und unerwünschten.
5. Das, was vor nur dreißig Jahren als Schulmedizin praktiziert wurde, wird heute weitgehend als primitiv betrachtet, die medizinische Praxis vor hundert Jahren hingegen erscheint uns heute

bereits als barbarisch. In ähnlicher Weise wird das, was wir heute konventionelle Medizin nennen, in naher Zukunft wahrscheinlich als barbarisch gelten. Wenn diese Perspektive der fortschreitenden Evolution der Medizin einmal wirklich zur Kenntnis genommen worden ist, werden unsere Ärzte und Wissenschaftler wahrscheinlich nicht mehr so dogmatisch verfahren bei der Abkanzlung unkonventioneller Therapien, die sich scheinbar nicht in die heutigen Theorien über Gesundheit und Krankheit einfügen lassen.[12]

6. Die Medizin des 21. Jahrhunderts wird sich auf Methoden konzentrieren, die die Tätigkeit des Immun- und Abwehrsystems anregen, und nicht auf Behandlungen, die vornehmlich auf Symptomenbekämpfung abzielen.

7. Die Kontrolle und Unterdrückung bestimmter Symptome mit Hilfe pharmazeutischer Mittel wird im 21. Jahrhundert zwar ebenfalls praktiziert werden, doch im allgemeinen nicht als Therapie der ersten Wahl.

8. Die Behandlung von Symptomen mit konventionellen, allopathischen Medikamenten oder chirurgischen Maßnahmen wird als «radikale Therapie» bezeichnet werden, während die risikoärmeren Methoden zur Anregung der Selbstheilungskräfte künftig als «konservative Therapie» gelten werden.

9. Die Homöopathie wird die wichtigste pharmakologische Methode zur Anregung des Immun- und Abwehrsystems sein.

10. Was wir heute als «alternative» Medizin bezeichnen, wird integraler Bestandteil eines umfassenden, ganzheitlichen Gesundheitswesens sein.

11. Schließlich wird ein ganzheitliches, vernetztes Gesundheitssystem entstehen, in dem Ärzte und Angehörige verschiedener Heilberufe zusammenarbeiten werden, wobei dem Patienten eine aktivere Rolle als integrierter Teil eines Therapeutenteams zukommt.

Alan Kay, der Gründer der Atari Corporation, hat einmal gesagt: «Der beste Weg, die Zukunft vorherzusagen, ist, sie selbst zu erfinden.» Der beste Weg, die Zukunft der Medizin vorherzusagen, ist, sie zu praktizieren. Da die Homöopathie ein fester Bestandteil jener Zukunft sein wird, stellt der Einsatz der Homöopathie heute einen wichtigen Schritt dar, um die Zukunft der Gegenwart ein Stück näher zu bringen.

I Wissenschaft und Kunst der Homöopathie

1 Homöopathische Medizin heute

Die königliche Familie Großbritanniens, Mahatma Gandhi, Mutter Teresa, John D. Rockefeller sen., Tina Turner und Yehudi Menuhin haben nicht sehr viel gemeinsam – außer daß sie alle ausgesprochene Befürworter der Homöopathie sind.[1] Es gibt einen einfachen Grund, warum diese und andere angesehene Persönlichkeiten auf der ganzen Welt die Homöopathie unterstützen: Sie wirkt.

Wissenschaft und Kunst der Homöopathie repräsentieren das, was sich viele Menschen unter der Heilkunde des 21. Jahrhunderts vorstellen. Die Homöopathie ist ein Heilverfahren, das die Weisheit des Körpers respektiert, indem sie Arzneimittel verwendet, die das Immun- und Abwehrsystem des Körpers anregen, um so den Prozeß der Heilung einzuleiten. In der Homöopathie werden die Heilmittel auf der Basis der Totalität der physischen, emotionalen und psychischen Symptome individuell eingesetzt. Sie stellt eine Methode dar, die allgemein als risikoarm gilt und sich dennoch als außerordentlich wirksam erweist bei der Behandlung jener neuen Krankheitsarten, mit denen wir heute zu tun haben und im 21. Jahrhundert konfrontiert sein werden.

Um diese Wissenschaft und Kunst zu verstehen, ist es zunächst notwendig, einige wichtige Annahmen der Homöopathie zum Begriff der Heilung genauer zu definieren.

Symptome als Signale der körpereigenen Abwehr

Nur allzuoft gehen sowohl Ärzte als auch Patienten davon aus, daß die Krankheitssymptome eines Menschen eben dessen Krankheit sind und daß die Behandlung dieser Symptome der beste Weg ist, den Patienten von seiner Krankheit zu heilen. Eine solche Therapie entspricht der Maßnahme, beim Auto das blinkende Warnlicht der Ölanzeige zu entfernen. Durch Herausschrauben der Birne hört in der Tat das irritierende Blinken auf, doch ändert sich damit nichts an der Ursache für das Warnzeichen.

Das Wort Symptom kommt aus dem Griechischen und bezeichnet «etwas, das mit etwas anderem zusammenfällt». Symptome sind demnach ein Zeichen oder Signal von etwas anderem, und ihre Behandlung bewirkt nicht notwendigerweise eine Veränderung dieses «anderen».

Im Jahre 1942 schrieb der Arzt Walter B. Cannon ein Buch mit dem Titel *The Wisdom of the Body*.[2] Dieses Buch, ein Klassiker der medizinischen Literatur, beschreibt detailliert die eindrucksvollen und raffinierten Anstrengungen, die der Körper unternimmt, um sich zu schützen und zu heilen. Eine wachsende Zahl von Physiologen, allen voran Dr. Hans Selye, der «Vater der Streßtheorie», haben Cannons Arbeit weitergeführt und erkannt, daß Krankheitssymptome tatsächlich die Anstrengungen des Organismus darstellen, mit Streß oder Infektionen fertig zu werden, und nicht lediglich als Zeichen körperlichen Versagens zu betrachten sind.[3] Die Vorstellungen der neuen Physik bieten weitere Belege für die Ansicht, daß lebende und nichtlebende Systeme über inhärente, selbstregulierende, selbstorganisierende und selbstheilende Kräfte verfügen. Dieser ständige Prozeß zur Aufrechterhaltung der Homöostase (des Gleichgewichts) und zur Entwicklung immer höherer Ebenen der Ordnung und der Stabilität wurde vom Physiker und Nobelpreisträger Ilya Prigogine in dem Buch *Dialog mit der Natur*, von Fritjof Capra in *Wendezeit* und von Erich Jantsch in *Die Selbstorganisation des Universums* genauestens beschrieben.[4]

Jüngste Forschungen haben gezeigt, daß Fieber einen Selbstheilungsmechanismus des Organismus darstellt. Fieber tritt häufig in

Zusammenhang mit bakteriellen oder viralen Infektionen auf. Der Physiologe Matthew Kluger und seine Mitarbeiter an der University of Michigan Medical School haben gezeigt, daß der Organismus sich durch die Erzeugung von Fieber zur Abwehr einer Infektion rüstet und dann in der Lage ist, mehr Interferon (eine antivirale Substanz) zu produzieren. Durch Fieber werden Beweglichkeit und Aktivität der weißen Blutkörperchen erhöht, die einen wichtigen Faktor bei der Infektabwehr bilden.[5]

Wenn Fieber nun zunehmend als eine Verteidigungsmaßnahme des Körpers anerkannt wird, ist verständlich, daß die Unterdrückung von Fieber durch Einnahme von Aspirin allmählich immer mehr verpönt sein wird.* Der Einsatz dieses Medikaments bei Kindern mit Grippe oder Windpocken ist besonders kontraproduktiv, da er das Risiko erhöht, am Reye-Syndrom zu erkranken (einer akuten neurologischen Krankheit mit häufig tödlichem Ausgang).

Die moderne medizinische Wissenschaft erkennt eine wachsende Zahl von Symptomen als Anpassungsreaktionen des Körpers an. So erklären zum Beispiel Standardwerke der Pathologie den Vorgang der Entzündung als einen Versuch des Körpers, infektiöse Erreger oder Fremdstoffe abzukapseln, zu erhitzen und zu verbrennen.[6] Es ist seit langem bekannt, daß Husten als Schutzmechanismus zur Reinigung der Atemwege fungiert. Durchfall ist ebenfalls ein Abwehrmechanismus des Körpers, um Krankheitserreger und Reizstoffe rasch aus dem Darm zu schaffen.[7] Ausscheidungen stellen einen Versuch des Körpers dar, sich von Schleim, toten Bakterien, Viren und Zellen zu befreien. Die Anerkennung von Krankheitssymptomen als Ausdruck von körpereigenen Abwehrmechanismen ist von weitreichender Bedeutung. Da viele konventionelle, allopathische Medikamente gerade zur Beherrschung oder Unterdrückung

---

* Es gibt natürlich Fälle, in denen das Fieber derart ansteigt, daß das Risiko schwerer Langzeitschäden für den Betreffenden besteht. Viele homöopathische Praktiker sind jedoch approbierte Ärzte und erkennen, wann der Einsatz von Antibiotika geraten erscheint. Homöopathen neigen allerdings dazu, eher konservative Behandlungsmethoden einzusetzen und symptomunterdrückende Medikamente nur dann zu gebrauchen, wenn sie aus medizinischen Gründen zwingend geboten sind oder der Patient sehr leidet.

von Symptomen eingesetzt werden, können sie aufgrund eben dieser Wirkung die Abwehr- und Immuntätigkeit des Organismus hemmen. Außer in ganz besonders gelagerten Fällen sollte man daher vom Gebrauch solcher Mittel absehen.

Das Grundprinzip der Homöopathie: das Ähnlichkeitsgesetz

Es ist eine anerkannte Tatsache, daß jede Pflanze, jedes Mineral und jede chemische Verbindung, verabreicht in einer zu hohen Dosis, einen eigenen, einzigartigen Komplex von körperlichen, emotionalen und psychischen Symptomen hervorruft. Ebenfalls anerkannt ist die Tatsache, daß verschiedene Menschen im Krankheitsfall jeweils ihre eigenen idiosynkratischen physischen, emotionalen und psychischen Symptomenmuster aufweisen, auch wenn sie an derselben Krankheit leiden. Die Homöopathie ist eine natürliche pharmazeutische Wissenschaft, in der der Therapeut eine Substanz sucht, die bei Überdosierung ähnliche Symptome erzeugen würde wie jene, an denen der Patient leidet. Wenn diese Übereinstimmung gegeben ist, wird die betreffende Substanz in einer sehr kleinen, sicheren Dosis verabreicht, woraufhin oft eine geradezu dramatische Heilwirkung einsetzt.

Die Homöopathie hat dieses Prinzip, das dem Vorgang der Übereinstimmung zugrunde liegt, als «Ähnlichkeitsgesetz» bezeichnet. Dieses «Gesetz» ist der Schulmedizin nicht unbekannt: Die Immunisierung beruht auf dem Ähnlichkeitsprinzip. Kein Geringerer als Emil Adolph von Behring, der «Vater der Immunologie», hat direkt auf diesen Ursprung der Immunisierung hingewiesen, als er einst erklärte: «Mit welchem technischen Begriff könnten wir diesen Einfluß treffender bezeichnen als mit dem Hahnemannschen Wort ‹Homöopathie›?»[8] Auch die moderne Allergiebehandlung bedient sich des homöopathischen Prinzips, indem sie Allergene in kleinen Dosen einsetzt, um den Organismus zur Antikörperbildung anzuregen.

Die Schulmedizin arbeitet ebenfalls mit Mitteln, die dem Ähnlichkeitsgesetz entsprechen, zum Beispiel bei der Bestrahlung von

Krebspatienten (durch Strahlen kann Krebs hervorgerufen werden), bei Digitalisgaben im Fall von Herzkrankheiten (Digitalis verursacht Störungen der Herztätigkeit), beim Einsatz von Ritalin bei hyperaktiven Kindern (Ritalin ist ein amphetaminähnliches Medikament, das normalerweise Überaktivität hervorruft). Weitere Beispiele sind der Gebrauch von Nitroglyzerin bei Herzleiden, Goldsalzen bei arthritischen Zuständen und Colchizin bei Gicht.*

Es sollte an dieser Stelle angemerkt werden, daß diese schulmedizinischen Therapien, obwohl sie auf dem homöopathischen Ähnlichkeitsgesetz basieren, sich dennoch nicht nach den übrigen grundlegenden Prinzipien der Homöopathie richten. So werden sie zum Beispiel weder individuell dosiert noch mit dem Grad der in der Homöopathie üblichen Selektivität in ungefährlichen, extrem kleinen Gaben verordnet.

Das Ähnlichkeitsgesetz ist auch ein Grundprinzip der Physik, das viele von uns aus der Schule kennen werden. Meine Lehrerin zeigte uns damals Magnete und führte vor, wie Gegenpole sich anziehen, während gleiche Pole sich abstoßen. Sie zeigte uns auch, wie man einen geschwächten Magneten wieder auflädt, indem man gleiche Pole nebeneinanderlegt; schließlich wird der schwächere aufgeladen sein und sich vom «Kraftgeber» wieder abstoßen. Wie in der Homöopathie wird Ähnliches wiederaufgeladen, regeneriert, geheilt.

Das Ähnlichkeitsgesetz besitzt weltweit eine lange Tradition in der Heilkunde.[9] Der Ausspruch des Hippokrates: «Durch das Ähnliche wird die Krankheit erzeugt, und durch die Anwendung des Ähnlichen wird sie geheilt», stammt aus dem 4. Jahrhundert[10], und das delphische Orakel verkündete: «Das, was krank macht, wird heilen.»

---

* Nur wenige werden wissen, daß es Constantin Hering, ein homöopathischer Arzt, war, der als erster Nitroglyzerin in die Medizin einführte. Zur detaillierteren Geschichte über den Gebrauch des Nitroglyzerins in der Medizin siehe W. B. Fye, «Nitroglycerin: A Homeopathic Remedy», *Circulation*, 73 (Januar 1986): 21–29. Eine historische Abhandlung über die verschiedenen homöopathischen Mittel, die in die schulmedizinische Praxis integriert wurden, findet sich bei Harris Coulter, *Homoeopathic Influences in Nineteenth Century Allopathic Therapeutics* (St. Louis: Formur, 1973).

Eine Geschichte aus der griechischen Mythologie nimmt ebenfalls Bezug auf das Ähnlichkeitsgesetz, wenn auch eher in einem magischen als in einem medizinischen Zusammenhang: Die Speerwunde von Telephos, dem trojanischen Helden, kann nur durch Berührung mit jener Speerspitze, die ihm die Wunde zufügte, geheilt werden. Auch Paracelsus, der berühmte Arzt und Alchemist des 15. Jahrhunderts, hat in seiner Praxis ausgiebig Gebrauch vom Ähnlichkeitsgesetz gemacht und es in seinen Schriften erwähnt. Seine Formulierung der «Doktrin der Signaturen» bezieht sich direkt auf die Bedeutung der Verwendung ähnlicher Mittel in der Heilkunde.[11] Sogar Shakespeare erkennt die Bedeutung des Ähnlichkeitsprinzips, wenn er in *Romeo und Julia* schreibt:

> Pah, Freund! Ein Feuer brennt das andere nieder;
> Ein Schmerz kann eines anderen Qualen mindern.
> Dreh' dich im Schwindel, hilf durch Drehn dir wieder!
> Fühl' andres Leid, das wird dein Leiden lindern!
> Saug' in dein Auge neuen Zaubersaft,
> So wird das Gift des alten fortgeschafft.

Der Gebrauch des Ähnlichkeitsprinzips hat auch östliche Wurzeln. Der Kampfsport Aikido beruht auf der Erkenntnis, daß man sich am besten verteidigen kann, wenn man die Kraft des Angreifers gegen diesen selbst richtet. Die Bewegungen von Aikido-Adepten fließen mit der Kraft des Angreifenden und können diesen so ohne viel Anstrengung zu Fall bringen. In ähnlicher Weise werden homöopathische Mittel so ausgewählt, daß ihre Eigenschaften den Krankheitssymptomen gleichen und sie nachahmen und dadurch mit der körpereigenen Abwehrtätigkeit in Einklang sind, anstatt dieser entgegenzuarbeiten. So kann man es verstehen, wenn Stewart Brand, der Herausgeber des *Whole Earth Catalog*, die Homöopathie als «Aikido in der Medizin» bezeichnet.[12]

Für das Ähnlichkeitsgesetz mag es in der Tat verschiedene Anwendungsmöglichkeiten geben, doch dessen Einsatz in der Heilkunde bildet das Fundament der Homöopathie – ein sehr vernünftiges Fundament, denn wenn man bedenkt, daß Symptome die Abwehrtätigkeit des Organismus darstellen, ist es nur logisch, sie zu unterstützen, anstatt zu unterdrücken.

Das Ähnlichkeitsgesetz ist nicht bloß ein philosophisches Konstrukt, sondern ein praktischer Leitfaden zur Verordnung eines Heilmittels. Nehmen wir zum Beispiel Andrea, ein vierzehnjähriges Mädchen, das eines Morgens mit Halsschmerzen aufwachte. Es gab an, ein starkes Schwellungsgefühl und brennende, stechende Schmerzen im Hals zu haben. Weitere Fragen ergaben, daß sich die Schmerzen durch warme Speisen oder Getränke verschlimmerten, während kalte Speisen oder Getränke als wohltuend empfunden wurden. Obwohl Andrea hin und wieder ein wenig trank, war sie eigentlich gar nicht durstig. Sie weinte immer wieder und war quengelig. Würde man in einer der gebräuchlichen homöopathischen Arzneimittellehren nachschlagen, würde man die Übereinstimmung ihrer Symptome mit denen des Bienengifts (*Apis mellifica*) entdecken. Wie auch dem Laien bekannt, verursacht das Bienengift Schwellungen, die mit brennenden, stechenden Schmerzen verbunden sind. Eine weitere Untersuchung der toxikologischen Eigenschaften des Bienengifts weist alle anderen Symptome auf, die wir bei Andrea vorfanden.

Andrea erhielt eine sehr kleine, nach den homöopathischen Vorschriften hergestellte Gabe von Bienengift und war innerhalb weniger Stunden wieder wohlauf. Das homöopathische Mittel regt die spezifische Abwehrreaktion an, die zur Heilung erforderlich ist.

Die Schönheit des Ähnlichkeitsgesetzes besteht darin, daß es nicht nur den Weg zur Heilung weist, sondern auch den Respekt vor der Weisheit des Körpers fördert. Dadurch lernen wir Behandlungen, die Symptome unterdrücken, zu vermeiden und nur wahre Heilverfahren anzuwenden. Wir werden uns der Tatsache bewußt, daß es Arzneimittel gibt, die das Immunsystem und die körpereigene Abwehrtätigkeit anregen können. Das Ähnlichkeitsgesetz ist ein Naturgesetz, und sein sachgemäßer Gebrauch stellt eine unserer wertvollsten Technologien dar.

Die Bedeutung der Individualisierung

Es ist bemerkenswert, daß Menschen im allgemeinen annehmen, ihre eigenen Kopfschmerzen, Magenschmerzen oder Depressionen entsprächen genau denen ihrer Mitmenschen. Sie nehmen dann natürlich auch an, daß sie zur Heilung das gleiche Medikament benötigen.

Wenn man sich mit Menschen, die unter Kopfweh leiden, ausführlich unterhält, wird jedoch klar, daß es gravierende Unterschiede hinsichtlich ihrer Schmerzen gibt. Ein Mensch hat sie in der Stirngegend, ein anderer dagegen in der Hinterkopfregion. Bei dem einen sind die Schmerzen auf der linken, beim anderen auf der rechten Seite. Beim einen wird es ganz schlimm, wenn er sich bewegt, beim anderen, wenn er liegt. Es gibt Menschen, die sich mit einer warmen Kompresse Erleichterung verschaffen, während andere auf einen Eisbeutel schwören.

Fragt man weiter, kann man erfahren, daß bei einigen die Kopfschmerzen mit Verdauungsstörungen einhergehen, während bei anderen Halsschmerzen, Schwindel oder Rückenschmerzen zusammen mit dem Kopfweh auftreten.

In der Homöopathie wird der Wirkungsumfang einer homöopathischen Arznei durch Experimente, sogenannte «Arzneimittelprüfungen» festgestellt. Bei einer solchen Arzneimittelprüfung werden gesunden Menschen kontinuierlich Gaben einer bestimmten Substanz verabreicht – so lange, bis sich eine Reaktion auf diese Substanz zeigt.* Die Probanden müssen detaillierte Aufzeichnungen über alle auftretenden Symptome machen; zusätzliche Symptome werden

---

* Bei diesen Experimenten wird nur mit gesunden Menschen gearbeitet. Die Symptome von Kranken wären nicht so zuverlässig, da man nicht sicher sein könnte, ob es sich um eine Wirkung der Substanz oder um einen Teil des Krankheitsprozesses handelt. Die Prüfungen werden meist mit homöopathisch potenzierten Gaben einer Substanz durchgeführt, obwohl bei ungiftigen Substanzen auch Prüfungen mit unverdünnten Gaben der Rohsubstanz gemacht werden. (Siehe die nachfolgenden Ausführungen über «Potenzierung».) Nicht alle Menschen reagieren auf die wiederholte Einnahme von homöopathischen Gaben einer jeden Substanz. Es gibt jedoch immer wieder Menschen, die besonders sensibel auf bestimmte Mittel reagieren.

noch durch Befragung der einzelnen festgestellt. Wenn besonders unangenehme oder schmerzhafte Symptome auftreten, wird die Einnahme der betreffenden Substanz abgebrochen.

Wenn die Symptome, die eine Substanz hervorruft, einmal bekannt sind, dann weiß man auch, welchen Einfluß diese Substanz ausübt und was sie als homöopathisch potenziertes Mittel in kleinen Gaben zu heilen vermag. Die durch die Prüfungen erhaltene Information wird in die *Materia Medica* (eine Enzyklopädie der Arzneimittelwirkungen) und ins *Repertorium* (Bücher, in denen die Krankheitssymptome sowie die Mittel, die diese Symptome verursacht und/oder geheilt haben, aufgelistet sind) aufgenommen.

Wer mit moderner Datentechnik und dem homöopathischen *Repertorium* vertraut ist, wird merken, daß sich das System für die Bearbeitung durch den Computer ideal eignet, und es gibt in der Tat einige gute Computerprogramme für den praktizierenden Homöopathen. Bei all diesen Programmen gibt man die Symptome des Patienten ein, und der Computer sucht und findet die Mittel, die die Mehrzahl dieser Symptome hervorrufen bzw. heilen kann. Obwohl dies relativ einfach klingt, muß gleich betont werden, daß zur Bestimmung der richtigen homöopathischen Arznei mehr gehört, als einfach das Mittel zu finden, das die meisten Symptome abdeckt. Letztendlich geht es darum, die Medizin zu finden, die dem Gesamtbild des Patienten entspricht und nicht bloß bestimmte Teilbereiche erfaßt. Der Computer ist darum zwar keineswegs die Lösung aller Probleme des homöopathischen Verordnens, jedoch ein sehr nützliches Werkzeug. Obwohl es zur Zeit noch keine Programme gibt für Laien, die sich selbst und ihre Familie behandeln wollen, wird ein solches Angebot wahrscheinlich nicht mehr lange auf sich warten lassen.

Unter denen, die sich für Homöopathie interessieren, wird es gewiß manche geben, die selbst versuchen möchten, die geeigneten homöopathischen Mittel für bestimmte Krankheiten zu finden. Sie wollen wissen, welches Mittel bei Kopfschmerzen, Arthritis, prämenstruellen Beschwerden, Schlaflosigkeit oder einer Reihe anderer Störungen hilfreich ist. Die Homöopathie ist aber von ihrem Ansatz her wissenschaftlich zu differenziert, als daß es ein einziges Mittel geben könnte, das jedem hilft, der an einer bestimmten Krankheit leidet. In der Homöopathie ist die individuelle Verordnung eine unerläßliche Voraussetzung.

Es gibt natürlich gewisse Mittel, die häufiger als andere bei bestimmten Zuständen verordnet werden; und einige homöopathische Mittel werden bei bestimmten Störungen so häufig verordnet, daß einige sie als «spezifische» Mittel betrachten. Trotzdem sollte stets die individuelle Krankengeschichte sehr genau erhoben werden, damit ein Mittel verordnet werden kann, das dem Einzelfall möglichst präzise und nicht bloß annähernd entspricht.

Jeder, der einmal einen homöopathischen Therapeuten aufgesucht hat, weiß, daß dieser eine Menge Fragen stellt zu den Haupt- und Nebenbeschwerden des Patienten sowie zu verschiedenen anderen körperlichen und psychischen Symptomen. Homöopathen halten sich viel darauf zugute, daß sie sich für die idiosynkratischen Charakteristika ihrer Patienten interessieren und diese im Rahmen der Behandlung berücksichtigen. Zu den Fragen, die häufig von Homöopathen gestellt werden, gehören solche wie: «Gibt es eine bestimmte Tageszeit, zu der Sie sich am wohlsten oder am schlechtesten fühlen oder zu der irgendwelche spezifische Beschwerden auftreten? Wie reagieren Sie auf das Wetter? Wie fühlen Sie sich am Meer oder im Gebirge? Haben Sie ein besonderes Verlangen nach oder eine Abneigung gegen irgendwelche(n) Nahrungsmittel?»

Skeptiker neigen dazu, das Interesse des Homöopathen an den einzigartigen Symptomen des einzelnen als Beweis für Unlogik und Kuriosität dieses Systems zu betrachten. Die moderne Wissenschaft hat jedoch erkannt, daß jedes Organ, jedes Enzym im Körper seinen eigenen Tagesrhythmus hat und zu ganz bestimmten Zeiten besonders aktiv oder inaktiv ist. Wir wissen inzwischen, daß die Luft am Meer und im Gebirge einen höheren Anteil an positiven Ionen aufweist, was einen Einfluß auf unsere Gesundheit haben kann. Ebenfalls anerkannt ist die Tatsache, daß das Verlangen nach oder die Abneigung gegen bestimmte(n) Nahrungsmittel Anzeichen für bestimmte Stoffwechselvorgänge sind.

Bei näherer Betrachtung sehen wir, daß die Homöopathie keineswegs ein seltsames oder unlogisches System ist. Sie ist vielmehr eine sehr verfeinerte Methode, um kleine Gaben von potenzierten Arzneimitteln ganz individuell anzuwenden. Je mehr wir Prinzipien und Methodologie der Homöopathie verstehen lernen, desto eher werden wir anfangen, viele subtile Zusammenhänge im menschlichen Körper zu begreifen, die unserem gegenwärtigen Verständnis nicht zugänglich sind.

Die Verwendung von «kleinen» Arzneigaben

Das homöopathische Ähnlichkeitsgesetz und das Prinzip der individuellen Behandlung wird von den meisten Menschen verstanden und akzeptiert. Die spezielle pharmazeutische Methode der Homöopathie bleibt jedoch der am meisten kontroverse Aspekt. Dieser Vorgang der Arzneimittelherstellung, der als «Potenzierung» bezeichnet wird, beinhaltet eine schrittweise Verdünnung, wobei 1 Anteil (nach Volumen) einer Substanz mit 99 Teilen destillierten Wassers oder Äthylalkohols verdünnt und anschließend kräftig verschüttelt wird. Ein Teil dieser Lösung wird erneut mit 99 Teilen destillierten Wassers oder Äthylalkohols verdünnt und wiederum verschüttelt. Dieser Vorgang der Verdünnung und der Verschüttelung kann bis in die verschiedenen Potenzhöhen fortgesetzt werden, wobei 3, 6, 12, 30, 200, 1000, 10 000, 50 000 oder 100 000 die gebräuchlichsten Stufen sind.*

Man wundert sich zunächst, wenn man erfährt, daß Arzneimittel, die so oft verdünnt wurden, überhaupt eine Wirkung haben. Noch erstaunlicher mag sein, wenn man erfährt, daß Homöopathen während der letzten zweihundert Jahre beobachtet haben, daß je weiter, je höher ein Mittel potenziert worden ist – das heißt in der genannten Weise verdünnt und verschüttelt wurde –, dessen Wirkungsdauer

---

* Homöopathische Mittel, die vor der Zahl ein C aufweisen, wurden im Verhältnis 1:99 verdünnt. Medikamente mit einem X oder einem D wurden hingegen im Verhältnis 1:9 verdünnt. Ein Mittel mit der Angabe D 30 wurde im Verhältnis 1:9 verdünnt und kräftig verschüttelt; wiederum im Verhältnis 1:9 verdünnt und dann verschüttelt, wobei dieser Vorgang 30mal wiederholt wurde. Homöopathische Mittel mit der Bezeichnung LM wurden im Verhältnis 1:50 000 verdünnt.

zunimmt, tiefergreifende Heilungen erzielt und weniger Arzneigaben benötigt werden.

Obwohl dies auf den ersten Blick als eine verwirrende Logik erscheinen mag, gibt es nicht nur eine ganze Reihe eindrucksvoller klinischer Erfahrungen, die diese Tatsachen bestätigen (siehe in Kapitel 2, «Der gegenwärtige Stand der Homöopathie»), sondern auch wissenschaftliches Beweismaterial (siehe Kapitel 3) sowie einleuchtende, leicht verständliche und nichtmystische Theorien zum Wirkungsmodus homöopathischer Potenzen.

Ehe wir nun die eine oder andere dieser Theorien näher betrachten, sei kurz angemerkt, daß solche theoretischen Erklärungen für jene, die homöopathische Mittel verordnen und einnehmen, von eher sekundärer Bedeutung sind. Die meisten Menschen verwenden diese Arzneimittel wegen ihrer vorzüglichen Wirkung – gewiß ein guter Grund. Man sollte sich in diesem Zusammenhang auch vor Augen halten, daß Pharmakologen heute bei der Mehrzahl der konventionellen Medikamente den genauen Wirkungsmodus weder kennen noch sagen können, warum diese Wirkung erfolgt – trotz der großen Summen, die für Forschung ausgegeben werden. Schließlich werden Tatsachen nicht durch Theorien bestätigt. Indem man eine Theorie über die Wirkungsweise potenzierter Heilmittel widerlegt, wird ja nicht die Homöopathie als solche widerlegt, sondern eben nur jene Theorie.

Bei der Erklärung der Wirkungsweise potenzierter Mittel ist eine Analogie zur Musik hilfreich. Es ist allgemein bekannt, daß durch das Anschlagen der Note «C» auf einem Klavier dieses «C» anderswo ebenfalls in Schwingung versetzt wird: Auch die «C»-Noten eines Klaviers am anderen Ende des Raums zeigen sich äußerst empfänglich für die «C»-Resonanz. In der Musiktheorie und in der Physik gibt es ein Grundprinzip, nach dem zwei Dinge dann – und nur dann – «miteinander schwingen», wenn sie «ähnlich» sind.

In der Homöopathie wird ein Arzneimittel aufgrund seiner «Ähnlichkeit» mit der Totalität der Symptome des Betreffenden verordnet. Das Vorhandensein dieser Ähnlichkeit zeigt an, daß der Patient eine Hypersensibilität für diese Substanz besitzt. Die Wirkung von kleinen, potenzierten Arzneigaben können wir uns als eine biologische Version des oben erwähnten Resonanzphänomens vorstellen. Ein Skeptiker könnte nun einwenden, daß Mittel, die einen bestimmten Potenzierungsgrad überschritten haben, kein Molekül mehr von der Ausgangssubstanz aufweisen.* Auch den Homöopathen ist klar, daß Verdünnungen jenseits von D 24 und C 12 keine Moleküle der Ausgangssubstanz mehr enthalten, sie behaupten jedoch, daß dennoch «etwas» übrigbleibt: die Essenz der Substanz, deren Resonanz, Energie, Muster.

In der Biologie spielt der Begriff des Musters in der Tat eine wichtige Rolle. Im Körper sterben 2,5 Millionen rote Blutkörperchen pro Sekunde ab, während eine ähnliche Zahl neu entsteht. Nach sieben Jahren ist jede Zelle im Körper ausgetauscht. Obwohl wir neue Zellen haben, sind wir dennoch die gleichen Menschen. Dies ist so, weil das Muster, das unserer Existenz zugrunde liegt, das gleiche geblieben ist. Der Wissenschaftsschriftsteller K. C. Cole hat diese Vorstellung noch einen Schritt weitergeführt: «Sogar das grundlegendste Muster, das den Verlauf aller anderen Muster in einem lebenden Wesen bestimmt – die Doppelhelix der DNS –, ist schließlich nur eine Ansammlung von Atomen und Molekülen. Auch diese können und werden dauernd ersetzt. Nur das Muster bleibt.»[13]

Obwohl bestimmte homöopathische Mittel so weit verdünnt und verschüttelt werden, bis sie keine Moleküle der Ursprungssubstanz mehr enthalten, bleibt dennoch ein Muster dieser Substanz erhalten.

José Delgado, ein Neurowissenschaftler, der Funktion und Verhalten des Gehirns untersucht hat, vergleicht das menschliche Gehirn mit einem Radioempfänger, der auch sehr schwache anregende Signale zu empfangen vermag. Er stellt fest, daß dieser Empfang nur dann möglich ist, wenn Frequenz, Amplitude und andere Merkmale der elektromagnetischen Signale sich innerhalb eines bestimmten Spektrums befinden.[14]

Beispiele für die Empfänglichkeit von Lebewesen oder Organis-

---

* Wissenschaftler beziehen sich auf die Avogadrosche Regel, die besagt, daß aller Wahrscheinlichkeit nach keine Moleküle mehr vorhanden sind, wenn eine Substanz über $6,02 \times 10^{-23}$ hinaus verdünnt worden ist. Die genaue Ebene der Ultramolekularität hängt von der Konzentration der ursprünglichen Substanz ab.

men für kleine Dosen von bestimmten Stoffen sind überall in der Natur zu finden. Die Wissenschaft hat erst in jüngerer Zeit das Vorhandensein von Pheromonen entdeckt; das sind Drüsenabsonderungsstoffe eines Tieres, die offensichtlich nur von den Artgenossen wahrgenommen werden, nicht von anderen Lebewesen. Auch hier sehen wir also das Ähnlichkeitsgesetz am Werk.

Im Grunde genommen ist das homöopathische Ähnlichkeitsgesetz eine Methode, die es gestattet, eine individuell ausgewählte Substanz zu finden, für die der Organismus höchst empfänglich ist. Wenn der Organismus diese Information erhält, werden Immun- und Abwehrsysteme so katalysiert, daß Heilungsprozesse eingeleitet werden. Die Grundlagenforschung in der Immunologie, der Allergologie und der Physik bietet Belege für die regenerative Wirkung von «ähnlichen» Substanzen auf das Abwehrsystem, doch die Homöopathie hat dieses pharmazeutische Prinzip bereits in eine raffinierte medizinische Wissenschaft und Heilkunst umgewandelt.

James Tyler Kent, der große amerikanische homöopathische Arzt des 19. Jahrhunderts, wies häufig auf «die dem menschlichen Organismus innewohnende Intelligenz» hin.[15] Dabei sprach Kent jenen Aspekt des Organismus an, der imstande ist, auf die kleinen, potenzierten Gaben der richtig gewählten Substanz mit der Einleitung des Heilungsprozesses zu reagieren.

Der zeitgenössische Homöopath George Vithoulkas erklärt die durch kleine Gaben potenzierter Heilmittel erzielten Heilungen, indem er den menschlichen Organismus als ein großartiges kybernetisches System betrachtet.[16] Ein solches System besitzt stets die inhärente Fähigkeit, entsprechend seinen gegenwärtigen Möglichkeiten auf Veränderungen in der wirkungsvollsten und effizientesten Art und Weise zu reagieren. Vielleicht hat der Astronom Johannes Kepler bereits Jahrhunderte vor der Entwicklung von Computern dieses Phänomen am treffendesten beschrieben, als er sagte: «Die Natur verwendet stets sowenig von etwas wie möglich.»

Nach den Theorien von R. R. Sharma, einem indischen Professor der Biophysik, haben die kleinen Gaben, die in der Homöopathie verwendet werden, die Fähigkeit, die Blut-Gehirn-Schranke zu überwinden und die zelluläre und nukleare Membrane zu durchdringen.

Dr. Sharmas Hypothesen zufolge wirken die höher potenzierten homöopathischen Mittel länger und tiefergreifend aufgrund ihrer Fähigkeit, diese physiologischen Barrieren zu durchdringen und dadurch nachhaltigere therapeutische Wirkungen zu entfalten.[17]

Diese modernen Perspektiven zur Wirkungsweise homöopathischer Mittel haben einige Ähnlichkeiten mit den traditionellen Erklärungen innerhalb der Homöopathie zur Wirkungsweise potenzierter Mittel. Homöopathen hatten und haben stets die Vorstellung einer «Lebenskraft» oder «Lebensenergie», und sie beschreiben diese Energie als die inhärenten, grundlegenden, miteinander verbundenen Selbstheilungsprozesse des Organismus. Diese bioenergetische Kraft ist dem ähnlich, was die Chinesen als «Chi», die Japaner als «Ki», die Yogis als «Prana», russische Wissenschaftler als «Bioplasma» und die Krieg der Sterne-Helden als «Die Kraft» bezeichnen. Der homöopathischen Theorie zufolge ist dieser bioenergetische Prozeß empfänglich für die Wirkung submolekularer, potenzierter Mittel, so daß die Resonanz des potenzierten Arzneimittels auf die Resonanz der Lebenskraft des einzelnen wirkt.

Über neue Beweise für die Tatsache, daß kleine Dosen von Substanzen tatsächlich stärker wirken können, hat in jüngster Zeit die amerikanische Zeitschrift Science News berichtet.[18] Chemiker des Normenausschusses (National Bureau of Standards) der US-Regierung, die von Homöopathie nichts wußten, stellten fest, daß die Verschüttelung von aneinandergekoppelten Molekülen von Stickstoffmonoxid diese Einheiten keineswegs schwächte oder zersetzte, sondern die Entwicklung stärkerer molekularer Bindekräfte zur Folge hatte. Man könnte nun die Theorie aufstellen, daß die homöopathische Arzneimittelherstellung, basierend auf dem Vorgang der Verdünnung und Verschüttelung, superstarke Moleküle und vielleicht superstarke Arzneimittel entstehen läßt.

Auch die nichtmedizinische Wissenschaft ist dabei, den Wert der Anwendung von kleinen Dosen zu entdecken. Während der Ölkrise, zum Beispiel, haben Dr. Stanley Ries und seine Kollegen an der Michigan State University Mikrodosen eines Düngers verwendet, um die Erträge zu steigern.[19] Als Alternative zu Düngemitteln auf Erdölbasis verwendete er Gaben eines aus Alfalfa abgeleiteten Alkohols, die etwa einer D 9 entsprachen – eine Gabe, die, wie ein Journalist bemerkte, einem Schuß Wermut auf 2 960 000 Liter Gin entspricht![20]

Ries veröffentlichte seine Studie in der angesehenen Zeitschrift *Science* und berichtete, daß damit behandelte Tomatenpflanzen 30 Prozent mehr Früchte trugen als unbehandelte, Möhren waren um 21 Prozent größer und schwerer, Spargelpflanzen zeigten eine Gewichtszunahme um 35 bis 60 Prozent, der Ertrag von Mais stieg um fast 25 Prozent, und Reis zeigte ein verstärktes Wachstum und einen höheren Eiweißgehalt.

Der vernünftige Einsatz von Mikrodosen beginnt gerade erst in den Blickpunkt zu rücken. Wenn solche Forschung sich eine Stufe weiterentwickelt, werden neue, ungefährlichere, ungiftige Technologien verfügbar sein und wir werden zu einem neuen Verständnis eines Naturgesetzes gelangen.

Zum Verständnis des Heilungsvorgangs

Wie wir schon festgestellt haben, ist der menschliche Körper ein bemerkenswerter Organismus, der über eine große Bandbreite von Reaktionen verfügt, um sich zu schützen und zu überleben. Unsere Krankheiten sind Ausdruck dieses Vorgangs, und die vielfältigen, unterschiedlichen Symptome stellen verschiedene Ebenen der Abwehr dar, auf denen unser Körper gleichzeitig reagiert, um zu überleben.

Ausgehend von ihrer grundlegenden Arbeitshypothese, daß der Mensch auf drei Ebenen der Erfahrung lebt – der körperlichen, der emotionalen und der geistigen –, haben die Homöopathen eine hierarchische Ordnung erkannt, nach der jeder Heilungsprozeß bei chronischen Krankheiten abläuft und die außerdem gestattet, bestimmte Entwicklungen vorherzusehen. In jeder Kategorie gibt es bestimmte Symptome, die je nach ihrer Intensität, schwererwiegende Belastungen des Abwehrsystems darstellen als andere.

Wir wollen diese Hierarchie, die relativ offensichtlich ist, in einer stark vereinfachten Form beschreiben. Auf der körperlichen Ebene ist ein Hautausschlag nicht so ernst wie eine Hepatitis und diese wiederum nicht so schwerwiegend wie eine Herzerkrankung. Auf der emotionalen Ebene ist ein Zustand leichter Reizbarkeit eine oberflächlichere Störung als starker Zorn, während eine ausgeprägte Todesangst einen tiefergreifenden, ernsteren Krankheitszustand anzeigt als die beiden zuvor genannten. Auf der geistigen Ebene ist ein nicht so gutes Gedächtnis eine relativ geringe Störung, verglichen mit einem Zustand allgemeiner geistiger Verwirrung, der wiederum nicht so schwer wiegt wie eine manifeste Schizophrenie.*

Im allgemeinen werden psychische Störungen als die größte Gefahr für die Gesundheit eines Menschen angesehen, da sie den Kern der Persönlichkeit betreffen. Emotionale Probleme stehen an zweiter und die körperlichen Symptome an dritter Stelle. Das tatsächliche Gewicht eines individuellen Symptoms für die Gesundheit des einzelnen wird durch dessen Schwere und Häufigkeit bestimmt sowie durch das Ausmaß, in dem es den Menschen in seiner persönlichen Handlungs- und Entfaltungsfreiheit hemmt. Daher zeigen alle schweren oder anhaltenden körperlichen Symptome, die das Überleben gefährden oder das Leben sehr erschweren, tiefergreifende Krankheiten an als emotionale oder psychische Symptome.

Der Arzt Constantin Hering (1800–1880), Vater der amerikanischen Homöopathie, war einer der ersten, die ganz spezifische Verlaufsformen des Heilungsvorgangs entdeckt und festgehalten haben. Hering machte drei wesentliche Beobachtungen zum Heilungsvorgang, die seiner Ansicht nach zusammen ein einheitliches Muster bilden – von den Homöopathen später als das «Heringsche Gesetz» bezeichnet.

Seine erste Beobachtung war, daß der Körper stets versucht, die Krankheit von tieferen, inneren Ebenen auf oberflächlichere, äußere Ebenen zu verlagern. So tritt bei einem Menschen, der an Asthma leidet, ein Hautausschlag auf – als Teil des Heilungsprozesses. Jemand, der an Kopfschmerzen leidet, macht im Verlauf des Heilungsprozesses ein oder zwei Tage mit Fieber und starken Schweißausbrü-

---

* Symptome auf der geistigen Ebene, psychische Symptome, werden definiert als Störungen der kognitiven Funktionen, des Empfindens der eigenen Person, der Verbindung mit der Welt oder als Störungen, die den Willen betreffen.

chen durch. Ein Mensch mit emotionalen oder psychischen Symptomen erlebt verschiedene Stadien weniger ernster emotionaler oder psychischer Störungen oder körperliche Symptome, während der Heilungsprozeß sich vollzieht. Leider behandeln die meisten Schulmediziner jedes Symptom als isoliertes Phänomen, ohne Verbindung zum «Rest» des Menschen. So wird der Hautausschlag eines Patienten mit Kortison behandelt und damit unterdrückt – was das Asthmaleiden des Betreffenden möglicherweise wieder aktiviert. Bei Menschen mit psychischen Störungen werden neu auftretende körperliche Symptome ebenfalls unterdrückt, was zu einer Verschlechterung des psychischen Zustands führt.

Herings zweite Beobachtung war, daß der Heilungsprozeß von oben nach unten fortschreitet. Jemand, der zum Beispiel an Arthritis in zahlreichen Gelenken leidet, wird im allgemeinen eine Besserung im oberen Abschnitt des Körpers erfahren, ehe sich im unteren etwas tut. Das Verständnis dieser Regeln hilft den Homöopathen, zwischen echten Heilreaktionen und vorübergehenden oder Plazeboreaktionen zu unterscheiden.

Herings dritte Beobachtung war, daß die Heilung sich in der umgekehrten Reihenfolge vollzieht, in der die Symptome sich gezeigt haben. Die zuletzt aufgetretenen Symptome werden demnach zuerst geheilt. Aus diesem Grund kann es vorkommen, daß bei jemandem im Verlauf der Heilung bisweilen Symptome wieder auftreten, die früher einmal dagewesen sind (im allgemeinen handelt es sich dabei um Symptome, die unterdrückt oder nie richtig abgeheilt waren). Kein Wunder also, daß Homöopathen sich darüber freuen, wenn Patienten vom Wiederauftreten früherer Symptome berichten. Obwohl diese früheren Symptome irritierend sein können, wird ein Homöopath sie nicht unterdrücken. Meist sind sie nur von kurzer Dauer, und wenn sie verschwinden, erfährt der Betreffende meist eine signifikante Besserung seines Gesundheitszustands.

Diese drei Beobachtungen des Heilungsprozesses sind nicht als universale Gesetze zu verstehen, sondern als allgemeine Leitlinien, mit deren Hilfe wir erkennen können, ob sich der Zustand eines Patienten bessert oder verschlechtert.

Diese Gesetze einer echten Heilung sind jedoch nicht nur von

Homöopathen entdeckt worden. Akupunkteure haben Aspekte dieser Regeln über einen Zeitraum von Tausenden von Jahren beobachtet. Heilpraktiker verschiedener Fachrichtungen und Psychotherapeuten haben ebenfalls festgestellt, daß bei ihren Patienten alte körperliche oder psychische Symptome im Verlauf der Heilung erneut auftreten.

Das Heringsche Gesetz stellt eine bedeutsame Entwicklung in der Medizin dar. Die meisten allopathischen Ärzte und sogar ein Großteil der «alternativen» Praktiker bewerten den gesundheitlichen Zustand ihres Patienten nach seinem Hauptsymptom, dem Anlaß der Konsultation also. Ist dieses Symptom verschwunden, geht man im allgemeinen davon aus, daß die Therapie «angeschlagen» hat, obwohl möglicherweise nun einige neue Symptome zu behandeln sind. Die meisten Therapeuten arbeiten nicht auf der Basis von Behandlungskonzepten, die den Heilungsvorgang als solchen definieren. Das Heringsche Gesetz der Heilung stellt ein einzigartiges, ganzheitliches Werkzeug dar, mit dessen Hilfe man den Fortgang des Heilungsprozesses bewerten kann.

Homöopathische Typologien: Psychosomatische Persönlichkeitsbilder

Klinische Psychologen erkennen das Vorhandensein verschiedener Persönlichkeitstypen an; in ähnlicher Weise unterscheiden Physiotherapeuten und Sporterzieher, die den menschlichen Körper studieren, verschiedene Körpertypen. Homöopathen behaupten, daß Körper und Psyche nicht voneinander getrennt werden können, und postulieren die Notwendigkeit, «Körper/Psyche»-Typen zu betrachten.

Homöopathen kennen bestimmte Gruppen von psychophysischen Symptomenmustern, die dem Wirkungsspektrum eines bestimmten homöopathischen Mittels entsprechen. Das Wort Symptom wird hier im weitesten Sinne definiert als jede Empfindung, die dem einzelnen Unbehagen bereitet oder dessen physische oder psychische Funktionen einschränkt. Homöopathen erkundigen sich nach den Faktoren (in der Homöopathie als «Modalitäten» bezeichnet), die eine Besserung oder Verschlechterung der individuellen Symptome bewirken. Zusätzlich zu der Verordnung eines Mittels auf der Basis dieser Faktoren kann ein Homöopath auch Informationen über den Körpertyp, das Temperament, die Disposition und Verhaltenstendenzen des Betreffenden bei der Bestimmung des richtigen Mittels heranziehen.

Francisco Eizayaga, ein argentinischer Urologe und international angesehener Homöopath, hat beigetragen zu einer Differenzierung der verschiedenen Symptome und der charakteristischen Eigenschaften eines Menschen im Hinblick auf die Bestimmung des richtigen Mittels. Dr. Eizayaga zufolge werden «Konstitutionsmittel» hauptsächlich entsprechend den individuellen genetischen Eigenschaften und tiefsitzenden psychologischen Merkmalen ausgewählt. Ein «Basismittel» wird entsprechend den funktionellen Symptomen verordnet, die die Reaktion des Organismus auf verschiedene aktuelle Belastungen darstellen.* Dr. Eizayaga bemerkt, daß Basiszustände sich verändern und wie die konzentrischen Häute einer Zwiebelschale überlagern können. Er unterscheidet auch zwischen der Behandlung von organischen Krankheitsbildern und der Behandlung von konstitutionellen oder Basiszuständen, doch die Erörterung dieses Themas würde den Rahmen dieses Buchs sprengen.[21]

Homöopathen assoziieren bestimmte Symptomenmuster mit den homöopathischen Mitteln, die diese geheilt haben. So sprechen sie zum Beispiel von einem «Phosphor-Typ», dem «Sulfur-Typ», dem «Arsenicum-Typ», einem «Natrium-muriaticum-Typ» usw. Jede dieser Typologien bezieht sich nicht nur auf eine besondere Art von Kopfschmerzen, zum Beispiel, sondern auf all die Faktoren, die diese Kopfschmerzen verschlimmern oder lindern, sowie alle anderen kör-

---

* Viele Homöopathen unterscheiden nicht zwischen Konstitutions- und Basismitteln. Als Konstitutionsmittel bezeichnen sie im allgemeinen jenes homöopathische Mittel, das einer schon lange bestehenden Gruppe von Symptomen, an denen der Betreffende leidet, entspricht, während das «akute Mittel» jenes ist, das vorübergehende Krankheitszustände abdeckt. Der Einfachheit halber wird in den nachfolgenden Kapiteln im Zusammenhang mit der Behandlung von chronisch Kranken auf der Basis der Totalität der Symptome nur von «Konstitutionsmittel» die Rede sein.

perlichen Symptome, die möglicherweise damit einhergehen. Sie umfassen jedoch auch frühere oder aktuelle Symptome und Krankheiten, Nahrungsmittelvorlieben oder -abneigungen, Reaktionen auf unterschiedliche Temperaturen und klimatische Einflüsse, Stärke des Energiepotentials zu verschiedenen Tageszeiten, Neigung zum Schwitzen, die Beschaffenheit von Stuhl und Harn, die Menstruation, emotionale und psychische Zustände und bestimmte Verhaltenseigenarten.

Nachdem die eingehende Befragung durch den Homöopathen abgeschlossen ist, wird der Therapeut ein Mittel suchen, das der «Essenz» der Totalität der Symptome des Patienten entspricht. Das Wort Essenz ist wichtig in diesem Zusammenhang, denn die Homöopathie ist die Wissenschaft von der Bestimmung des Arzneimittels, das dem Kranken am «ähnlichsten» ist. Dabei geht es nicht darum, jedes Symptom des Betreffenden mit den Symptomen, die eine Stubstanz verursacht, in Übereinstimmung zu bringen. Statt dessen genügt es, jene Substanz zu finden, die der Essenz der charakteristischen Merkmale der Person entspricht.

Wenn das passende Konstitutions- oder Basismittel ausgewählt und verabreicht wird, kommt es nicht nur zu einer merklichen Besserung der Hauptbeschwerden des Patienten, sondern der Betreffende fühlt sich auch allgemein, in physischer und psychischer Hinsicht, wesentlich wohler als zuvor. Obwohl eine einzige Gabe des passenden Konstitutions- oder Basismittels manchmal zur Heilung ausreicht, ist es häufiger der Fall, daß diese Arznei den Heilungsprozeß einleitet und im folgenden eine ganze Reihe von Mitteln benötigt wird, um eine vollständige Heilung zu erzielen. Während die Heilung voranschreitet und der Patient sich verändert, entwickelt sich oft ein völlig neues Bild, das auch die Verordnung eines neuen Mittels erfordert. Manche Homöopathen sind der Ansicht, daß das Konstitutionsmittel sich niemals verändert, während andere vom Gegenteil überzeugt sind.

Es gibt Laien, die viel Spaß daran haben, ihr eigenes Konstitutionsmittel oder das ihrer Verwandten und Freunde zu entdecken. Die beliebtesten und nützlichsten Bücher in diesr Hinsicht sind folgende: *Porträts homöopathischer Arzneimittel* von Catherine Coulter, *Psy-*

che und Substanz: Essays zur Homöopathie im Lichte der Psychologie C. G. Jungs von Edward C. Whitmont, die Vorträge zur homöopathischen *Materia Medica* von James Tyler Kent sowie *Studies of Homoeopathic Remedies* von D. M. Gibson und *Drug Pictures* von Margret Tyler.

Die Bestimmung des Konstitutionsmittels erfordert intellektuelle wie auch intuitive Fähigkeiten; dabei muß der Therapeut teilweise die Rolle eines Detektivs, teils die Rolle eines Psychologen und auch die eines recherchierenden Reporters übernehmen. Trotz der Herausforderung, die dieses Unterfangen darstellt, ist es aus verschiedenen Gründen nicht ratsam, sich selber ein Konstitutions- oder Basismittel zu verordnen. Unter homöopathischen Praktikern besteht Einigkeit darüber, daß Laien durchaus lernen können, sich bei akuten, ungefährlichen Störungen selbst zu behandeln. Die Komplexität der Behandlung chronischer Zustände einschließlich der notwendigen Folgebehandlung erfordert jedoch professionelle Überwachung. Da die Therapie chronischer Krankheiten meist eine ganze Reihe von Verordnungen erfordert (entweder die Wiederholung des gleichen Mittels in der gleichen oder einer anderen Potenz oder die Verordnung eines anderen Mittels), sollte sie denjenigen vorbehalten bleiben, die über eingehende Kenntnisse homöopathischer Prinzipien und der *Materia Medica* verfügen.

Ein weiterer Grund, warum Laien Konstitutions- oder Basismittel nicht verordnen sollten, ist, daß solche Mittel bisweilen Heilkrisen verursachen können, in deren Verlauf es zur Verschlimmerung bestimmter Symptome kommt. Wenn der Laie nicht weiß, wie man in einer solchen Situation reagieren muß, wird der Behandelte nicht den größtmöglichen Nutzen aus der Wirkung der Medizin ziehen können. Obwohl also dem Laien nicht empfohlen werden kann, Mittel bei chronischen Zuständen zu verordnen, kann es für ihn trotzdem lohnend sein, die verschiedenen homöopathischen Typen zu studieren und dem Therapeuten seine Meinung zum möglicherweise angezeigten Mittel mitzuteilen. Dennoch gibt es drei Einwände.

Zum einen neigen Menschen, die bestimmte Mittel studieren, dazu, per Autosuggestion gewisse Symptome bei sich hervorzurufen, die für das jeweilige Mittel spezifisch sind. Zum anderen neigen manche Menschen dazu, bestimmte Symptome zu übertreiben, damit diese einem Mittel entsprechen. Schließlich kommt es nicht selten vor, daß Menschen sich gern als «sympathische» oder «interessante» Arzneimitteltypen sehen – wie *Pulsatilla*, *Phosphor* oder *Sulfur* – und ihre Tendenz zu den mehr reizbaren Typen wie *Nux vomica*, *Sepia* oder *Arsenicum* vehement leugnen. Die Gefahr der Befangenheit und der Selbsttäuschung ist offensichtlich.

Das richtig gewählte Konstitutionsmittel ist imstande, bestimmte physische oder psychische Tendenzen so weit zu reduzieren, daß sie der Entfaltung des individuellen Potentials nicht mehr im Wege stehen. Ein homöopathisches Mittel vermag extreme Symptome, die Körper und Psyche belasten, zu reduzieren und die allgemeine physische und psychische Spannkraft und Belastbarkeit zu erhöhen, doch kann es nicht jene Eigenheiten und Tendenzen verändern, die jeden Menschen zu einem einmaligen Individuum machen. Edward Whitmont beleuchtet dieses Phänomen anhand einer humoristischen Pantomime – «Das Haar in der Suppe» –, welche die Reaktion von vier Leuten karikiert, die jeweils ein Haar in ihrer Suppe finden.

Der erste gerät in Rage und schmeißt dem Kellner die Suppe vor die Füße. Der zweite ekelt sich, tut die Sache mit einem Achselzukken ab und verläßt pfeifend das Lokal. Der dritte bricht in Tränen aus, weil alle schlimmen Dinge immer ihm passieren müssen. Der vierte schaut das Haar an, läßt es liegen, ißt weiter und bestellt sich schließlich noch eine Portion.

Whitmont bemerkt, daß diese vier Reaktionen den vier klassischen Temperamenten entsprechen. Jede dieser Reaktionen ist ein Reflexverhalten, das, wie ein einfacher Husten, eine automatische Schutzreaktion darstellt. Man kann sich verschiedenen Therapien unterziehen, um sich seiner Verhaltensmuster bewußter zu werden, doch der Versuch, die eigene Natur zu ändern, ist meist wenig wirksam und erzeugt gern seinen eigenen Symptomenkomplex. Der zornige Mensch, der seine Suppe dem Kellner vor die Füße schmeißt, wird, nachdem er sein passendes konstitutionelles Mittel bekommen hat, immer noch mit Zorn reagieren, aber das Feuer seiner Emotionen eher auf eine mehr konstruktive Art und Weise zum Ausdruck bringen. Wenn jemand andererseits versucht, seine leidenschaftlichen

Gefühle zu ignorieren oder zu unterdrücken, werden sein Körper und seine Psyche einen anderen Preis dafür zu bezahlen haben. So kann also die Homöopathie verschiedene körperliche und psychische Symptome beseitigen, nicht jedoch die ureigensten Neigungen der Person.

Die Behandlung des gesamtkonstitutionellen Zustands ist ein uralter therapeutischer Ansatz und zugleich ein zukunftsweisendes Konzept. Die Behandlung der Konstitution ist spätestens seit Hippokrates fester Bestandteil der Medizin und als Methode häufig der bloßen Behandlung eines bestimmten Symptoms oder einer Krankheit vorgezogen worden. Heute sind konstitutionelle Therapien jene, die das Immunsystem und die körpereigenen Abwehrkräfte unterstützen und sich als besonders wertvoll bei der Vorbeugung und Behandlung verschiedener akuter und chronischer Zustände erweisen. Die homöopathische Methode der individuellen Arzneimittelwahl auf der Basis der Totalität der Symptome des einzelnen ist eine hochentwickelte Wissenschaft des 21. Jahrhunderts.

Unkonventionelle Vorgehensweisen in der Homöopathie

Dieses Buch befaßt sich hauptsächlich mit der traditionellen oder klassischen homöopathischen Methode, die eben darin besteht, ein einziges, potenziertes Mittel auf der Basis der körperlichen und psychischen Symptome des Patienten zu verordnen. Seit den Anfängen der Homöopathie haben jedoch manche ihrer Vertreter mehr als ein einziges Mittel gleichzeitig angewandt, und verschiedene andere haben Apparate eingesetzt, um das richtige homöopathische Mittel für den Patienten zu bestimmen.

Die bekannteste unkonventionelle Anwendung von homöopathischen Arzneien sind die sogenannten Komplexmittel. Ein Komplexmittel besteht aus einer Mischung von drei bis acht homöopathischen Einzelmitteln, meist in niedrigen Potenzen zwischen D 3 und D 12, die aufgrund ihrer häufigen Verwendung bei einem bestimmten Zustand ausgewählt wurden. In den Vereinigten Staaten und in England werden diese Arzneien, die meist nach der spezifischen Krankheit oder dem Symptom, das sie heilen sollen, benannt werden, in Naturkostläden verkauft. So gibt es also Komplexmittel fürs «Zahnen», gegen «Schlaflosigkeit», «Husten» oder «Heuschnupfen». Manche Hersteller benennen das Mittel nach seiner Wirkung, wie zum Beispiel «Sedaplax» bei einem Komplexmittel für hyperaktive oder nervöse Zustände. Komplexmittel sind nur erhältlich für Zustände, die nicht lebensbedrohend sind.

Aufgrund ihrer weiten Verbreitung und leichten Verfügbarkeit machen heute viele Menschen ihre erste Bekanntschaft mit der Homöopathie durch die Anwendung von Komplexmitteln. Die Erfahrungen damit sind oft recht positiv. Eine wirkungsvolle Behandlung von immer wiederkehrenden Symptomen erfordert jedoch im allgemeinen die Anwendung des individuell verordneten Einzelmittels. Durch eine solche individuelle Behandlung kann das betreffende Problem behoben, aber auch der zugrundeliegende Zustand wirkungsvoll angegangen werden. Dennoch sind die Komplexmittel von unschätzbarem Wert, wenn das richtige Einzelmittel nicht zur Verfügung steht oder wenn bei weniger ernsthaften Beschwerden ein einzelnes homöopathisches Mittel nicht zu eruieren ist.

Ein anderer unkonventioneller Einsatz homöopathischer Arzneien ist die gleichzeitige Anwendung von zwei oder mehr Einzelmitteln, wobei jedes zu einer anderen Tageszeit eingenommen wird. Beim «Pluralismus», wie diese Methode, die in Frankreich besonders beliebt ist, genannt wird, verordnet man ein Mittel für eine Gruppe von Symptomen, ein zweites für eine andere Gruppe und ein drittes Mittel für eine dritte Gruppe von Symptomen. Es gibt Homöopathen, die von guten Erfolgen mit dieser Methode berichten, doch sind noch keine wissenschaftlichen Untersuchungen durchgeführt worden, um dieses Vorgehen mit der klassischen homöopathischen Therapie zu vergleichen.

Außer den oben genannten unkonventionellen Anwendungsmöglichkeiten homöopathischer Mittel gibt es auch unkonventionelle Wege der Mittelfindung. Im Zuge der Entwicklung moderner Technologie sind neue elektronische Apparate zur Mittelfindung angewandt worden. Der Therapeut bewertet den Gesundheitszustand des

Patienten, indem er Elektroden auf Akupunkturpunkten anbringt und den elektrischen Hautwiderstand auf diesen Stellen mißt. Auf einer Hundert-Punkte-Skala, die bei den meisten Elektroakupunktur-Apparaten üblich ist, gilt ein Wert von 50 als normal oder gesund, während Werte über 50 Hyperaktivität oder Entzündung anzeigen, Werte unter 50 hingegen auf Unteraktivität und Degeneration hinweisen. Der Therapeut vergleicht dann diesen Wert mit einem zweiten Wert, der ermittelt wird, während der Patient Teströhrchen mit verschiedenen homöopathischen Arzneien in der Hand hält. Das oder die Mittel, die die Werte wieder normalisieren, gelten als die für den Patienten geeigneten.

Manche Ärzte in Europa und den Vereinigten Staaten setzen seit über zwanzig Jahren elektronische Apparate zur Bestimmung von homöopathischen Mitteln ein. Es sind jedoch noch keine wissenschaftlichen Untersuchungen durchgeführt worden, um die Wirkung der so verordneten Mittel nachzuweisen. Eine kleine Gruppe von Therapeuten verwendet Radiästhesie, um das richtige Mittel zu eruieren. Dabei wird meist mit dem Pendel gearbeitet.

Dr. Albert Abrams, Dekan der Fakultät für Klinische Medizin an der Stanford Medical School, hat den Einsatz des Pendels zu Beginn dieses Jahrhunderts erweitert, indem er einen Apparat entwickelte, mit dem sich subtile Ausstrahlungen des Körpers und der Arzneien messen ließen. Dieses Verfahren wurde zunächst als «die elektronische Abrams-Reaktion» bekannt, später jedoch «Radionik» genannt. Obwohl Radionik heute von Kritikern als Inbegriff der Quacksalberei verspottet wird, hat Sir James Barr, ein früherer Präsident des British Medical Association, der einige von Abrams' Experimenten erfolgreich wiederholte, diesen als eines der größten Genies auf dem Gebiet der Medizin im frühen 20. Jahrhundert bezeichnet.[22]

Eine in neuerer Zeit verwendete Methode zur Bestimmung des richtigen Mittels ist die sogenannte «angewandte Kinesiologie», wobei die Muskelkraft getestet wird, um die Gesundheit der den einzelnen Muskeln zugeordneten Organsysteme zu überprüfen. Der Therapeut bestimmt die Muskelkraft und vergleicht diesen Wert mit dem Kraftindex, der gemessen wird, während der Patient ein homöopathisches Mittel in der Hand hält. Wie die meisten der unkonventionellen diagnostischen und therapeutischen Methoden ist die angewandte Kinesiologie ebenfalls noch nicht hinreichend auf ihre Genauigkeit und Wirksamkeit hin überprüft worden.

Obwohl manche Homöopathen der Ansicht sind, daß diese unkonventionellen Methoden die Wahl des richtigen Mittels objektiv verifizieren, geben selbst erfahrene Anwender dieser Methoden zu, daß stark subjektive Faktoren eine entscheidende Rolle spielen bei der Einschätzung und Behandlung der Patienten. Infolge der Ungenauigkeit dieser verschiedenen unkonventionellen Methoden der Arzneimittelfindung scheint es aus Gründen der Vorsicht geboten, sie nur zusammen mit der konventionellen homöopathischen Anamese und Fallanalyse einzusetzen.

Grenzen und Gefahren der Homöopathie

Homöopathische Mittel sind in der Tat mächtige Werkzeuge, doch sie sind keine Allheilmittel. Manche Störungen sprechen nicht auf potenzierte Mittel an, da sie chirurgische Maßnahmen erfordern, in anderen Fällen muß eine sofortige und sichere Lindung von Symptomen erreicht werden. Es gibt andere Zustände, die sinnvollerweise durch einfache Umstellungen in Ernährung und Lebensweise anzugehen sind, sowie Fälle, die nur durch eine Reduzierung bestimmter Streßfaktoren in der Umgebung und der Umwelt des Patienten zu bessern sind. Schließlich gibt es auch Menschen, die aus unbekannten Ursachen grundsätzlich keine Besserung durch den Gebrauch von homöopathischen Mitteln erfahren.

Um die Jahrhundertwende waren einige der führenden amerikanischen Chirurgen ebenfalls Homöopathen. Homöopathen sind also keineswegs Gegner der Chirurgie, da sie, wie andere Angehörige von Heilberufen, den besonderen Wert der Chirurgie in bestimmten Fällen anerkennen. Andererseits kann eine rechtzeitige homöopathische Behandlung einen chirurgischen Eingriff oft überflüssig machen, sie kann aber auch bei der Nachbehandlung chirurgischer Maßnahmen von unschätzbarem Wert sein.

Bei der Therapie von lebensbedrohlichen Symptomen, die ein

sofortiges und zuweilen heroisches Eingreifen erfordern, ist die Homöopathie nicht die Therapie der ersten Wahl. Bei bestimmten Fällen von Asthma mit starker Atemnot, bei einer Gehirnhautentzündung, deren Bekämpfung Antibiotika erfordert, um drohenden Gehirnschäden vorzubeugen oder Lebensgefahr abzuwenden, sowie bei verschiedenen anderen Zuständen muß die konventionelle, allopathische Medizin eingesetzt werden, um das Überleben des Patienten zu sichern.

Damit soll nicht gesagt sein, daß die Homöopathie in solchen Fällen völlig wertlos ist. Tatsache ist vielmehr, daß die Homöopathie auch in manchen schwierigen Fällen die Notwendigkeit für konventionelle medikamentöse Therapien reduzieren kann. Mit Hilfe potenzierter Arzneimittel ist es möglich, einen schweren Asthmaanfall wirkungsvoll zu behandeln, schwere Infektionen ohne Antibiotika zu heilen und bei vielen anderen lebensbedrohlichen Symptomen rasche Linderung zu verschaffen. Da homöopathische Mittel eine strenge Individualisierung erfordern, um ihre optimale Wirkung zu entfalten, ist die rasche und sichere Linderung von solchen bedrohlichen Symptomen allerdings nicht immer gewährleistet. Homöopathen sind sich darüber einig, daß homöopathische Mittel dennoch in Notfällen angewandt werden können, und zwar entweder auf dem Weg zum Arzt oder zum Krankenhaus und/oder in Verbindung mit den heroischen konventionellen medizinischen Maßnahmen.

Homöopathische Mittel sind ebenfalls unwirksam bei der Behandlung mancher Zustände, denen nur durch eine Umstellung der Ernährung und/oder der Lebensweise beizukommen ist, wie zum Beispiel einem Fall von Anämie aufgrund von Eisenmangel in der Ernährung. Homöopathische Mittel können verordnet werden, um mit einigen der Symptome fertig zu werden, und sie können sogar eingesetzt werden, um die Eisenassimilation aus der Nahrung zu verbessern; doch ohne ausreichende Eisenzufuhr bleiben viele der Symptome bestehen. Die Einwirkung von Umweltgiften wird mehr und mehr zu einem Problem. Obwohl homöopathische Mittel eine Hilfe sein können, das Gleichgewicht nach Störungen, verursacht durch Toxine, wiederherzustellen, wird es keine gesundheitlichen Fortschritte geben, solange die Einwirkung bestehen bleibt.

Ich denke da zum Beispiel an jene Frau, die einen Homöopathen wegen ihres Hautausschlags aufsuchte. Aufgrund ihrer Symptome verordnete der Arzt Sulfur C30. Der Zustand hat sich dann vorübergehend verschlechtert, eine klassische Reaktion nach dem Heringschen Gesetz, wurde dann besser, um nach zwei Wochen jedoch wieder so schlecht zu sein wie zu Beginn. Der Homöopath verordnete Sulfur in einer höheren Potenz, worauf der Prozeß nach dem gleichen Muster ablief: Verschlimmerung, Besserung und Rückkehr der Symptome. Eine genauere Befragung der Patientin über ihre Arbeit in einem Lebensmittelbetrieb ergab, daß dort Trockenfrüchte zur Haltbarmachung mit Schwefel besprüht wurden. Die Frau machte eine Sulfur-«Prüfung», das heißt eine Arzneiprüfung mit Schwefel durch. Ihre Haut besserte sich erst, als sie ihren Arbeitsplatz wechselte.

Die größte Frustration für den homöopathischen Therapeuten (und den Patienten) sind jene Fälle, in denen die homöopathischen Mittel aus unerfindlichen Gründen nicht richtig wirken. Homöopathen gehen dann häufig erst mal davon aus, daß sie den Fall nicht richtig analysiert haben und die mangelnde Reaktion darauf beruht, daß das richtige Mittel noch nicht verordnet wurde. Erfahrene Homöopathen kennen auch bestimmte Mittel, sogenannte Reaktionsmittel, die dann helfen, wenn die angezeigte Arznei nicht anschlägt. Da im allgemeinen empfohlen wird, diese Mittel einzeln zu probieren und einen Monat oder länger dazwischen verstreichen zu lassen, kann es manchmal Monate dauern, bis ein wirkungsvolles Medikament gefunden wird.* Wenn Menschen mit chronischen Verdauungsbeschwerden, Kopfschmerzen, Arthritis oder anderen chronischen Symptomen nicht in allopathischer Behandlung stehen, sind solche Verzögerungen weiter kein Problem, da sie ohnehin schon seit Jah-

---

* Die einzelnen Schulen in der Homöopathie empfehlen unterschiedliche Zeitintervalle zwischen den verschiedenen Mitteln und Dosen. Manche Homöopathen verordnen tägliche Gaben eines Mittels und ändern möglicherweise die Dosis oder das Mittel nach Belieben, während andere eine einzige oder mehrere Gaben verabreichen und dann ein bis mehrere Monate warten, bis sie die Dosis oder das Mittel ändern. Die Homöopathen, die ihre Mittel mehrmals wöchentlich oder monatlich verordnen, verwenden im allgemeinen sogenannte Tiefpotenzen – zum Beispiel die 3., 6., 9., 12. oder 18. Potenz.

ren oder gar Jahrzehnten vergeblich Heilung gesucht haben. Bei Patienten mit Schmerzen werden verständlicherweise einige nach Alternativen zur Homöopathie suchen, ehe das «Similimum» (das ähnlichste Mittel) gefunden werden kann.

Wenn eine sorgfältige Analyse der Fallgeschichte, der jetzigen Lebensweise und möglicher Umwelteinwirkungen keine offensichtlichen Gründe für die mangelnde Reaktion auf die ausgewählten potenzierten Mittel ergibt, wird ein Homöopath entweder einen Kollegen hinzuziehen oder den Patienten an einen Therapeuten einer anderen Fachrichtung weiterempfehlen.

Häufig wird gefragt: «Gibt es bestimmte Krankheiten, bei deren Behandlung die Homöopathie besondere Erfolge erzielt, und/oder solche, bei denen meist keine guten Ergebnisse zu verzeichnen sind?» Eine schwierige Frage, die man am besten mit dem Klischee beantworten kann, daß die Homöopathie keine Krankheiten behandelt, sondern nur kranke Menschen. In der homöopathischen Fachliteratur finden sich Fallgeschichten, die von erfolgreichen Heilungen bei fast allen nur erdenklichen akuten und chronischen Krankheiten berichten. Viele Homöopathen gehen davon aus, daß es keine unheilbaren Krankheiten gibt, sondern nur unheilbare Menschen.

Diese Parameter sind recht vereinfachend, da eine große Anzahl von chronischen Krankheiten ab einer bestimmten Phase der Entwicklung nicht mehr vollständig heilbar sind. Eine homöopathische Behandlung vermag in solchen Fällen die Schmerzen zu lindern, den pathologischen Proz ß zu verlangsamen oder ihm gar Einhalt zu gebieten, doch ist fraglich, ob es überhaupt Therapieformen gibt, die hier noch eine Heilung ermöglichen könnten.

Was die Gefahren homöopathischer Mittel betrifft, ist man sich im allgemeinen einig, daß die größte Gefahr darin besteht, daß die homöopathische Behandlung in manchen Fällen den Einsatz anderer potentiell wirksamer Therapien verzögert. Da die meisten Homöopathen jedoch Ärzte oder ausgebildete Mitglieder anderer zugelassener Heilberufe sind, wissen sie im allgemeinen sehr wohl, wann konventionelle medizinische Betreuung erforderlich oder die Überweisung zu einem Spezialisten angebracht ist.

Eine weitere potentielle Gefahr potenzierter Heilmittel ist dann gegeben, wenn jemand ein nichtangezeigtes Mittel wiederholt einnimmt. Ein gewisser Prozentsatz dieser Menschen wird eine «Prüfung» durchmachen und Symptome bilden, die durch die Überdosierung der potenzierten Substanz hervorgerufen werden. Wie zuvor bereits beschrieben, können diese Symptome auch bei Hochpotenzen auftreten.

In der Homöopathie werden Prüfungssymptome dieser Art jedoch nicht als besondere Gefahr angesehen, da sie meist nach dem Absetzen der Arznei rasch wieder abklingen. Manche Homöopathen unterbrechen eine unfreiwillige Prüfung durch die Verordnung des gleichen Mittels in einer höheren Potenz, während andere ein Mittel verabreichen, das als Antidot bekannt ist. Da eine solche Prüfung grundsätzlich möglich ist, wenn man ein unpassendes Mittel nimmt, sollte man ein homöopathisches Mittel nie länger als eine Woche nehmen, wenn man nicht von einem ausgebildeten Homöopathen betreut wird.

In einem unlängst veröffentlichten Brief an den Chefredakteur des *New England Journal of Medicine*[23], wird der erste jemals in einer amerikanischen medizinischen Fachzeitschrift veröffentlichte Fall geschildert, in dem die Einnahme eines homöopathischen Mittels schwere gesundheitliche Schäden verursacht haben soll. Dieser Patient nahm innerhalb von zwei Stunden acht Dosen eines Mittels, das ihm von einem Chiropraktiker verordnet worden war, und bekam kurze Zeit darauf schwere Oberbauchschmerzen, die später als eine Bauchspeicheldrüsenentzündung (eine potentiell gefährliche Krankheit) diagnostiziert wurden. Es sollte jedoch angemerkt werden, daß es sich bei dem vom Chiropraktiker verordneten Mittel um ein Komplexmittel handelte (mit neunzehn verschiedenen Bestandteilen) und daß es zur Behandlung einer Krebserkrankung verordnet worden war. Obwohl die Fallgeschichte im Brief nicht weiter ausgeführt wurde, kann man wohl davon ausgehen, daß der Betreffende auch vor der Behandlung nicht gesund war und daß die Einnahme des Mittels nicht unbedingt der Auslöser des genannten akuten Zustands gewesen sein muß.

Es besteht im allgemeinen Einigkeit darüber, daß homöopathische

Arzneimittel risikoarm sind. Sie können jedoch auch mißbraucht werden, genauso wie Möhrensaft, Vitamine und viele andere natürliche Substanzen. In den Vereinigten Staaten wird die Homöopathie vom National Center of Homeopathy als «Die gefahrlose Medizin» propagiert, eine Behauptung, der kaum zu widersprechen ist.

Zusammenfassung

Die Homöopathie ist eine hochentwickelte medizinische Wissenschaft, die potenzierte Substanzen auf der Basis der Totalität der individuellen Symptome individuell anwendet. Das einmalige Symptomenmuster eines Menschen, zum Beispiel seine Kopfschmerzen, Magenschmerzen, Verstopfung, Energiemangel in der Früh, Kälteempfindlichkeit, Reizbarkeit aus geringstem Anlaß und Höhenangst, sind alle miteinander verbunden und dürfen nicht isoliert betrachtet werden. Ganz gleich wie die individuellen Symptome aussehen, sie werden hauptsächlich als ein Versuch des Organismus verstanden, sich an verschiedene innere und äußere Streßfaktoren anzupassen und mit diesen fertig zu werden.

Methoden, die darauf abzielen, Symptome einfach zu unterdrücken, zu beherrschen oder unter Kontrolle zu halten, sind zu vermeiden, da solche Therapien die dem Organismus innewohnende Fähigkeit, sich selbst zu schützen und zu heilen, gefährden. Die von diesen Therapien verursachten Nebenwirkungen sind in Wirklichkeit direkte Wirkungen der eingesetzten Medikamente. Homöopathische Mittel dagegen werden verordnet, um die höchst raffinierten Selbstheilungsmechanismen des Organismus zu unterstützen.

Wenn man bedenkt, daß der homöopathische Ansatz auf einem grundsätzlichen Respekt vor der Weisheit des Körpers basiert, ist es kein Wunder, daß er eine gefahrlosere Medizin im Vergleich zur Allopathie darstellt.

Da wir uns heutzutage an einem Punkt befinden, an dem es von entscheidender Bedeutung ist, Therapieformen zu entwickeln, die das Immunsystem stärken, ist es ganz natürlich, daß die Homöopathie sich wieder wachsender Beliebtheit erfreut. Sie verkörpert die Eigenschaften einer medizinischen Wissenschaft, die man sich für das 21. Jahrhundert nur erhoffen und erträumen kann. Am schönsten ist jedoch, daß wir nicht bis zum Anbruch des 21. Jahrhunderts warten müssen und schon jetzt davon profitieren können.

2 Kurzer historischer Abriß der Homöopathie

Im 19. Jahrhundert erlebte die Homöopathie einen geradezu spektakulären Aufstieg in den Vereinigten Staaten und in Europa, wobei der europäische Adel, amerikanische Unternehmer, Größen der Literatur und religiöse Führer zu ihren stärksten Fürsprechern gehörten. Doch während die Homöopathie sich in weiten Teilen der Bevölkerung zunehmender Beliebtheit erfreute, wurde sie zur Zielscheibe feindseliger, heftiger Angriffe von seiten der etablierten Medizin. Die Auseinandersetzung zwischen Homöopathie und Schulmedizin war anhaltend und bitter. Wir wissen, wer die erste Runde gewonnen hat. Warten wir nun auf den Ausgang der zweiten Runde. Es bleibt jedoch zu hoffen, daß alle bald begreifen werden, daß ein «Kampf» um die «richtige» Heilkunde wenig bringt und daß einfach *verschiedene* Systeme und Methoden des Heilens notwendig sind, um ein umfassendes und wirkungsvolles Gesundheitswesen aufzubauen.

Die Geschichte der Homöopathie beginnt mit den Entdeckungen ihres Begründers Samuel Hahnemann (1755–1843), eines deutschen Arztes. Hahnemann prägte den Begriff *Homoopathie* (*homoios* bedeutet im Griechischen «ähnlich», während *pathos* «Leiden» heißt). Das Ähnlichkeitsprinzip wurde zuvor schon von Hippokrates und Paracelsus formuliert und in vielen Kulturen angewandt, zum Beispiel bei den Mayas, den Chinesen, den nordamerikanischen Indianern und den Indern,[1] doch war es Hahnemann, der dieses Gesetz zu einer systematisierten medizinischen Wissenschaft entwickelte.

Hahnemanns erste Anmerkungen zur allgemeinen Anwendbarkeit des Ähnlichkeitsgesetzes stammen aus dem Jahr 1789, als er ein Buch von William Cullen, einem der führenden Ärzte jener Zeit, übersetzte. An einer Stelle seines Buchs schreibt Cullen die Wirkung der Chinarinde bei der Behandlung von Malaria ihren bitteren und zusammenziehenden Eigenschaften zu. In seiner Übersetzung fügte Hahnemann eine gewagte Fußnote ein, in der er Cullens Erklärung in Frage stellte. Hahnemann behauptete, daß die Wirkung der Chinarinde auf einem anderen Faktor beruhen müsse, denn es gäbe Substanzen und Mixturen von Substanzen, die wesentlich bitterer und von stärker zusammenziehender Kraft seien, jedoch keine Wirkung bei der Behandlung von Malaria zeigten. Er beschreibt daraufhin seine eigenen Versuche, bei denen er wiederholt Gaben dieser Heilpflanze einnahm, bis sein Körper mit Fieber, Schüttelfrost und anderen malariaähnlichen Symptomen reagierte. Hahnemann schloß daraus, daß die Wirkung dieser Heilpflanze darauf beruht, daß sie ähnliche Symptome hervorzurufen vermag, wie jene der zu behandelnden Krankheit.[2]

Hahnemann gehörte nämlich nicht nur zu den angesehensten Übersetzern seiner Zeit – im Alter von nur vierundzwanzig Jahren beherrschte er mindestens sieben Sprachen in Wort und Schrift –, sondern er war auch ein eifriger Forscher und anerkannter Chemiker. Er war der Autor eines vierbändigen Werks mit dem Titel *Apotheker-Lexikon*, eines der Standardnachschlagewerke für Apotheker und Chemiker jener Tage.[3] Gleichzeitig ist diese «Fußnoten-Geschichte» ein Indiz für Hahnemanns Mut, mit seiner Meinung nicht hinterm Berg zu halten, auch wenn er damit der Analyse eines hochangesehenen Arztes widersprach. Er scheute sich nicht, allgemein akzeptierte Wahrheiten in Frage zu stellen, und tat alles, um seine eigenen Erklärungen zu suchen.

Nach der Übersetzung von Cullens Werk führte Hahnemann sechs Jahre lang an sich selbst, an Mitgliedern seiner Familie und einer kleinen, aber wachsenden Anhängerschar Experimente durch. Im Jahr 1796 berichtete er über seine Erfahrungen mit dem Ähnlichkeitsgesetz in Hufelands *Journal der practischen Heilkunde,* einer angesehenen deutschen Zeitschrift für Medizin.[4]

Durch Zufall hatte Edward Jenner im Jahr 1798 die Wirkung

kleiner Dosen von Kuhpocken als Maßnahme zur Immunisierung gegen Pocken entdeckt. Während die Behandlungsmethode Jenners Eingang in die orthodoxe Medizin fand, wurde Hahnemanns Arbeit nicht akzeptiert. Hahnemann und die neue Schule der Medizin, die sich Homöopathie nannte, stieß auf so viel Widerstand, daß ganze medizinische Journale sich ihre Bekämpfung zur Aufgabe machten, wie zum Beispiel die *Anti-Homöopathischen Archive* oder das *Anti-Organon* (*Organon* war der Titel von Hahnemanns Grundlagentext über die Kunst und Wissenschaft der Homöopathie).[5]

Aufgrund der Tatsache, daß Hahnemann die Verwendung von jeweils nur einem Arzneimittel empfahl, das er zudem noch in kleinen Dosen verordnete, war er bei den Apothekern besonders unbeliebt.[6] Da er nur kleine Dosen eines jeden Mittels verschrieb, konnten die Apotheken nicht viel dafür verlangen. Außerdem erforderte die sachgerechte Herstellung der Arzneien viel Sorgfalt, und Hahnemann stellte fest, daß die Apotheker nicht immer korrekt dabei vorgingen oder den Patienten sogar absichtlich falsche Mittel gaben.

Aufgrund seines wachsenden Mißtrauens gegenüber den Apothekern, sah er sich schließlich veranlaßt, seine eigenen Arzneimittel zu dispensieren, was zu der Zeit in Deutschland verboten war. Die Apotheker klagten Hahnemann an, ihre «Privilegien der Dispensierung von Arzneien zu verletzen»[7]. Er wurde im Jahr 1820 in Leipzig verhaftet, für schuldig befunden und mußte die Stadt verlassen. Hahnemann zog nach Köthen, wo er vom Großherzog Ferdinand, einem der vielen Mitglieder europäischer Adelsfamilien, die die Homöopathie unterstützten, eine Sondererlaubnis erhielt, zu praktizieren und selbst zu dispensieren.[8]

Trotz der anhaltenden Verfolgung entwickelte die Homöopathie sich weiter. Das lag nicht nur daran, daß sie eine systematische Methode zur Behandlung kranker Menschen darstellte, sondern auch daran, daß die schulmedizinischen Therapien oft unwirksam oder gar gefährlich waren. Heute sind sich Medizinhistoriker im allgemeinen darüber einig, daß die Schulmedizin des 18. und besonders des 19. Jahrhunderts den Patienten häufig mehr Schaden zufügte, als daß sie ihnen nutzte.[9]

Bis in die Mitte des vorigen Jahrhunderts hinein waren Aderlässe und das Ansetzen von Blutegeln weit verbreitet. Ein französischer Arzt ließ seine Patienten so ausgiebig zur Ader, daß scherzhaft behauptet wurde, in seiner Praxis sei mehr Blut vergossen worden als während der Napoleonischen Kriege.[10] Benjamin Rush, der Vater der amerikanischen Medizin, betrachtete den Aderlaß als nützliche Maßnahme bei allen allgemeinen und chronischen Krankheiten.[11] Im Jahr 1833 wurden 41 Millionen Blutegel aus Frankreich in die Vereinigten Staaten eingeführt.[12] In den Vereinigten Staaten importierte eine Firma 500 000 Blutegel im Jahr 1856; eine Konkurrenzfirma brachte es auf 300 000 Stück.[13]

Neben Aderlaß und Blutegeln setzte die Schulmedizin jener Epoche Medikamente aus Quecksilber, Blei, Arsen und verschiedenen stark wirksamen Arzneipflanzen ein, um den Körper von krankheitsverursachenden Stoffen zu befreien.

Die Kombination von schlechter medizinischer Versorgung und ressentimentgeladener Reaktion auf die Homöopathie wird verständlich angesichts der medizinischen Ausbildung jener Zeit. Nathan Smith Davis, treibende Kraft bei dere Gründung der American Medical Association, beschreibt im Jahr 1845 die «Ausbildung» jener Zeit wie folgt:

Alles, was ein junger Mann tun muß, ist, sich Zugang zur Praxis eines Arztes zu verschaffen, wo ihm eine Reihe gewöhnlicher medizinischer Bücher zur Verfügung steht; einmal im Monat einen Patienten zu sehen und vielleicht noch einmal im Jahr an einer hastig vorgenommenen Autopsie teilzunehmen; und im Verlauf von drei auf diese Weise zugebrachten Jahren ein oder zwei Kurse an den medizinischen Hochschulen zu besuchen, wo ihm die ganze Wissenschaft der Medizin, einschließlich Anatomie, Physiologie, Chemie, *Materia Medica,* Pathologie, medizinische Praxis, medizinische Rechtskunde, Chirurgie und Geburtshilfe in der kurzen Zeit von *sechzehn* Wochen eingetrichtert wird..., womit seine Grund- und medizinische Ausbildung als vollständig erachtet werden.[14]

Trotz der Tatsache, daß die Medizin des 18. und 19. Jahrhunderts heute von Historikern und Wissenschaftlern als unwissenschaftlich und sogar als barbarisch angesehen wird, schreckten die Schulmediziner jener Epoche nicht davor zurück, die Homöopathie als «Quacksalberei», «unwissenschaftlich», «kultisch» oder gar als «teuflisch» zu bezeichnen.

Die Opposition gegen die Homöopathie

Die Homöopathie stellte eine ernsthafte Bedrohung für die etablierte Medizin dar. Die Schulmedizin warf Kräuterheilkundigen, Hebammen und verschiedenen anderen nicht «regulären» Praktikern vor, daß sie keine medizinische Ausbildung besäßen. Doch Homöopathen konnten nicht so ohne weiteres als «ungebildet» abgetan werden, da sie dieselben Universitäten besucht hatten wie die «regulären» Ärzte. Viele der ersten Homöopathen kamen von Harvard, Dartmouth und anderen angesehenen medizinischen Schulen.[15]

Die Tatsache, daß die Homöopathie eine integrierte, zusammenhängende, systematische Basis für ihre therapeutische Praxis anzubieten hatte, stellte ebenfalls eine Bedrohung für die etablierte Medizin dar. In seinem mit dem Pulitzer-Preis ausgezeichneten Buch *The Social Transformation of American Medicine* schreibt Paul Starr: «Da die Homöopathie gleichzeitig philosophischer und experimenteller Natur war, schien sie vielen Menschen eher wissenschaftlicher und nicht weniger wissenschaftlich als die Schulmedizin zu sein.»[16]

Einer der wichtigsten Gründe, warum die Schulmediziner und die Arzneimittelhersteller sich nicht für die Homöopathie erwärmen konnten, lag sicher darin, daß der homöopathische Ansatz auch eine scharfe Kritik der Anwendung konventioneller Medikamente enthielt. Die Hauptkritik der Homöopathen richtete sich gegen die suppressive Natur dieser Medikamente. Ihrer Ansicht nach «maskieren» solche Mittel die Symptome des Patienten nur und erzeugen so tiefergreifende, ernstere Leiden. Den Homöopathen war auch bekannt, daß dieses «Maskieren» der Symptome das Auffinden des richtigen Mittels erschwerte, da die charakteristischen Symptome des einzelnen den wichtigsten Wegweiser bei der individuellen Bestimmung des Mittels darstellen.

Auf einem Treffen der American Medical Association im Jahr 1903 hat eines ihrer angesehensten Mitglieder den vielleicht wichtigsten Grund für die Ablehnung der Homöopathie durch die Schulmedizin recht treffend formuliert: «Wir müssen zugeben, daß wir den Homöopathen nie aufgrund von Prinzipien bekämpft haben; wir bekämpften ihn, weil er in unsere Gemeinschaft eindrang und ins Geschäft kam.»[17] Obwohl die meisten Ärzte, gestern wie heute, das nicht so ohne weiteres zugeben würden, entscheiden wirtschaftliche Faktoren maßgeblich darüber, wie praktiziert wird und was praktiziert werden darf.

Die Hahnemannschen Prinzipien stellten daher eine philosophische, klinische und wirtschaftliche Bedrohung der Schulmedizin dar.

Kurze Zeit nachdem Hans Gram, ein holländischer Homöopath, im Jahr 1825 nach Amerika emigriert war, begann der Aufstieg der Homöopathie. Sie verbreitete sich so rasch, daß die homöopathischen Ärzte beschlossen, eine nationale medizinische Gesellschaft zu gründen. Im Jahr 1844 wurde das American Institute of Homeopathy gegründet, die erste nationale medizinische Gesellschaft in den Vereinigten Staaten.[18]

Teilweise als Reaktion auf die wachsende Zahl homöopathischer Ärzte, formierte sich eine gegnerische Gruppe im Jahr 1846, die sich zum Ziel setzte, die Ausbreitung der Homöopathie zu stoppen.[19] Diese Gesellschaft nannte sich American Medical Association.

Die Mitglieder der AMA hegten eine ausgeprägte Feindschaft gegen die Homöopathie und ihre Vertreter, die so weit ging, daß man sich kurz nach Bildung der AMA entschloß, sämtliche Mitglieder der örtlichen medizinischen Gesellschaften, die Anhänger der Homöopathie waren, aus dem Verband auszuschließen.[20] Diese Säuberungsaktion war in allen Bundesstaaten erfolgreich, außer in Massachusetts. Da die Homöopathie unter der Elite von Boston viele Anhänger hatte, gestattete die AMA diese Ausnahme unter der Bedingung, daß die Massachusetts Society sich verpflichtete, keine neuen homöopathischen Mitglieder aufzunehmen. Im Jahr 1871 wurden dann schließlich die acht noch verbliebenen homöopathischen Ärzte aus dem Verband ausgestoßen – wegen des abscheulichen Vergehens, Homöopathie zu praktizieren.

Im Jahr 1882 lehnte die AMA die Anerkennung von Delegierten der New York State Medical Society ab, da diese Gesellschaft vor kurzer Zeit eine Resolution verabschiedet hatte, nach der alle ordentlich approbierten Ärzte, und damit auch homöopathische, anzuerkennen seien.

Doch der Ausschluß der Homöopathen aus den medizinischen Gesellschaften genügte der AMA nicht: Im Jahr 1855 führte sie eine «Konsultationsklausel» in ihren Ehrenkodex ein, nach der alle Ärzte ihre Mitgliedschaft in der AMA verlieren sollten, die einen Homöopathen oder «nichtregulären» Praktiker konsultierten.[21]

Zu jener Zeit bedeutete der Verlust der Mitgliedschaft in der örtlichen medizinischen Gesellschaft in manchen Bundesstaaten auch den Verlust der Erlaubnis, den Arztberuf auszuüben. Es kam häufig vor, daß allopathische Ärzte, die die Machtposition in den Verbänden innehatten, homöopathischen Ärzten die Mitgliedschaft verweigerten und sie dann verhaften ließen, da sie ohne Lizenz praktizierten.[22] Schließlich gründeten homöopathische Ärzte ihre eigenen örtlichen Verbände und ihre eigenen Gesundheitsbehörden.

Zu einer Zeit in der Geschichte der amerikanischen Medizin, da es höchst selten, wenn überhaupt vorkam, daß Kollegen einander kritisierten, wurden die Vorschriften zum Umgang mit homöopathischen Ärzten streng gehandhabt.[23] So wurde ein Arzt aus Connecticut aus einer örtlichen medizinischen Gesellschaft ausgeschlossen, weil er einen homöopathischen Arzt konsultiert hatte – nämlich seine Frau.[24] Einem Arzt aus New York widerfuhr das gleiche Geschick, weil er in einer homöopathischen Apotheke Milchzucker gekauft hatte.[25] Joseph K. Barnes, Generalarzt der Vereinigten Staaten, wurde denunziert, weil er sich mit um Leib und Leben von Außenminister William Seward bemüht hatte in jener Nacht, als dieser erstochen und Präsident Lincoln erschossen wurde – nur weil Sewards persönlicher Arzt ein Homöopath war.[26]

In einer bizarren Aktion wurde Christopher C. Cox die Aufnahme in die Medical Society von Columbia verweigert, da er am gleichen

Ort in der Gesundheitsbehörde gearbeitet hatte, die auch ein homöopathisches Mitglied besaß. Dr. W. Bliss, ein allopathischer Arzt und Kollege von Dr. Cox, wurde ebenfalls aus der Gesellschaft ausgeschlossen, aber nicht weil er einen homöopathischen Arzt, sondern weil er Dr. Cox konsultiert hatte, der zuvor ausgeschlossen worden war. Ironischerweise kam die Medical Society zu dem Schluß, die beiden hätten sich eines abscheulichen Vergehens schuldig gemacht, das darin bestand, den Vizepräsidenten der Vereinigten Staaten, Shulyer Colfax, behandelt zu haben.[27]

Die AMA und ihre Mitglieder taten alles, um die Ausbildung von Homöopathen zu verhindern. Zu Beginn der vierziger Jahre des vorigen Jahrhunderts und erneut im Jahr 1855 hatten Fürsprecher der Homöopathie den Gesetzgeber des Bundesstaates Michigan bewogen, die Einrichtung einer Professur für Homöopathie an der medizinischen Fakultät der University of Michigan zu verfügen. Die AMA beschloß, den «regulären» Absolventen die Anerkennung zu verweigern, wenn ein Homöopath, als Mitglied des Lehrkörpers, ihr Diplom mitunterschrieben hatte (zu jener Zeit wurden die Diplome stets von allen Professoren unterschrieben).

Die Homöopathen brachten die Angelegenheit dreimal vor das höchste Gericht des Bundesstaates Michigan, doch war das Gericht jedesmal unschlüssig, ob es befugt sei, den Verwaltungsrat der Universität zu zwingen, gegen diese Diskriminierung vorzugehen.[28] Schließlich einigte man sich auf einen Kompromiß: 1875 beschloß der Gesetzgeber des Bundesstaates Michigan, Geld für ein neues Krankenhaus zu bewilligen, unter der Bedingung, daß zwei Professoren der Homöopathie einen Lehrauftrag an der medizinischen Fakultät bekämen. Es wurde ebenfalls beschlossen, daß die Diplome nur vom Präsidenten und vom Sekretär der Universität zu unterschreiben seien, wodurch alle Absolventen die Anerkennung der AMA erhielten. Trotz dieses Kompromisses hat fast jede medizinische Zeitschrift des Landes die medizinische Fakultät aufgefordert zurückzutreten, anstatt sich an der Ausbildung von Homöopathen zu beteiligen.[29]

Die Feindseligkeiten gegen die Homöopathie beschränkten sich keineswegs auf die Vereinigten Staaten, sondern waren auch in Europa gang und gäbe. In Frankreich wurde auch eine «Konsultationsklausel», ähnlich der in den Vereinigten Staaten, eingeführt. Als J. P. Tessier, ein französischer allopathischer Arzt, die Ergebnisse, die aufgrund homöopathischer Therapie am St.-Marguerite-Krankenhaus erzielt worden waren, auswertete und der Pariser Akademie mitteilte, daß diese günstig seien, entfachte er einen Sturm des Protests.[30] Alle medizinischen Zeitschriften weigerten sich, diese Ergebnisse zu publizieren, und als Dr. Tessier sie in einer homöopathischen Zeitschrift veröffentlichte, wurde er aus dem Ärzteverband ausgeschlossen.[31]

In den dreißiger Jahren des vorigen Jahrhunderts wurde die Homöopathie in Österreich gesetzlich verboten. Trotz des Verbots verwendeten viele Menschen homöopathische Mittel während der Choleraepidemie von 1831. Die Statistiken zeigen, daß unter jenen Cholerakranken, die homöopathisch behandelt wurden, eine Todesrate zwischen 2,4 und 21,1 zu verzeichnen war, während über 50 Prozent der allopathisch behandelten Cholerapatienten starben.[33]

Auch in Deutschland wurden Homöopathen in der zweiten Hälfte des vorigen Jahrhunderts immer schärfer von der orthodoxen Ärzteschaft angegriffen. Auf dem Wiesbadener Ärztetag von 1873 wurde schließlich beantragt, homöopathische Ärzte von der Mitgliedschaft auszuschließen. Dieser Antrag wäre auch angenommen worden, hätte nicht jedem Arzt in Bayern und Sachsen ein verfassungsmäßiges Recht auf Mitgliedschaft zugestanden. In einzelnen Vereinen anderer deutscher Länder wurden jedoch die beantragten Restriktionen ausdrücklich genehmigt und auch eingeführt.[33]

«Es gehörte kein geringer Mut dazu, sich in jenen Zeiten als wissenschaftlich gebildeter Arzt zur Homöopathie zu bekennen, keine geringe moralische Kraft, sich wissenschaftlich, wirtschaftlich und gesellschaftlich an den Pranger gestellt, boykottiert zu sehen und ihr doch treu zu bleiben.»[34]

Abgesehen von den Angriffen der Schulmediziner auf das Recht der Homöopathen, zu praktizieren, medizinischen Verbänden beizutreten und eine medizinische Ausbildung zu erhalten, versuchten die allopathischen Ärzte auch, den Ruf der Homöopathen zu schädigen. Homöopathen wurden als «unmoralisch», «illegal» und «unmännlich» angeprangert. Die Opposition gegen die Homöopathie beruhte nicht auf einer wissenschaftlichen Bewertung dieser Heilkunst, sondern hauptsächlich auf ökonomischen Gründen: Die Homöopathen stellten eine ernst zu nehmende Konkurrenz für die Schulmediziner dar.

Der Aufstieg der Homöopathie

In einer Ausgabe der Zeitschrift *Harper's Magazine* aus dem Jahre 1890 stellte Mark Twain den besonderen Wert der Homöopathie fest: «Die Einführung der Homöopathie zwang den Arzt der alten Schule, sich zu rühren und etwas über die rationale Natur seines Geschäfts zu lernen.»[35] Und er meinte: «Sie können wohl dankbar sein, daß die Homöopathie die Versuche der Allopathen, sie zu vernichten, überlebt hat.»

Trotz der massiven Unterdrückung von seiten der Schulmedizin überlebte die Homöopathie und erlebte im vorigen Jahrhundert und zu Beginn des 20. Jahrhunderts sogar eine Blütezeit. Bis zum Jahr 1900 gab es in den Vereinigten Staaten 22 homöopathische medizinische Schulen, mehr als 100 homöopathische Krankenhäuser, über 60 Waisenhäuser und Altenheime und über 1000 homöopathische Apotheken.[36]

Diese eindrucksvollen Zahlen allein reichen aber nicht aus, um wirklich ein genaues Bild von dem großen Einfluß zu geben, den die Homöopathie auf das Leben in den Vereinigten Staaten ausübte. Die Homöopathie gewann die Unterstützung von vielen angesehenen Mitgliedern der amerikanischen Gesellschaft. Zu ihren Fürsprechern zählten damals William James, Henry Wadsworth Longfellow, Nathaniel Hawthorne, Harriet Beecher-Stowe, Daniel Webster, William Seward, Horace Greeley und Louisa May Alcott. Der berühmte Journalist William Cullen Bryant war Präsident der New York Homeopathic Society.[37] John D. Rockefeller nannte die Homöopathie einen «progressiven und aggressiven Schritt der Medizin». Die Tatsache, daß er in seinem späteren Leben von einem homöopathischen Arzt betreut wurde, mag vielleicht einer der Gründe sein, warum er 99 Jahre alt wurde.[38]

Die Beliebtheit der Homöopathie bei den oberen Schichten der Gesellschaft war auch in Europa nicht zu übersehen. Abgesehen von der Patronage der königlichen Familie Englands seit den dreißiger Jahren des vorigen Jahrhunderts[39], zählte die Homöopathie Persönlichkeiten wie Charles Dickens, W. B. Yeats, William Thackeray, Benjamin Disraeli, Johann Wolfgang von Goethe und Papst Pius X. zu ihren Anhängern.[40]

Da zwei Vorkämpfer für die Sklavenbefreiung, William Lloyd Garrison und Zabina Eastman, erklärte Befürworter der Homöopathie waren und auch weil viele homöopathische Ärzte eine progressive politische Haltung zeigten, wurde die Homöopathie sowohl mit der Emanzipation der Frau wie mit der Emanzipation der schwarzen Bevölkerung identifiziert.[41] Vielleicht hat dies ihre Beliebtheit in den Nordstaaten gefördert* und ihre Verbreitung in den Südstaaten verlangsamt.[42]

Die Homöopathie war außerordentlich populär gerade bei Frauen, nicht nur als Patientinnen, sondern auch als Praktikerinnen. Die weltweit erste medizinische Schule für Frauen war das homöopathische Boston Female Medical College, das im Jahr 1848 gegründet wurde. Vier Jahre später wurde es zum New England Female Medical College, und im Jahr 1873 vereinigte es sich mit der Boston University, einer anderen homöopathischen Hochschule.[43] Von den homöopathischen Verbänden wurden weibliche Ärzte viel früher aufgenommen als von den orthodoxen allopathischen Ärzteverbänden. Das American Institute of Homeopathy gestattete Frauen den Beitritt bereits im Jahr 1871, während sie in der AMA erst im Jahr 1915 Aufnahme fanden.[44] Im Jahr 1890 schließlich wurden die ersten weiblichen Studenten an der allopathisch orientierten medizinischen Fakultät der Johns Hopkins University zugelassen, aber nicht etwa aus Gründen der Gleichberechtigung, sondern weil dafür eine Stiftung in Höhe von 500 000 Dollar angeboten wurde.[45] Das gleiche Angebot war zuvor von der Harvard University abgelehnt worden.[46]

---

* Statistiken zeigen, daß die Zahl der Homöopathen im Bundesstaat New York sich alle fünf Jahre zwischen 1829 und 1869 verdoppelte (*New England Medical Gazette*, 1869, S. 63).

Viele Geistliche waren nicht nur selber Anhänger der Homöopathie, sondern trugen auch zu ihrem weiteren Bekanntwerden bei.[47] Sogar Mary Baker Eddy, die Gründerin der Christian Science, der «Christlichen Wissenschaft», die den Gebrauch von Arzneimitteln generell strikt ablehnte, erkannte den Wert der Homöopathie an, da deren Medikamentensystem eine fortschreitende Spiritualisierung erkennen lasse im Gegensatz zur Allopathie*.[48]

Die amerikanische Presse jener Zeit stellte sich häufig auf die Seite der Homöopathie, wie das *Journal of the American Medical Association* mit Bedauern feststellte: «Wir wissen alle sehr genau, daß die Homöopathie die Sympathie der Presse und der Öffentlichkeit genießt.»[49]

Es ist daher kein Wunder, daß Henry James, ein weiterer Verteidiger der Homöopathie, diese medizinische Wissenschaft in seinem Roman *The Bostonians* in einem recht positiven Licht erscheinen läßt:

Ransom: Sie müssen sagen, wieviel Sie einnehmen. Einen Teelöffel?

Miss Birdseye: Ich glaube, diesmal nehme ich zwei. Es ist etwas Homöopathisches.

Ransom: Oh, daran zweifele ich nicht. Ich nehme an, Sie würden nichts anderes nehmen.

Miss Birdseye: Nun, es gilt jetzt im allgemeinen als das wahre System.[50]

Obwohl die Homöopathie bei den gebildeten und oberen Schichten besonders beliebt war, genoß sie auch bei den Armen einen guten Ruf. Das war sicher zum Teil auf die kostenlose Verteilung homöopathischer Medikamente in manchen Städten zurückzuführen.[51]

Der wichtigste Grund jedoch, warum die Homöopathie so enorm populär werden konnte, waren die Behandlungserfolge während der verschiedenen Epidemien, die im vorigen Jahrhundert in Amerika

---

* Allopathie ist übrigens ein von Hahnemann geprägter Begriff für die konventionelle Schulmedizin.

und Europa wüteten: Statistiken belegen, daß die Sterblichkeitsrate in den homöopathischen Krankenhäusern oft die Hälfte bis ein Achtel der Sterblichkeitsrate allopathischer Krankenhäuser betrug.[52] Die Homöopathen in Cincinatti waren bei der Cholera-Epidemie im Jahr 1849 so erfolgreich, daß sie täglich eine Liste ihrer Patienten – mit Name und Adresse – in der Presse veröffentlichten und angaben, wer geheilt und wer verstorben war. Nur 3 Prozent der 1116 homöopathisch behandelten Patienten starben, während 48 bis 60 Prozent der schulmedizinisch Behandelten den Tod fanden.[53]

Die Behandlungserfolge bei der Gelbfieber-Epidemie von 1848 im Süden der Vereinigten Staaten waren so eindrucksvoll, daß die Homöopathie von da an auch in dieser Region mehr Beachtung fand. Die Sterblichkeit der homöopathisch Behandelten betrug ein Drittel der Rate der allopathisch therapierten Fälle.[54]

Außer zur wirkungsvollen Behandlung von ansteckenden Krankheiten bot sich die Homöopathie an für ein breites Spektrum von akuten und chronischen Leiden. Die Beobachtung, daß homöopathisch behandelte Patienten eine höhere Lebenserwartung hatten, veranlaßte einige Lebensversicherungsgesellschaften, diesen Personen einen Rabatt von 10 Prozent zu gewähren.[55] Es gibt versicherungsstatistische Belege dafür, daß die Begünstigten von homöopathischen Patienten höhere Ausschüttungen von Lebensversicherungen erhielten, aufgrund der höheren Lebenserwartung der homöopathisch behandelten Personen.[56]

Die fachliche Ausbildung der Homöopathen des vorigen Jahrhunderts brauchte ebenfalls keinen Vergleich mit der Ausbildung der allopathischen Kollegen zu scheuen. Wie schon erwähnt, besuchten viele zunächst die konventionellen medizinischen Schulen. Schließlich gründeten sie ihre eigenen Ausbildungsstätten oder unterhielten Abteilungen für Homöopathie innerhalb traditionell-medizinischer Fakultäten. Die Boston University, die University of Michigan, die University of Minnesota, das Hahnemann Medical College und die University of Iowa gehörten neben anderen zu den Stätten, an denen Homöopathie unterrichtet wurde. Heute sind die Historiker der Ansicht, daß die Ausbildung an den homöopathischen Schulen durchaus dem Niveau der konventionellen Ausbildung entsprach.[57]

Eindrucksvoll ist die Tatsache, daß der Prozentsatz der Medizinstudenten, die die Prüfungen der Gesundheitsbehörden bestanden, bei den Homöopathen höher lag als bei den allopathischen Kandidaten.[58] Wissen und Gelehrsamkeit standen bei den Homöopathen von jeher hoch im Kurs. Einer US-Bildungskommission zufolge waren drei der vier medizinischen Fakultäten mit den größten Bibliotheken homöopathische Hochschulen.[59] Zur Jahrhundertwende gab es 29 verschiedene homöopathische Fachzeitschriften.

Die Popularität der Homöopathie in den Vereinigten Staaten war offensichtlich und tiefgreifend. Doch wird sie in den meisten Büchern über die Geschichte der amerikanischen Medizin kaum oder gar nicht erwähnt, und wenn dies trotzdem der Fall ist, dann im allgemeinen in abwertendem Sinne, als eine Anomalie in der Medizin, ein Kult, der schließlich in der Versenkung verschwand, eine Wissenschaft von Placebos anstatt von «echten Medikamenten» oder als Häresie. Die Geschichte wird nun mal von den Siegern geschrieben und nicht von den Besiegten. Die Geschichte der amerikanischen Medizin ist eine weitere traurige Bestätigung dieser Maxime.

Niedergang der Homöopathie

Es ist durchaus bemerkenswert, daß die Homöopathie die unablässigen und energischen Versuche, sie zu vernichten, überhaupt überleben konnte. Nach der Jahrhundertwende gelang es der AMA jedoch immer besser, die Homöopathie zu unterdrücken. Strategisch geschickt und publikumswirksam bewilligte die AMA den Absolventen homöopathischer Fakultäten den Zutritt zur AMA – freilich unter der Bedingung, daß sie der Homöopathie abschworen oder diese nicht praktizierten.[60] Im Jahr 1901 beschloß die AMA außerdem, die Konsultationsklausel fallenzulassen, aber nicht etwa weil sie das Kriegsbeil begraben hatte, sondern weil sie neue und wirksamere Wege gefunden hatte, gegen die Homöopathie vorzugehen.

Die Carnegie Foundation gab 1910 den berüchtigten *Flexner Report* heraus, eine Bewertung der medizinischen Fakultäten unter dem Vorsitz von Abraham Flexner in Zusammenarbeit mit führenden

Mitgliedern der AMA.[61] Während der Bericht Objektivität vortäuschte, etablierte er in Wirklichkeit Richtlinien, die auf eine Sanktionierung der orthodoxen medizinischen Ausbildungsstätten und eine Verurteilung der homöopathischen hinausliefen. Der Bericht bewertete jene Fakultäten am höchsten, deren Lehrpersonal ganztägig unterrichtete und die pathologische und physiochemische Analyse des menschlichen Körpers als zentral betrachtete. Die homöopathischen Ausbildungsstätten wurden angeprangert, da sie Professoren bevorzugten, die nicht nur als Lehrer oder Forscher tätig waren, sondern auch in der klinischen Praxis standen. Zu den vielen wissenschaftlichen Grundkursen im Rahmen der homöopathischen Ausbildung gehörten auch solche über Pharmakologie, die der *Flexner Report* für überflüssig hielt.

Wie man sich leicht vorstellen kann, wurden die homöopathischen Schulen vom *Flexner Report* im allgemeinen schlecht bewertet. Aufgrund des Reports wurden nur die Absolventen der hochbewerteten Schulen zu den amtlichen Lizenzprüfungen zugelassen. Im Jahr 1900 gab es 22 homöopathische Colleges, von denen bis zum Jahr 1923 nur noch 2 übriggeblieben waren.[62]

Diese Schulen waren nicht die einzigen, die durch den *Flexner Report* geschädigt wurden. Von den 7 Schulen für Farbige blieben nur 2 übrig, und der Bericht war auch mitverantwortlich dafür, daß die Zahl der weiblichen Absolventen um 33 Prozent zurückging.[63]

Um den neuen Richtlinien und den neuen Lizenzprüfungen mit ihren größeren Anforderungen an wissenschaftliche Grundkenntnisse gerecht zu werden, beschlossen die homöopathischen Anstalten, das Lehrangebot in Pathologie, Chemie, Physiologie und anderen medizinischen Wissenschaften zu erweitern, was jedoch zur Folge hatte, daß die speziell homöopathische Ausbildung zu kurz kam[64] und die Absolventen immer seltener in der Lage waren, wirklich gute Homöopathie zu praktizieren. Anstatt die Mittel entsprechend der Totalität der Symptome individuell anzuwenden, begannen viele, die Mittel krankheitsspezifisch zu verordnen. Andere gaben ihre homöopathische Praxis auf, und viele ehemalige Patienten wechselten zu anderen Behandlungsarten über.

Es gab jedoch noch andere Gründe für den raschen Niedergang der

Homöopathie nach der Jahrhundertwende: Die Schulmedizin war nicht mehr so barbarisch wie im Jahrhundert zuvor und hatte darum keine so abschreckende Wirkung auf die Patienten. Im Gegenteil – die Überzeugungskraft und der neue Schwung, die von der Zellularpathologie eines Rudolf Virchow und der Bakteriologie eines Robert Koch ausgingen, sowie die unbestreitbaren Erfolge der neuen naturwissenschaftlichen Medizin führten in Deutschland schon früh zum Niedergang der Homöopathie. Nach dem schon erwähnten gegen die Homöopathie gerichteten Ärztetag 1873 halbierte sich die Zahl homöopathischer Ärzte im Laufe von zehn Jahren und blieb bis 1923 auf dem gleichen niedrigen Niveau.[65]

Die Schulmedizin hatte außerdem ebenfalls begonnen, einige homöopathische Arzneimittel in ihr Repertoire aufzunehmen. Obwohl diese Mittel nicht in kleinen Dosen verordnet wurden wie in der Homöopathie, war der Einsatz von bestimmten homöopathischen Mitteln für den Laien dennoch verwirrend, der zunehmend Schwierigkeiten hatte, Allopathen von Homöopathen zu unterscheiden.[66]

Ein weiterer Faktor, der beim Niedergang der Homöopathie eine Rolle spielte, war die Wirtschaftlichkeit. Eine gute Homöopathie zu praktizieren erfordert eine eingehende Individualisation des Patienten, was erheblich mehr Zeit in Anspruch nimmt, als die meisten Schulmediziner für ihre Patienten übrig haben. Da wirtschaftliche Faktoren einen weit größeren Einfluß auf die medizinische Praxis haben, als allgemein angenommen wird, können wir getrost davon ausgehen, daß die Tatsache, daß Ärzte im 20. Jahrhundert mit der Schulmedizin wesentlich mehr Geld verdienen konnten als mit Homöopathie, nicht unwesentlich zum Niedergang letzterer beigetragen hat.

Wer weiß, ob die Geschichte nicht einen anderen Verlauf genommen hätte, wenn die großen Summen, mit denen John D. Rockefeller, ein entschiedener Fürsprecher der Homöopathie, homöopathische Institutionen fördern wollte, diese auch erreicht hätten. Doch sein Finanzberater Frederick Gates, ein überzeugter Anhänger der Schulmedizin, hat den entsprechenden Auftrag Rockefellers einfach nicht ausgeführt.[67] Dieser Verlust potentieller finanzieller Unterstützung war in der Tat tragisch, da Rockefeller zu Beginn des Jahrhunderts zwischen 300 und 400 Millionen Dollar stiftete, von denen der Großteil an allopathische medizinische Institutionen ging.[68]

Auch die Opposition der Arzneimittelhersteller trug wesentlich zu den kollektiven Bemühungen bei, den homöopathischen Zweig der Medizin zu unterdrücken. Da die Arzneimittelhersteller zugleich auch Herausgeber medizinischer Fachzeitschriften waren, konnten sie diese als Sprachrohre gegen die Homöopathie und zur Unterstützung der Schulmedizin nutzen. Sogar das *Journal of the American Medical Association* stellte im Jahr 1906 fest, daß «die medizinische Fachpresse dem Einfluß der Besitzinteressen [der Arzneimittelfirmen] in erheblichem Maße unterliegt»[69].

Zusammen mit verschiedenen äußeren Faktoren, die der weiteren Durchsetzung entgegenwirkten, gab es auch Probleme unter den Homöopathen selbst. Meinungsverschiedenheiten innerhalb der Homöopathie haben eine lange Tradition. Hahnemann verlangte von seinen Schülern, daß sie genau nach seinen Vorschriften praktizierten: «Wer nicht genau in der gleichen Linie schreitet wie ich, wer nur um eine Haaresbreite nach links oder rechts abweicht, ist ein Abtrünniger und ein Verräter.»[70] Wie sich unschwer ahnen läßt, gab es viele Homöopathen, deren Praxis von der Hahnemanns abwich.

Der bereits im Jahre 1826 gegründete «Verein zur Beförderung und Ausbildung der homöopathischen Heilkunst», der noch heute als «Deutscher Zentralverein homöopathischer Ärzte» weiterbesteht, spaltete sich noch zu Lebzeiten Hahnemanns in eine «naturwissenschaftlich-kritische» und eine Hahnemann-treue, «klassische» Richtung. Der Hader innerhalb des Vereins hat bis in die heutige Zeit angehalten, und wohl nur die massiven Angriffe von außen verhinderten ein Auseinanderfallen der Homöopathen in zwei unversöhnliche Lager.[71]

Die berühmtesten Homöopathen in den Vereinigten Staaten waren größtenteils klassische Homöopathen oder «Hahnemannier» (wie sie im englischsprachigen Raum genannt werden). Die Mehrheit der Homöopathen verschrieb jedoch ihre Arzneimittel nicht auf der Grundlage der Gesamtheit der Symptome, sondern entsprechend der Hauptkrankheit des Patienten. Diese Homöopathen verordneten ihre Mittel gegen spezifische Krankheiten, wobei sie zuweilen ein

Mittel gegen die Kopfschmerzen eines Patienten, ein anderes gegen dessen Verdauungsbeschwerden und ein drittes gegen seine Hautprobleme verschrieben. Hahnemann und seine Anhänger waren besonders unerbittlich, was die Verwendung von jeweils nur einem einzigen Mittel anbelangt, und Hahnemann bezeichnete jene Praktiker, die mehr als ein Mittel gleichzeitig einsetzten, als «Pseudo-Homöopathen» und schlimmeres.

Im Laufe seines Lebens setzte Hahnemann hauptsächlich Mittel ein, die 3-, 6-, 9-, 12- oder 30mal potenziert worden waren. Einige seiner Kollegen hatten jedoch auch erfolgreich mit Mitteln experimentiert, die 90-, 200-, 1000- oder 10000mal potenziert waren. Im Jahr 1821 äußerte Hahnemann in einem Brief an einen Freund Zweifel an der Wirksamkeit solcher Mittel. Er machte sich auch Sorgen, daß die Öffentlichkeit der Homöopathie kein Vertrauen schenken würde, wenn sie mit so extrem hohen Potenzen arbeitete. Er empfahl seinen Anhängern, nicht über die 30ste Potenz hinaus zu verordnen.[72] Später erkannte Hahnemann die Wirksamkeit auch dieser höheren Potenzen an, obwohl es keine Aufzeichnungen von ihm über den Einsatz von Mitteln über der 1500sten Potenz gibt.*

Nach dem Tod Hahnemanns ging die Mehrheit der Homöopathen in den Vereinigten Staaten zu den höheren Potenzen über. Die sogenannten Tiefpotenzler waren jedoch keineswegs bekehrt, und so war die Bühne frei für die Austragung eines weiteren Meinungsstreits unter Homöopathen. Die beiden Richtungen der Hoch- und Tiefpotenzler gründeten eigene Organisationen, Krankenhäuser und Fachzeitschriften. Aufgrund der diversen Meinungsverschiedenheiten gab es zum Beispiel allein in Chicago vier verschiedene homöopathische Gesellschaften.

Die schlechte Ausbildung durch die homöopathischen Schulen nach der Jahrhundertwende hat schließlich den ursprünglich rigorosen Ansatz der Hahnemannschen Methode verwässert.

---

* Höher potenzierte Mittel sind solche, die 200-, 1000-, 10000-, 100000mal oder noch häufiger potenziert worden sind; niedrige Potenzen sind solche, die 3-, 6-, 9- oder 12mal potenziert wurden; ein Mittel, das 30mal potenziert wurde, ist eine mittlere Potenz.

Aus den Jahren zwischen 1930 und 1975 gibt es kaum noch Horrorgeschichten über die Unterdrückung der Homöopathie durch die AMA, hauptsächlich weil die AMA den Krieg bereits gewonnen zu haben schien. Im Jahr 1950 waren alle homöopathischen Ausbildungsstätten in den Vereinigten Staaten entweder geschlossen oder lehrten keine Homöopathie mehr. Es gab nur noch zwischen 50 und 150 praktizierende Homöopathen, von denen die meisten über fünfzig waren.

Aber die Wahrheit läßt sich auf die Dauer schwerlich unterdrücken. Die Homöopathie befindet sich erneut im Aufwind, und diesmal wird die Geschichte umgeschrieben werden müssen.

Der gegenwärtige Stand der Homöopathie

Homöopathen in anderen Ländern haben ebenfalls unter der Gegnerschaft der Schulmediziner zu leiden gehabt, waren jedoch nicht solchen systematischen und intensiven Angriffen ausgesetzt, wie die amerikanischen Homöopathen es durch ihre allopathischen Kollegen waren. Wo der Homöopathie ein gewisses Maß an Freiheit gewährt wurde, konnte sie gedeihen.

Vom Beginn der zwanziger Jahre an erholte sich die Homöopathie in Deutschland langsam von ihrem Rückschlag. Mit der Einrichtung des homöopathischen Robert-Bosch-Krankenhauses in Stuttgart und mit dem Eintreten des berühmten Berliner Chirurgen August Bier für die Homöopathie nahm das Interesse an dieser Heilkunst zu, und die Zahl homöopathischer Ärzte wuchs langsam, aber beständig. Nach dem Zweiten Weltkrieg wandten sich immer mehr Ärzte der «klassischen» Richtung Hahnemanns zu. Als Übermittler dieser Tradition wirkten in dieser Zeit vor allem einige Schweizer Homöopathen um den Genfer Arzt Pierre Schmid.

Motor des neuen Aufstiegs der Homöopathie war das wachsende Interesse der Bevölkerung. Aufgrund der Arzneikatastrophen der sechziger Jahre, allen voran die Contergan-Affäre, suchten viele Menschen nach einer weniger schädlichen Medizin. Nicht zuletzt als Reaktion darauf verdoppelte sich die Zahl der Mitglieder im Deutschen Zentralverein homöopathischer Ärzte innerhalb von zehn Jahren auf über 1500 im Jahre 1986. Der Schweizer Verein homöopathischer Ärzte zählt derzeit ca. 110 Mitglieder.

Doch die Nachfrage nach homöopathischer Behandlung kann durch diese Ärzte bei weitem nicht gedeckt werden. Das Heilpraktiker-Gesetz erlaubt in Deutschland auch Nicht-Ärzten, homöopathisch tätig zu werden, und viele bundesdeutsche Patienten suchen homöopathische Behandlung bei Heilpraktikern. Da homöopathische Fachkenntnisse nicht Gegenstand der staatlichen Prüfung von Heilpraktiker-Anwärtern sind und da eine qualifizierte Ausbildung nicht Voraussetzung für eine Tätigkeit als Heilpraktiker ist, sagt die Berufsbezeichnung natürlich auch nichts über die fachliche Qualifikation als Homöopath aus.[73] Deshalb haben klassisch homöopathisch arbeitende Heilpraktiker heute eine homöopathische Aus- und Fortbildung organisiert (siehe Teil III), und Hunderte von Teilnehmern jedes Jahr belegen das große Engagement vieler Heilpraktiker, sich in der Ausübung der Methode zu qualifizieren.

Homöopathie wird an den deutschen Universitäten nach wie vor offiziell weder erforscht noch gelehrt. Auf Initiative von Studenten halten allerdings mittlerweile an 15 deutschen Hochschulen homöopathische Ärzte Vorlesungen. Die Einrichtung eines Lehrstuhls konnte jedoch bisher von den Gegnern der Homöopathie erfolgreich verhindert werden. So hatte im Jahre 1979 die Mehrheit des bayerischen Landtags einen solchen Lehrstuhl gefordert. Das Vorhaben scheiterte an einem Gutachten der medizinischen Fakultät Bayerns, nach dem die Homöopathie «weder Kunst, noch Wissenschaft» sei und daher keinen Platz an den Universitäten Bayerns zu beanspruchen habe.[74]

Durch ein neues Arzneimittelgesetz drohte der Homöopathie in den siebziger Jahren sogar das endgültige Aus. Der Gesetzentwurf sah vor, Arzneimittel nicht zuzulassen, wenn sie «bei den vom Antragsteller angegebenen Anwendungsgebieten nicht ausreichend wirksam sind». Eine am Individuum und nicht an Krankheitsbegriffen orientierte Therapie kann jedoch nicht mit den in der konventionellen Medizin üblichen experimentellen und statistischen Testmethoden überprüft werden. Nach gut achtjährigem Ringen erreichten die Vertreter der Homöopathie, daß die Sonderstellung ihrer Methode berücksichtigt und Spezialnormen für die Zulassung homöopathischer Arzneimittel aufgestellt wurden. Die Arzneimittelkommission der Deutschen Ärzteschaft bezeichnete die endgültige Fassung des Gesetzes als «verwässert» und «unbefriedigend». Es war nicht gelungen, die Homöopathie auf diesem Wege auszuschalten. Sie wurde sogar dadurch aufgewertet, daß die homöopathische Pharmazie Eingang in die Studienordnung der Apotheker fand.

Eine gewisse Anerkennung bedeutet auch die Tatsache, daß der 90. Deutsche Ärztetag 1987 die Bedingungen für den Erwerb der Zusatzbezeichnung «Homöopathie» bundeseinheitlich geregelt hat. Für die Durchführung einer qualifizierten Weiterbildung approbierter Ärzte im Bereich Homöopathie sorgt der Deutsche Zentralverein homöopathischer Ärzte. Die in den letzten Jahren neu entstandenen Institute für homöopathische Medizin in Celle und Detmold sind weitere Zeichen dafür, daß die Homöopathie in ihrem Vaterland aus dem Dornröschenschlaf erwacht ist.

Die Homöopathie ist besonders populär in Großbritannien, wo die königliche Familie, wie bereits erwähnt, seit den dreißiger Jahren des vorigen Jahrhunderts von homöopathischen Ärzten behandelt wird.[77] Die *New York Times* berichtet, daß die Zahl derer, die homöopathische Ärzte aufsuchen, in England um 39 Prozent jährlich steigt.[76] Bei einer Untersuchung stellte eine englische Verbraucherorganisation mit 28 000 Mitgliedern fest, daß 80 Prozent davon irgendeine Form von komplementärer Medizin* in Anspruch genommen hatten und daß 70 Prozent derer, die in homöopathischer Behandlung waren, eine Heilung oder zumindest eine Besserung ihrer Beschwerden verzeichnen konnten.[77]

Vom wachsenden Interesse der breiten Öffentlichkeit für die Ho-

---

* In Großbritannien und zum Teil auch in den Vereinigten Staaten sind die Begriffe «komplementäre Medizin» oder «komplementäre Therapieformen» dabei, die Begriffe «alternative Medizin» oder «alternative Therapieformen» zu ersetzen. Die Befürworter komplementärer Therapieformen weisen darauf hin, daß diese Therapien keine «Alternativen», sondern einen wachsenden Bestandteil der Schulmedizin darstellen.

möopathie abgesehen, findet diese derzeit überraschend viel Anerkennung von seiten der allopathischen Ärzte. In einer jüngst veröffentlichten Meinungsumfrage unter britischen Ärzten zu ihrer Einstellung gegenüber komplementären Heilverfahren, berichtete die Fachzeitschrift *The British Medical Journal*, daß 42 Prozent der Befragten Patienten an homöopathische Ärzte überweisen.[78] Bei einer weiteren, in der Londoner *Times* veröffentlichten Studie, waren es gar 48 Prozent der befragten Ärzte, die Patienten an Homöopathen überwiesen.[79] Eine im *British Medical Journal* veröffentlichte Umfrage stellte fest, daß 80 von 100 gerade promovierten Ärzten Interesse an einer Ausbildung in Homöopathie, Akupunktur oder Hypnose zeigten.[80]

Ein ähnlich eindrucksvoller Zuwachs ist derzeit in Frankreich zu beobachten. Eine kürzliche Befragung französischer Ärzte hat gezeigt, daß 11 000 von ihnen homöopathische Mittel einsetzen, ungefähr 25 Prozent der französischen Bevölkerung homöopathische Arzneien ausprobiert haben oder gegenwärtig einnehmen und über 20 000 französische Apotheken zur Zeit homöopathische Arzneimittel verkaufen.[81] Diese Studie stellte ebenfalls fest, daß an sechs medizinischen Schulen homöopathische Ausbildungskurse angeboten werden, die mit einem Titel abschließen. Homöopathie wird im Rahmen aller Apothekerlehrgänge und an vier veterinärmedizinischen Fakultäten unterrichtet. Das Homöopathie-Interesse wächst in Frankreich so rasch, daß eine vor kurzem in *Le Nouvel Observateur*, einer der führenden Zeitschriften Frankreichs, erschienene Titelgeschichte davon berichtete, daß Präsident Mitterrand und sechs Vorsitzende medizinischer Fakultäten die Forderung nach mehr Forschung über Homöopathie erhoben.[82] In einem Leitartikel stellt der Autor fest: «Es ist eine Tatsache, daß die Homöopathie wirkt, ja bisweilen spektakuläre Erfolge erzielt.»

Ein im Jahr 1981 von der holländischen Regierung herausgegebener Bericht mit dem Titel *Alternative Medizin in den Niederlanden* kam zu dem Ergebnis, daß 20 Prozent der Bevölkerung alternative Heilmethoden anwenden und daß die Homöopathie zu einem der beliebtesten Heilverfahren zählt.[83]

Obwohl die Homöopathie in Europa weit verbreitet ist, erfreut sie sich in Asien, besonders in Indien, Pakistan und Sri Lanka, doch einer noch größeren Popularität – in Indien teilweise aufgrund der Unterstützung Mahatma Gandhis, aber auch wegen ihrer vorzüglichen Wirksamkeit bei der Behandlung vieler akuter Infektionskrankheiten und chronischer Leiden auf dem indischen Subkontinent. In einem Artikel in der Zeitschrift der Weltgesundheitsorganisation WHO, *World Health Forum*, war zu lesen: «Die homöopathische Behandlung scheint sich gut für ländliche Gebiete zu eignen, wo die für die allopathische Medizin erforderliche Infrastruktur, Ausrüstung und Medikamente fehlen.»[84]

Die Homöopathie ist außerdem wesentlich billiger als die konventionelle allopathische Medizin, und jedermann kann lernen, eine kleine Anzahl von Medikamenten für einfache, alltägliche Beschwerden anzuwenden. Gegenwärtig gibt es in Indien über 120 homöopathische medizinische Schulen, die eine vier- oder fünfjährige Ausbildung anbieten. 19 davon werden vom Staat unterhalten, und die meisten von ihnen sind in Universitäten integriert.[85] Im gleichen Artikel in der oben genannten WHO-Zeitschrift heißt es weiter: «Auf dem indischen Subkontinent ist die rechtliche Stellung homöopathischer Therapeuten jener der konventionellen Ärzte angeglichen worden.»[86]

In Südamerika erfreut sich die Homöopathie nicht der gleichen Beliebtheit wie in Europa oder Asien, ist aber dennoch weit verbreitet. Die Popularität der Homöopathie in Argentinien geht auf den größten Nationalhelden dieses Landes zurück, auf General San Martín, von dem berichtet wird, daß er einen Satz homöopathischer Mittel mit sich führte, als er 1816 bei seinem Versuch, Chile und Peru von der spanischen Herrschaft zu befreien, die Anden überquerte. Francisco Eizayaga, einer der angesehensten homöopathischen Ärzte Argentiniens, schätzt, daß es gegenwärtig ungefähr 2000 Ärzte in Argentinien gibt, die Homöopathie praktizieren, und etwa drei Millionen Menschen, die von homöopathischen Mitteln Gebrauch gemacht haben.[87]

Die Homöopathie ist gleichermaßen in Brasilien beliebt, wo es ungefähr 2000 Ärzte gibt, die homöopathische Mittel einsetzen. Es ist interessant, daß die Apotheker in Brasilien einen Pflichtkurs in homöopathischer Pharmakologie absolvieren müssen. Es gibt mindestens zehn homöopathische Schulen in Brasilien, und einige konventionelle medizinische Fakultäten bieten Kurse über Homöopathie an.[88]

Außer der besonderen Beliebtheit der Homöopathie in den beiden zuvor erwähnten Ländern, ist sie auch weitverbreitet in Mexiko, Griechenland, Belgien, Italien, Spanien, Australien, Südafrika, Nigeria und in der Sowjetunion.

Auch in den Vereinigten Staaten erlebt die Homöopathie derzeit eine Renaissance. In den frühen siebziger Jahren gab es nur etwa 50 bis 100 homöopathische Ärzte in Amerika, doch Mitte der achtziger Jahre waren es schon etwa 1000. Der *Washington Post* zufolge hat sich die Zahl der homöopathischen Ärzte zwischen 1980 und 1982 verdoppelt.[89]

Gleichzeitig werden homöopathische Mittel zunehmend auch von Vertretern anderer Heilberufe eingesetzt, zum Beispiel von Zahnärzten, Fußorthopäden, Veterinärmedizinern, Arzthelfern, Krankenschwestern, Heilpraktikern, Akupunkteuren, Chiropraktikern und Psychologen. Und es ist zu erwarten, daß das Interesse in naher Zukunft rasch weiterwachsen wird.

Die Wiederentdeckung der Homöopathie in der Öffentlichkeit ist ein noch ermutigenderes Zeichen. Die Zeitschrift *FDA Consumer* berichtete kürzlich von einer 1000prozentigen Verkaufssteigerung homöopathischer Mittel im Zeitraum zwischen Ende der siebziger und Anfang der achtziger Jahre.[90]

Im Gegensatz zu der Ansicht mancher Kritiker, daß vor allem eher weniger Gebildete der Homöopathie zuneigen, ergab eine im *Western Journal of Medicine* veröffentlichte Untersuchung, daß Homöopathie-Patienten in der Regel einen höheren Bildungsgrad aufweisen als der Durchschnittsamerikaner.[91]

Es ist schwierig vorherzusagen, wie populär die Homöopathie im 21. Jahrhundert in den Vereinigten Staaten sein wird, obwohl wahrscheinlich ist, daß die Mehrzahl der Ärzte einen Teil der potenzierten Arzneimittel verwenden wird, deren Wirksamkeit durch die Forschung belegt ist. Eine wachsende Anzahl von Laien wird auch lernen, sich bei einfachen, akuten gesundheitlichen Störungen mit homöopathischen Mitteln selbst zu behandeln, und wird sich wahrscheinlich bei ernsteren Störungen an einen homöopathischen Therapeuten wenden.

Zweifelsohne wird die Homöopathie eine zunehmend größere Rolle im Gesundheitswesen spielen, denn wie der international bekannte Geigenvirtuose und Humanist Yehudi Menuhin einmal bemerkte: «Die Homöopathie ist eines der wenigen Spezialgebiete der Medizin, die keine Nachteile, sondern nur Vorteile mit sich bringen.»

3 Die wissenschaftliche Verifikation der Homöopathie

Sogar Sir William Olser, der Vater der modernen Medizin, erkannte das ernsthafte Interesse der Homöopathen an der wissenschaftlichen Medizin an. Vor einer Gruppe allopathischer Ärzte sagte er im Jahr 1905: «Es ist beileibe nicht so, daß unsere homöopathischen Kollegen schlafen: ganz im Gegenteil, was die Bedeutung der wissenschaftlichen Erforschung der Krankheit anbelangt, sind viele von ihnen hellwach.»[1] Wenn Skeptiker heute behaupten, daß es keine Forschung im Bereich der Homöopathie gibt, dann deswegen, weil sie im Hinblick auf die letzten Entwicklungen in Wissenschaft und Medizin nicht auf dem laufenden sind; es gibt nämlich Dutzende von guten wissenschaftlichen Studien über Homöopathie. Um unser Wissen über die Homöopathie zu vergrößern, sind weitere Untersuchungen zwar unbedingt erforderlich, doch sollte niemand die bereits durchgeführten wissenschaftlichen Forschungen über diese pharmazeutische Methode ignorieren.

Skeptiker nehmen bisweilen an, daß die von den Homöopathen verwendeten potenzierten Heilmittel unmöglich irgendwelche biologischen oder klinischen Wirkungen haben können. Auch wenn entsprechende bestätigende Forschungsergebnisse in angesehenen wissenschaftlichen Fachzeitschriften erscheinen, werden viele allopathische Ärzte die Möglichkeit einer Arzneimittelwirkung dennoch abstreiten. Manche Ärzte haben in jüngster Zeit einige homöopathische Doppelblindversuche*, deren Ergebnisse in dem angesehenen Ärzteblatt *Lancet* veröffentlicht wurden, abzuwerten versucht, indem sie die Meinung äußerten, die Forscher hätten ein Placebo gegen das andere untersucht.[7] In ihrer Antwort darauf äußerten sich die Autoren des Forschungsberichts besorgt über eine derart zynische Beurteilung einer wissenschaftlichen Methode, die im allgemeinen als anerkanntes Verfahren gilt, um die Reaktion auf ein Placebo von einer Arzneimittelwirkung zu unterscheiden.[3]

Obwohl manche Skeptiker sich der Homöopathie gegenüber verschlossen haben und sich auch durch Tatsachen nicht beirren lassen wollen, gibt es eine wachsende Anzahl von Ärzten und Wissenschaftlern, die das Faktum anerkennen, daß die Wirkung homöopathischer Arzneimittel durch sorgfältige Forschung belegt worden ist. Sie versuchen nun, deren Implikationen zu verstehen.

Es gibt aber auch viele, denen es ganz gleich ist, ob die Homöopathie erklärt werden kann bzw. ob sie wissenschaftlich «bewiesen» ist oder nicht. Solche Menschen haben vielleicht den Wert homöopathischer Mittel bereits erfahren und wollen nun wissen, ob sie auch in Zukunft von ihnen profitieren können. Sie lassen sich mehr durch ihre eigene Erfahrung leiten als durch das, was andere als «wissenschaftlich» definieren.

Das empirische Beweismaterial

Ganz gleich, ob man von der homöopathischen Forschung überzeugt ist oder nicht, an ihr interessiert ist oder nicht, es lohnt sich auf jeden Fall, die folgenden Tatsachen zu bedenken, die nahelegen, daß es sich bei den homöopathischen Mitteln um keine Placebos handelt, sondern um Arzneigaben mit biologischen Wirkungen.

1. *Homöopathische Arzneimittel werden häufig in der Veterinärmedizin eingesetzt – von Laien und von Tierärzten.* Die Erfolge bei der

---

* Bei einem Doppelblindversuch wissen weder Versuchsleiter noch die Probanden, welche Teilnehmer das zu prüfende Präparat und welche ein Placebo erhalten.

Behandlung von Tieren mit potenzierten Mitteln sind so signifikant gewesen, daß ganze Bücher über die homöopathische Behandlung des Hundes, der Katze, des Pferds und sogar des Rinds geschrieben worden sind. Es sind außerdem einige eindrucksvolle klinische Doppelblindversuche mit Tieren durchgeführt worden (siehe S. 93 ff.). Obwohl ein gewisser Grad von Suggestion auch bei Tieren möglich ist, erscheint es doch zweifelhaft, daß bloße psychologische Einflußnahme ausreichen könnte, um neurologische Störungen bei Hunden, Abszesse bei Katzen, Hautkrankheiten bei Pferden oder Mastitis bei Kühen mit jener Regelmäßigkeit zu heilen, wie man sie beim Einsatz der homöopathischen Mittel beobachtet hat. Weit wahrscheinlicher ist, daß die Mittel eben eine Wirkung haben und nicht als bloße Placebos anzusehen sind.

2. *Homöopathische Arzneimittel werden häufig bei Säuglingen angewandt.* Säuglinge mögen ebenfalls bis zu einem gewissen Grad Suggestionen zugänglich sein, doch beobachten homöopathische Therapeuten und Eltern regelmäßig die fast sofortige Wirkung homöopathischer Mittel bei Beschwerden beim Zahnen, fieberhaften Zuständen, Schlaflosigkeit und neurologischen Störungen im Säuglingsalter. Es reicht nicht aus, diese regelmäßig erzielten Wirkungen als bloße Placeboeffekte zu erklären (siehe Kapitel 5 über Kinderheilkunde).

3. *Im vorigen Jahrhundert wurde die Homöopathie in den Vereinigten Staaten und in Europa vor allem populär aufgrund ihrer Erfolge bei der Behandlung verschiedener Epidemien, die zu jener Zeit grassierten, einschließlich Cholera, Typhus, Gelbfieber und Scharlach.* Es ist wiederum zweifelhaft, ob Placebos bei der Behandlung dieser schweren Infektionskrankheiten die gleiche vorzügliche Wirkung gezeigt hätten.

4. *Homöopathische Mittel sind von heilender Wirkung, wenn sie sachgerecht verordnet werden. Sie können jedoch auch die gleichen Symptome, die sie zu heilen vermögen, hervorrufen, wenn Menschen, die eine besondere Sensibilität für die betreffende Substanz besitzen, wiederholt Gaben des potenzierten Mittels einnehmen.* Jene Gruppe von Symptomen, die mit einer Arznei wirkungsvoll behandelt werden kann, wird hauptsächlich durch Experimente

eruiert, durch sogenannte «Arzneimittelprüfungen». Dabei werden kleine, potenzierte Gaben der betreffenden Substanz ein- oder zweimal täglich eingenommen, bis jene Testpersonen, die für die Substanz empfänglich sind, Symptome bilden. Die zu prüfende Substanz wird in Gaben von C3, C6 oder C9 verabreicht (Potenzen, die alle einen zwar sehr kleinen, aber meßbaren Anteil der betreffenden Substanz aufweisen). Es werden aber auch Arzneimittelprüfungen mit C30, C200 und höheren Potenzen durchgeführt. Der Anteil der Ausgangssubstanz ist dabei so gering, daß diese Potenzen wahrscheinlich keine Moleküle der betreffenden Substanz mehr enthalten. Dennoch vermögen auch diese Mittel bei regelmäßiger Einnahme ihre eigenen, einzigartigen Symptomenkomplexe hervorzurufen.

Die Tatsache, daß potenzierte Arzneimittel nicht nur heilen, sondern auch Symptome hervorrufen können, ist ein Beleg für die biologische Wirkung von hochpotenzierten Mitteln. Es kommt in der Tat selten vor, daß ein Placebo eine ähnliche Gruppe von Symptomen hervorruft, und man kann daher annehmen, daß potenzierte homöopathische Mittel *keine* Placebos sind.

5. *Wenn ein Mensch, der an einer chronischen Krankheit leidet, ein gut gewähltes homöopathisches Einzelmittel erhält, kommt es relativ häufig vor, daß der Betreffende eine «Heilkrise» durchmacht – eine vorübergehende Verschlimmerung von gegenwärtigen oder auch von früheren Symptomen.* Obwohl sie zuweilen Symptome wirkungsvoll bessern können, rufen Placebos im allgemeinen keine Reaktionen hervor und noch seltener eine Verschlimmerung von Symptomen. Da Homöopathen, die Hochpotenzen einsetzen (C200, C1000, C10 000 oder C50 000 zum Beispiel), eine Heilkrise bei 10 bis 30 Prozent ihrer Patienten beobachten, ist es unwahrscheinlich, daß ein Placebo die einzige Ursache hierfür sein könnte.

6. *In der Vergangenheit haben homöopathische Apotheken höhere Potenzen (C200, C1000, C10 000 und höher) nur an Angehörige von anerkannten Heilberufen verkauft.* Obwohl der freie, uneingeschränkte Verkauf der Hochpotenzen an Laien den Apotheken finanzielle Vorteile gebracht hätte, haben sie die außerordentliche Wirksamkeit der hohen Potenzen anerkannt und ihre Verfügbar-

keit eingeschränkt. Da die Allgemeinheit heutzutage besser über den Gebrauch von homöopathischen Arzneien informiert wird, schränken die Apotheken den Verkauf von Hochpotenzen nicht mehr ein.

Im Lichte der sechs oben angeführten empirischen Beobachtungen spricht bereits auf den ersten Blick viel für die Wirksamkeit von potenzierten Arzneimitteln. Darüber hinaus gibt es jedoch auch eine Reihe von Doppelblindversuchen, die beachtliche weitere Belege für die biologische Wirkung und die klinische Wirksamkeit homöopathischer Arzneimittel liefern.

Das klinische Beweismaterial

Die Durchführung klinischer Forschungsreihen gestaltet sich weitaus schwieriger, als man zunächst annehmen möchte. Trotz der riesigen Summen und des großen Aufwands an Arbeitsstunden, die bei der Untersuchung konventioneller Arzneimittel aufgewandt werden, kommt ein Bericht des U.S. Congress's Office of Technology Assessment zu der abschließenden Aussage: «Schätzungen zufolge haben nur 10 bis 20 Prozent aller Verfahren, die in der heutigen medizinischen Praxis angewandt werden, in kontrollierten Versuchen ihre Wirksamkeit beweisen können.»[4]

Zwar standen der Homöopathie wesentlich geringere Geldmittel zur Verfügung, doch sind die Forschungsergebnisse zur Wirksamkeit homöopathischer Arzneien mindestens ebenso überzeugend wie jene anderer Arzneitherapien.

Einer der ersten Doppelblindversuche, die jemals mit homöopathischen Arzneimitteln durchgeführt worden sind, wurde im Jahr 1906 von einer homöopathischen Organisation gesponsert. Bei diesem Experiment wurde eine Arzneimittelprüfung von *Belladonna* (Tollkirsche) in 11 verschiedenen Städten mit insgesamt 51 Teilnehmern durchgeführt. Die Probanden bildeten eine eindrucksvolle Anzahl von Symptomen, die das, was bereits über die Giftwirkung von *Belladonna* bekannt war, im wesentlichen bestätigten.[5]

Eine weitere frühe Doppelblindstudie wurde im Auftrag der britischen Regierung während des Zweiten Weltkriegs durchgeführt. Dieses Experiment hat gezeigt, daß Menschen mit Verbrennungen durch Senfgas, die mit *Senfgas C30* Rhus tox C30* (Giftsumach) oder mit *Kalium bichromicum C30* (Kaliumbichromat) behandelt wurden, wesentliche Verbesserungen gegenüber jenen zeigten, die ein Placebo erhalten hatten.[6] Eine in jüngster Zeit durchgeführte Analyse der Studie hat die statistische Signifikanz dieser Forschungsarbeit weiter untermauert.[7]

Ein Doppelblindversuch homöopathischer Heuschnupfen-Behandlung wurde kürzlich in der angesehenen englischen Ärztezeitschrift *Lancet* veröffentlicht.[8] Die Studie wurde von zwei Vertretern des Glasgow Homeopathic Hospital durchgeführt und von den Abteilungen für Statistik und Immunologie an der University of Glasgow ausgewertet. Im Rahmen der Untersuchung wurden zwei Gruppen von Heuschnupfen-Patienten verglichen – die eine erhielt ein homöopathischs Präparat, bestehend aus zwölf Arten von Pollen in der Potenz C30, die andere ein Placebo. Die Studie hat ergeben, daß die Gruppe mit dem homöopathischen Präparat 6mal weniger Symptome aufwies als die Gruppe mit Placebo. Beiden Patientengruppen wurde gestattet, bei entsprechend schweren Symptomen ein Antihistaminikum einzunehmen. Am Ende der Untersuchung hatte die Gruppe mit dem homöopathischen Mittel das allopathische Mittel *halb* so oft gebraucht wie die Gruppe, die ein Placebo erhalten hatte.

Ein Doppelblindversuch mit an rheumatoider Arthritis Leidenden wurde im *British Journal of Clinical Pharmacology* veröffentlicht.[9] Zunächst wurde ein homöopathisches Mittel individuell für jeden Patienten verordnet, doch erhielt nur die Hälfte der Teilnehmer dieses Mittel, während die andere Hälfte ein Placebo bekam. Bei dieser Studie waren es eindrucksvolle 82 Prozent derjenigen, die ein homöopathisches Mittel erhielten, die eine Besserung ihrer Symptome vermelden konnten, während lediglich 21 Prozent der

---

* Der Buchstabe *C* vor einer Zahl kennzeichnet das Verdünnungsverhältnis 1:99, während der Buchstabe *D* für ein Verdünnungsverhältnis von 1:9 steht.

Personen, die ein Placebo genommen hatten, von einem ähnlichen Grad der Besserung berichteten.

Ein Doppelblindversuch mit einer einzigartigen Anordnung wurde mit Patienten durchgeführt, die an Fibrositis, einer rheumatologischen Erkrankung, litten.[10] Dieser Anordnung zufolge durften die Homöopathen lediglich eins von drei Mitteln verordnen (*Arnica, Rhus tox* und *Bryonia* – Arnika, auch Bergwohlverleih genannt, der Giftsumach und Zaunrübe). Es gab keinen statistischen Unterschied zwischen der Gruppe, die homöopathische Mittel erhielt, und der Placebo-Gruppe. Als ein Teil der Versuchsanordnung wurde jedoch die jeweilige Genauigkeit der Verordnung nachträglich durch eine Gruppe von homöopathischen Ärzten ausgewertet. Diese Zweitauswertung hat gezeigt, daß es einen statistisch *signifikanten Unterschied gab* zwischen den Patienten, die nach Ansicht der Gruppe von homöopathischen Ärzten das *richtige,* angezeigte Mittel erhalten hatten, und der Placebo-Gruppe. (Die Ärzte wurden zuvor nicht darüber informiert, bei welchen Patienten eine Besserung eingetreten war.) Dieses besondere Experiment verdeutlicht, daß man nicht einfach eine Besserung durch die Verordnung irgendeines homöopathischen Mittels erwarten kann, sondern daß das Mittel dem Kranken individuell angepaßt sein muß.

Ein weiterer Doppelblindversuch wurde bei Patienten mit neuralgischen Zahnschmerzen nach Zahnextraktionen durchgeführt.[11] 30 Patienten erhielten *Arnica C7* (Arnika) und *Hypericum C15* (Johanniskraut), die abwechselnd in vierstündigen Intervallen verabreicht wurden, während 30 andere Patienten ein Placebo erhielten. Bei der Homöopathie-Gruppe waren es eindrucksvolle 76 Prozent, die eine Besserung angaben, während es bei der Placebo-Gruppe 40 Prozent waren, die eine ähnliche Besserung meldeten.

Eine weitere Studie, die in einer angesehenen deutschen pharmakologischen Fachzeitschrift erschienen ist, belegte die Wirkung eines homöopathischen Komplexmittels* bei der Behandlung von Schwindel und Übelkeit.[12] Nach sowohl subjektiven als auch objektiven

---

* Komplexmittel sind eine Mischung aus mehreren Mitteln und liegen als Kügelchen oder in flüssiger Form vor.

Gesichtspunkten war eine statistisch signifikante Besserung bei der Homöopathie-Gruppe gegenüber der Placebo-Gruppe festzustellen.

Französische Wissenschaftler haben kürzlich einen Doppelblindversuch mit einem Komplexmittel zur Behandlung schwangerer Frauen abgeschlossen. Die Studie hat ergeben, daß es durch die Einnahme des homöopathischen Mittels zu einer signifikanten Verkürzung der Geburtsperiode und einer Verminderung von abnormer Wehentätigkeit kam. Der Versuch umfaßte 93 Teilnehmerinnen; 40 Personen erhielten ein Placebo, während 53 Teilnehmerinnen das Komplexmittel in der C5 erhielten, welches sich aus *Caulophyllum* (Frauenwurzel), *Actea raeemosa* (Cimicifuga oder Wanzenkraut), *Arnica* (Arnika oder Bergwohlverleih), *Pulsatilla* (Kuhschelle) und *Gelsemium* (wilder Jasmin) zusammensetzte. Die Forscher fanden heraus, daß die Frauen, die das homöopathische Mittel erhielten, eine durchschnittliche Wehenperiode von 5,1 Stunden hatten, während es bei der Placebo-Gruppe durchschnittlich 8,5 Stunden dauerte. Abnorme Wehentätigkeit wurde bei 11,3 Prozent der Frauen in der Homöopathie-Gruppe festgestellt, während dies bei 40 Prozent der Frauen in der Placebo-Gruppe auftrat.[13]

Ein Experiment, bei dem die homöopathischen Mittel sich als nicht wirksam erwiesen, soll ebenfalls erwähnt werden. Patienten mit Osteoarthritis erhielten entweder *Rhus tox C6*, oder Fenoprofen (ein allopathisches Mittel mit entzündungshemmenden, schmerzlindernden Wirkungen), oder ein Placebo. Diese Studie hat gezeigt, daß die Patienten durch das allopathische Arzneimittel die größte Linderung ihrer Symptome erfuhren. Die Besserung durch *Rhux tox C6* war nicht ausgeprägter als in der Placebo-Gruppe.[14]

Wenn man diese letzte Studie isoliert betrachtet, könnte man zu dem Schluß kommen, daß homöopathische Mittel inaktive Substanzen sind, genau wie Placebos. Die Antwort von Homöopathen auf dieses Experiment lautet, daß der Einsatz von nur einem Medikament für alle Patienten, anstatt der Individualisierung der Mittel entsprechend der Totalität der Symptome des einzelnen, nur in sehr seltenen Fällen wirksam sein kann.[15] Osteoarthritis gehört jedoch nicht in diese Kategorie von Krankheiten. Die Wahl von *Rhus tox* war auch ganz offensichtlich nicht geeignet für die Behandlung von

Osteoarthritis, denn obwohl das Mittel häufig bei rheumatoider Arthritis mit Erfolg verordnet wird, ist es nur selten bei Osteoarthritis eingesetzt worden. Die Versuchsanordnung war ebenfalls schlecht konzipiert, denn es wurde in einem kurzen Zeitraum der unangemessene Vergleich gezogen zwischen einem schnell wirkenden Medikament, dem allopathischen entzündungshemmenden Schmerzmittel, und einem langsam wirkenden Präparat, der homöopathischen Arznei. Bei einem ähnlichen Vergleich zwischen Morphium und einem homöopathischen Mittel würde ersteres ebenfalls kurzfristig besser abschneiden, was aber noch lange nicht heißt, daß Morphium eine bessere langfristige Heilwirkung entfaltet als das angezeigte homöopathische Mittel.

Klinische Versuche mit Tieren

Tierexperimente sind besonders wertvoll, da die Wahrscheinlichkeit eines Placeboeffekts geringer ist. Daher kann man aus den folgenden Doppelblindversuchen mit relativer Sicherheit schließen, daß die geprüften homöopathischen Mittel eine Heilwirkung entfaltet haben.

Eine Studie, die von vier deutschen Wissenschaftlern an einer veterinärmedizinischen Fakultät abgeschlossen wurde, hat gezeigt, daß *Chelidonium D3* (Schöllkraut) den Cholesterinspiegel zu senken vermag, wenn es zweimal täglich Hasen verabreicht wird, die cholesterinreiches Futter erhalten.[16] Nach 34 Tagen hatten 7 Hasen, die mit dem homöopathischen Arzneimittel behandelt wurden, 25 Prozent weniger Cholesterin im Blut als die 7 Hasen der Placebogruppe.

Eine wichtige Studie, veröffentlicht in der angesehenen Fachzeitschrift *Human Toxicology*, hat gezeigt, daß Ratten materielle Gaben von Arsen mit Hilfe von nachträglich verabreichten potenzierten Gaben von Arsen besser ausscheiden konnten.[17] Diese Untersuchungen verglichen auch verschiedene Potenzen von *Arsenicum album* (Arsen) einschließlich D10, D14, D18, D22, D26, D30 sowie C5, C7, C11, C13 und C15. Alle diese Potenzen unterstützten die Arsenausscheidung bei den Ratten, im Gegensatz zu den Ratten, die ein

Placebo erhalten hatten. Die besten Ergebnisse wurden mit den Potenzen D14 und C7 registriert. Die Untersuchungen ergaben ebenfalls, daß die «D»-Potenzen die Arsenausscheidung stärker förderten als die «C»-Potenzen. Eingedenk der Tatsache, daß die Umweltbelastung durch Schwermetalle ein bedeutendes Problem in unserer modernen Welt geworden ist, wären weitere Untersuchungen zum Einsatz homöopathischer Mittel zur Ausscheidung von Umweltgiften von größter Bedeutung.

Der englische Tierarzt Christopher Day verwendete *Caulophyllum C30* (Frauenwurzel) bei Schweinen, die eine hohe Rate von Totgeburten aufwiesen.[18] Die Schweine aus der Placebo-Gruppe hatten 103 Geburten und 27 Totgeburten (20,8 Prozent), während es in der homöopathischen Gruppe zu 104 Geburten und 12 Totgeburten kam (10,3 Prozent).

Christopher Day führte auch mehrere Pilotstudien durch, die Belege dafür lieferten, daß homöopathische Mittel das Kalben bei Rindern erleichtert und das Auftreten von Mastitis bei Kühen vermindert.[19]

In einem Krebsforschungszentrum in Indien hat man herausgefunden, daß Mäuse, die ein Fibrosarkom (eine Krebsart) transplantiert bekamen und dann mit homöopathischen Mitteln behandelt wurden, wesentlich länger lebten als unbehandelte Mäuse.[20] Von den 77 homöopathisch behandelten Mäusen haben 52 Prozent länger als ein Jahr überlebt, während alle 77 unbehandelten Mäuse innerhalb 10 bis 15 Tagen starben.

Ein weiteres wichtiges Experiment mit Nagetieren ergab, daß homöopathische Mittel bei der Hemmung der Schmerzreaktion auf den bekannten biochemischen Wegen wirken müssen.[21] Wissenschaftler an einer englischen Apothekerschule stellten fest, daß Nagetiere, die *Hypericum C30* (Johanniskraut) erhalten hatten, länger auf einer heißen Platte aushalten konnten als andere Tiere, die nur Wasser bekamen. Die Tiere erhielten wiederum *Hypericum C30* und eine zusätzliche Gabe von Naloxone, einem chemischen Präparat, das die Endorphin- oder schmerzlindernde Reaktion herabsetzt. Naloxone war ebenfalls imstande, die Schutzwirkung von *Hypericum* herabzusetzen. Da Naloxone die schmerzlindernde Wirkung von Morphium reduziert, kamen die Forscher zu dem Schluß, daß das homöopathische Mittel scheinbar eine ähnliche biochemische Reaktion anregt.

Obwohl dieser Versuch wie auch einige der anderen, die in diesem Kapitel erwähnt wurden, von besonderem Wert ist, wenn es darum geht, die Heilwirkung von potenzierten Arzneimitteln zu belegen oder gar Hinweise auf ihren Wirkmechanismus zu erhalten, muß doch angemerkt werden, daß viele Tierversuche die Rechte des Tieres verletzen. Daher sollte diese Art von Forschung auf ein Minimum reduziert werden.

Laborbefunde

Durch Laboruntersuchungen kann weder eine spezifische noch eine allgemeine Wirkung homöopathischer Arzneimittel bewiesen oder widerlegt werden; solche Untersuchungen können nur auf biologische Auswirkungen potenzierter Arzneimittel hinweisen, falls es solche gibt. Einige gutangelegte Studien können uns vielleicht sogar helfen beim Verständnis einer noch schwierigeren Frage – nämlich *wie* und *warum* potenzierte Arzneimittel wirken.

Die Kernresonanzspektrometrie ist eine hochmoderne medizinische Technik, die den Protonen-Spin mißt. Eine kürzlich durchgeführte Versuchsreihe mit Kernresonanzspektrometrie ergab bei 23 verschiedenen homöopathischen Arzneimitteln und Potenzen deutliche Werte von subatomarer Tätigkeit, während ein Placebo keine solchen Werte anzeigte.[22]

Französische Forscher haben gezeigt, daß potenzierte Gaben von *Apis* (zerstoßene Honigbiene) und *Histaminum* eine statistisch signifikante hemmende Wirkung auf die Freisetzung bestimmter allergieverursachender chemischer Stoffe von den basophilen Granulozyten (eine Art von weißen Blutkörperchen, die in Zusammenhang mit Allergiesymptomen auftreten) ausüben. Diese Forschungsergebnisse zeigen, daß diese Mittel möglicherweise bei der Reduzierung von Allergiesymptomen hilfreich sein könnten.[23]

Forschungsergebnisse, veröffentlicht in der Fachzeitschrift *International Journal of Immunotherapy* haben Belege dafür geliefert, daß potenziertes Eigenblut (D5, D7) eine hemmende Wirkung auf die basophile Degranulierung hat.[24] Dieser Effekt konnte nach Einwirkung von vierzehn der achtzehn zur Versuchsreihe gehörenden Allergene belegt werden, einschließlich Pollenarten von Bäumen, Schimmel, Milben, Hausstaub, Penicillin, *Candida albicans* und Aspirin.

Eine weitere Studie, die in einer angesehenen Fachzeitschrift für Pharmakologie veröffentlicht wurde, hat gezeigt, daß *Silicea C6* und *Silicea C10* eine statistisch signifikante Wirkung auf die Stimulierung von Makrophagen bei Mäusen besitzt.[25] Ein solcher Beleg für die Anregung der Tätigkeit des Immunsystems durch homöopathische Mittel ist besonders interessant.

Eine Studie, die die antivirale Wirkung homöopathischer Mittel belegt, könnte angesichts des plötzlichen, weltweiten Anstiegs von schweren Virusinfektionen von großer Bedeutung sein. Ein Versuch, der mit Hühnerembryos durchgeführt wurde, ergab, daß acht von zehn geprüften homöopathischen Mitteln eine virushemmende Wirkung zwischen 50 und 100 Prozent entfaltete.[26] Die Forscher testeten auch vier Mittel an einem Virus, der Mäuse befällt, konnten in diesem Fall jedoch keine positive Wirkung feststellen. Dieser Versuch zeigt abermals, daß die Wahl des passenden Mittels ausschlaggebend ist für die gewünschten Wirkungen.

Ein ausführliches und mit größter Sorgfalt kontrolliertes Experiment wurde in den Jahren 1941 und 1942 von dem schottischen homöopathischen Arzt und Wissenschaftler W. E. Boyd durchgeführt.[27] Boyd bewies, daß potenzierte Gaben von Quecksilberchlorid statistisch signifikante Wirkungen auf die Diastasetätigkeit hatten (Diastase ist ein Enzym, das während des Keimvorgangs produziert wird). Ein Dekan einer amerikanischen medizinischen Fakultät war von Dr. Boyds Arbeit so beeindruckt, daß er bemerkte: «Die Genauigkeit von Boyds Methode ist beispielhaft für wissenschaftliche Forschung auf höchstem Niveau.»[28]

Boyds Experiment war so gründlich kontrolliert, daß jeder heutige Wiederholungsversuch sich außerordentlich teuer gestalten würde. Raynor Jones und Michael Jenkins, zwei englische Forscher, haben kürzlich vergleichbare, jedoch leichtere und weniger kostspielige Experimente mit Hefe und Weizenkeimlingen abgeschlossen.[29]

Diese Versuche haben gezeigt, daß *Pulsatilla* (Kuhschelle) in verschiedenen Potenzen bis C13 ein vermehrtes Wachstum der Hefe und der Weizenkeimlinge auslöst im Vergleich zur Wirkung von destilliertem Wasser auf entsprechende Organismen.

Es sollte in diesem Zusammenhang angemerkt werden, daß ein englischer Forscher, William Steffan, diesen Versuch wiederholt hat und die Ergebnisse nicht bestätigen konnte.[30] Zwei andere Forscher haben Steffans Arbeit neu analysiert und festgestellt, daß sie doch die Ergebnisse von Jones und Jenkins bestätigt.[31]

Obwohl Forschungsarbeit oft ein Spezialwissen auf einem bestimmten Gebiet der Wissenschaft erfordert, sind manche Experimente so einfach, daß sie im Prinzip von jedem wiederholt werden können. Jessica Chou, eine Studentin aus San Diego, Kalifornien, hat ein wissenschaftliches Projekt über homöopathische Medizin an ihrer Schule abgeschlossen. Ihr gelang der Nachweis, daß potenzierte Gaben eines im Handel erhältlichen Düngemittels eine statistisch signifikante Wirkung auf das Wachstum von Mungbohnenkeimlingen hatten. Ihre wissenschaftliche Methodologie und ihre Forschungsergebnisse waren so beeindruckend, daß ihr Projekt mit mehreren Preisen ausgezeichnet und ihre Arbeit in der Fachzeitschrift *Journal of the American Institute of Homeopathy* veröffentlicht wurde.[32]

Von den verschiedenen hier beschriebenen Studien, die für eine biologische Wirkung den klinischen Wert von potenzierten Arzneimitteln sprechen, abgesehen, hat A. R. D. Stebbing, ein englischer Wissenschaftler, der nicht auf dem Gebiet der Homöopathie tätig ist, auf über hundert Studien aus verschiedenen Gebieten der Wissenschaft hingewiesen, die die Tatsache belegen, daß auch sehr kleine Dosen bestimmter Stoffe größere Wirkungen auf lebende Systeme haben können als große Gaben der gleichen Substanz.[33] Obwohl diese Studien nicht auf die extremen, in der Homöopathie verwendeten Mikrodosen hinweisen, liefert Stebbing dennoch wichtige Belege für die Kraft selbst kleiner Gaben von bestimmten Substanzen auf einzelne Systeme.

Implikationen der homöopathischen Forschung

Die Implikationen der homöopathischen Forschung sind tiefgreifender Natur und können kaum überbewertet werden. Durch sie könnte unser Verständnis des menschlichen Organismus erheblich weiterentwickelt werden. Die Tatsache, daß homöopathische Potenzen eine biologische Wirkung haben, legt die Möglichkeit eines bioenergetischen Prozesses im Körper nahe, der offensichtlich fähig ist, diese potenzierten Substanzen zu empfangen und auf sie zu reagieren. Ein größeres Verständnis dieses bioenergetischen Prozesses könnte der Wissenschaft einige der zur Zeit noch fehlenden Glieder in der Kette physiologischer Funktionen liefern. Die wissenschaftliche Erforschung dieser zugrundeliegenden verbindenden Kraft wird gewiß einige Geheimnisse des menschlichen Körpers entschlüsseln helfen.

Die Implikationen der homöopathischen Forschung ermutigen nicht nur zur weiteren Erforschung der Anwendungsmöglichkeiten homöopathischer Mittel in der Humanmedizin, sondern auch zur Untersuchung ihrer Einsatzmöglichkeiten bei Tieren, Pflanzen, verschiedenen Organismen und Ökosystemen. Auf fast allen Gebieten der Wissenschaft könnte die Forschung von weiteren Arbeiten zum Phänomen der potenzierten Stoffe und der Mikrodosen profitieren.*

Durch die Wirkungsweise der homöopathischen Mittel gelangen wir schließlich dazu, die der Natur innewohnende Weisheit anzuerkennen, die jeden Organismus im Zuge seiner Selbstheilungsbestrebungen bestimmte Symptome bilden läßt. Es ist in der Tat ein Wunder, daß unsere psychosomatische Körper-Geist-Einheit uns ja die Hinweise dafür liefert, welche Substanzen in potenzierter Form zur Einleitung des Heilungsvorgangs verwendet werden sollten. Die Implikationen der homöopathischen Forschung besagen ferner, daß wir nicht in einer Welt schrumpfender, sondern wachsender Ressourcen leben, wenn wir nur lernen könnten, sie optimal zu nutzen.

---

* Es ist wichtig zu bedenken, daß wir hierbei nicht kleine Gaben, sogenannte Mikrodosen, meinen, sondern kleine, potenzierte Dosen von Substanzen, die durch die homöopathischen Potenzierungsverfahren an arzneilicher Wirkkraft zugenommen haben.

Die Implikationen für die Medizin sind überwältigend. Die Verwendung von kleinen, besonders zubereiteten Gaben von Arzneimitteln zur Anregung des Immun- und Abwehrsystems des einzelnen kann die heutigen medizinischen Verfahren in ihrer Effektivität steigern, ergänzen und bisweilen vollkommen ersetzen. Durch die Verwendung potenzierter Arzneimittel können wir eine neue Achtung für den Körper und dessen regenerativen Fähigkeiten lernen und so begreifen, daß man den Körper nicht mit starken Medikamenten traktieren und dabei ernste Nebenwirkungen riskieren muß. Kleine Gaben einer Substanz können in vielen Fällen mächtiger und wirkungsvoller sein als große Gaben.

Die Implikationen der homöopathischen Medizin sind in der Tat bedeutend und verlangen dringend nach weiteren Forschungen, sowie der Wiederholung mancher früherer Versuchsreihen. Wenn man bedenkt, welches Potential das weite Feld der Homöopathie in sich birgt, wäre es geradezu ein Verbrechen, dieses zu ignorieren. Die Homöopathie ist ein wahrer Schatz, der nur gehoben zu werden braucht.

II Die Indikationsbreite
der homöopathischen Praxis

Jedes der Kapitel im zweiten Teil dieses Buches behandelt die Anwendung homöopathischer Arzneimittel bei verschiedenen häufigen und wohl auch in Zukunft relevanten gesundheitlichen Störungen. Wenn Sie diesen Kapiteln auch wertvolle Hinweise für Ihre eigene Gesundheit und Gesundheitsvorsorge entnehmen können, sind sie doch nicht als umfassende medizinische Information gedacht. Wer sich für die Behandlung einfacher, akuter gesundheitlicher Störungen interessiert, der sei auf die entsprechende Fachliteratur verwiesen (siehe Teil III).

4 Schwangerschaft und Geburt: Ein guter Anfang ist wichtig

Warum scheinen so viele Ärzte eine Geburt für die chirurgische Lösung einer neunmonatigen Krankheit zu halten? Obwohl eine gute medizinische Versorgung in Risikofällen für Mutter und Kind natürlich ein Segen ist, greifen Ärzte zu häufig in den Geburtsprozeß ein und verwandeln normale Geburten in medizinische Notfälle.

Vom American College of Obstetrics and Gynecology (ACOG) ist häufig zu hören, daß ihre Mitglieder sich bei der Senkung der Kinder- und Kindbettsterblichkeitsrate im vorigen Jahrhundert Verdienste erworben haben. Was von dieser Organisation jedoch nicht ohne weiteres anerkannt wird, ist die Tatsache, daß die meisten Länder mit den niedrigsten Kindersterblichkeitsraten zugleich auch die meisten Hebammen haben, die Heimgeburten ermöglichen und nur selten technische Interventionsmaßnahmen ergreifen. Trotz der höchsten Pro-Kopf-Ausgaben im Gesundheitswesen stehen die Vereinigten Staaten laut Statistiken aus dem Jahr 1984 erst an 18. Stelle bei der Kindersterblichkeit.[1] Man ist verblüfft, wenn man bedenkt, daß nicht nur alle skandinavischen Länder vor den Vereinigten Staaten liegen, sondern auch Länder wie Irland, Spanien und die Deutsche Demokratische Republik.

Trotz verschiedener Nachteile ist die moderne Geburtshilfe sicher ein Fortschritt gegenüber den Methoden, die im vorigen Jahrhundert von den Ärzten angewandt wurden. In den siebziger Jahren des 19. Jahrhunderts erhielten die Frauen in vielen Fällen vor der Geburt regelmäßig Chiningaben zur Fiebervorbeugung, zusätzlich noch ein starkes Abführmittel, «um den Körper zu reinigen», dann Mutterkorn zur Einleitung der Geburt und Morphium zur Linderung etwaiger Schmerzen.[2] Der Einsatz dieser stark wirkenden Medikamente hat die Kinder- und Kindbettsterblichkeit eher erhöht statt herabgesetzt.

Im Zuge der Bakterienfurcht, die vor allem um die Jahrhundertwende grassierte, unternahmen die Krankenhäuser alles mögliche, um die Ansteckungsgefahr auszumerzen. Die Krankenschwestern wuschen die Köpfe der Schwangeren mit Kerosin, Äther und Ammonium. Bisweilen wurde das Schamhaar als mögliche Brutstätte von Bakterien wegrasiert. Während der Geburtsphase erhielten die Frauen alle zwölf Stunden einen Einlauf sowie häufige Spülungen mit Salzlösungen, denen Whisky und Quecksilberbichlorid zugesetzt wurden.[3]

Die verstärkten Anstrengungen zum Schutz von Mutter und Kind führten zu Manipulationen des Geburtsvorgangs, die diesen sowohl traumatisch wie auch gefährlich gestalteten. Mit ihrer Beschreibung des Facharztes für Geburtshilfe im 19. Jahrhundert haben die Historiker Richard und Dorothy Wertz leider auch dessen Kollegen im 20. Jahrhundert charakterisiert:

Die Ärzte waren auf der Suche nach Risikofaktoren bei der Geburt. Dies schien ihr Hauptanliegen zu sein. Sie fanden auch eine Menge Schwierigkeiten; in der Tat so viele, daß sie begannen, jede Geburt als potentielle Katastrophe zu betrachten und die Frauen dementsprechend für den schlimmsten Fall vorzubereiten. Gemäß dieser Sichtweise haben die Ärzte ihre Kontrolle über die Patientinnen während des ganzen Geburtsvorgangs zunehmend ausgeweitet, so daß diese immer weniger imstande waren, die Geburt wirklich zu erleben oder aktiv an ihr teilzunehmen. Die Frauen fügten sich dieser rigiden Kontrolle, da sie ebenfalls glaubten, daß die Geburt auf diese Art und Weise sicherer wurde.[4]

Die Fachärzte für Geburtshilfe gingen prinzipiell von der Annahme aus, daß technische Eingriffe nötig sind, um eine gesunde und sichere Schwangerschaft und Geburt zu gewährleisten. Obwohl bestimmte

Eingriffe sicherlich von großem Wert sind, besteht heute Einigkeit darüber, daß nach wie vor bei der Geburt ein überzogener medizinischer Aufwand getrieben wird. Zum Teil deshalb, weil die Ärzte alles tun wollen, um etwaigen Kunstfehler- und/oder Unterlassungsklagen vorzubeugen, zum Teil weil sie wirklich glauben, daß mehr medizinische Interventionen die Chancen erhöhen, daß Mutter und Kind gesund bleiben.*

Zur Zeit wächst die Sorge angesichts der massiven Verwendung von Medikamenten während der Schwangerschaft, da der Fötus unweigerlich auf diese Art und Weise Mengen von Stoffen erhält, die Entwicklungsstörungen zur Folge haben können. Forschungsarbeiten haben gezeigt, daß die Medikamente, die während der Geburt zum Einsatz kommen, sowohl kurzfristige wie auch langfristige Wirkungen auf den Säugling haben können.[5] Sogar das Komitee für Medikamente der American Acadamy of Pediatrics (Kinderheilkunde) kam zu dem Schluß, daß Ärzte «die kleinstmöglichen Mengen von erforderlichen Medikamenten verordnen und über deren Wirkungen und Nebenwirkungen vor der Geburt mit der Mutter sprechen sollten».[6]

Fachärzte für Geburtshilfe behaupten, daß die verschiedenen Eingriffe für eine sichere Geburt notwendig seien. Es bestreitet ja auch niemand, daß bestimmte medikamentöse Maßnahmen Komplikationen reduzieren und zuweilen auch lebensrettend sein können. Es ergeben sich jedoch Probleme, wenn konventionelle Medikamente und die moderne medizinische Technologie bei normalen oder relativ normalen Geburten im heute üblichen Umfang sozusagen automatisch eingesetzt werden. Geburtshelfer haben die Tatsache geflissentlich ignoriert, daß die Länder mit der *geringsten* Quote an medizini-

---

* Es kommt selten vor, daß Ärzte wegen eines zu massiven Einsatzes medizinischer Maßnahmen verklagt werden, doch wird oft geklagt, wenn ein Arzt vor dem Ergreifen einer bestimmten Maßnahme gewartet hat. Hierzu bemerkt Dr. David Rubsamen, Arzt, Rechtsanwalt und Berater von Versicherungen: «Es kommt sehr selten vor, daß ein Facharzt für Geburtshilfe wegen eines unnötigen Kaiserschnitts verklagt wird. Doch sind Fälle, in denen der verantwortliche Arzt verklagt wird, weil er 45 Minuten zu lang gewartet hat, sehr häufig» (Fran Smith, «The Losing Battle to Reduce Caesareans», *San José Mercury News*, 17. Februar 1985, S. 1A).

schen Eingriffen während der Geburt die besten Geburtsstatistiken aufweisen.

Während bei 85 Prozent aller Frauen, die in den Vereinigten Staaten im Krankenhaus entbinden, ein Scheidendammschnitt vorgenommen wird, sind es nur 8 Prozent in den Niederlanden und nur 3 Prozent in Schweden.[7] In den Vereinigten Staaten liegt der Prozentsatz von Zangengeburten bei 25 bis 33 Prozent, während er in Europa bei 5 Prozent liegt.[8] Bei 20 Prozent aller Frauen, die in den Vereinigten Staaten im Krankenhaus entbinden, wird ein Kaiserschnitt gemacht, während nach einer vorsichtigen Schätzung der Weltgesundheitsorganisation «es in keiner Region [der Welt] eine Rechtfertigung für eine Rate von über 10 bis 15 Prozent gibt».[9]

Was uns besonders bedenklich erscheint, ist die Tatsache, daß eine Maßnahme zur nächsten führt, wobei jeder zusätzliche Eingriff gesundheitliche Risiken für Mutter und Säugling mit sich bringt. Der Einsatz von Medikamenten während der Schwangerschaft schafft potentiell gesundheitliche Probleme für den Fötus und erhöht die Gefahr des fötalen Streß-Syndroms, was einen Kaiserschnitt möglicherweise notwendig macht. Durch eine Amnionpunktur geht das Fruchtwasser, das den Fötus umhüllt, ab. Das mag zwar helfen, die Geburt einzuleiten, doch verliert der Fötus den Puffer von gleichmäßigem Druck, der ihn während der Kontraktionen schützt und den Druck gegen den Kopf mindert.

Die sogenannte Lithomie-Lage, bei der die Frau auf dem Rücken liegt, die Füße in Fußhaltern, ist für den Arzt sehr bequem, für die Frau während der Geburt jedoch unbequem und wenig effektiv.* Diese Stellung hat ungünstige Auswirkungen auf die Wehentätigkeit und erhöht die Gefahr, daß der Arzt zu wehenfördernden Mitteln oder zur Zange greifen muß oder einen Dammscheidenschnitt vornimmt. Diese Lage erhöht außerdem den Blutdruck, was die Sauerstoffversorgung des Fötus nachteilig beeinflussen kann und die Notwendigkeit eines Kaiserschnitts erhöht.

---

* Eine Studie hat gezeigt, daß 95 Prozent der Frauen eine aufrechte Haltung während der Wehen und der Geburt bevorzugen (Diana Korte und Roberta Scaer, *A Good Birth, A Safe Birth*, New York: Bantam, 1984).

Die Verabreichung von schmerzstillenden und anästhesierenden Mitteln während der Geburt setzt Stärke und Häufigkeit der Kontraktionen herab, so daß meist wehenfördernde Mittel oder Zangen benötigt werden. Solche Medikamente können auch den Blutdruck der Mutter senken, was das Leben des Fötus gefährden kann. Beim Einsatz starker schmerzstillender Mittel kann die Frau nicht mehr richtig spüren, wie stark sie das Baby gegen ihren Damm drückt, was zur Überdehnung und zum Einreißen führen kann. Diesem Risiko müssen die Ärzte wiederum durch einen Dammscheidenschnitt vorbeugen.

Die Durchführung eines Dammscheidenschnitts erfordert eine lokale Anästhesie, was die oben genannten Risiken mit sich bringt. Bei einem Dammscheidenschnitt hat der Arzt die Möglichkeit, Zangen zur Beschleunigung der Geburt einzusetzen, obwohl dies zusätzliche Risiken für das Baby bedeutet, einschließlich Blutungen im Kopf und Schädigungen der Gesichts- und Armnerven. Bei einem Dammscheidenschnitt und dem Gebrauch von Zangen droht vermehrt die Gefahr von schwereren Rißwunden.

Alle oben erwähnten Eingriffe und Maßnahmen erhöhen die Wahrscheinlichkeit, daß ein Kaiserschnitt nötig wird. Einer Schätzung der Fachzeitschrift *Canadian Medical Association Journal* zufolge gibt es 26mal so viele Todesfälle bei Kaiserschnitten wie bei normalen Entbindungen.[10] Auch wenn Frauen, die vor der Schwangerschaft an einer schweren Krankheit gelitten haben, ausgeklammert wurden, lag die Sterblichkeitsrate bei Kaiserschnitten immer noch 10mal höher.

Da ein Kaiserschnitt ein größerer chirurgischer Eingriff ist, der eventuell eine Vollnarkose erfordert, kann die Mutter ihr Baby nicht unmittelbar nach der Geburt stillen. Da die Mutter meist weitere Medikamente nach dieser Operation benötigt, erreichen solche Medikamente schließlich über die Muttermilch das Baby.

Bei Frauen, die während oder nach der Geburt oder während der Stillzeit Medikamente einnehmen, gelangen ebenfalls Spuren dieser Mittel in die Muttermilch. Obwohl es sich dabei um relativ kleine Mengen handelt, sind Nieren, Leber, das Immunsystem und die allgemeinen Abwehrsysteme des Säuglings noch nicht so ausgereift, daß er diese Medikamente ausreichend entgiften könnte. Die Folgen mögen oft nur geringfügig sein, in anderen Fällen jedoch gravierend.

Der Einsatz von Medikamenten während der Schwangerschaft kann jedoch auch traumatischere Wirkungen auf das neue Leben, das im Mutterleib heranwächst, ausüben.* Thalidomid, ein Medikament, das schwangeren Frauen in den sechziger Jahren häufig verordnet wurde und eine traurige Berühmtheit erlangte aufgrund der schweren Geburtsdefekte, die es verursachte, zwang die amerikanische Food and Drug Administration zur Einführung schärferer Zulassungsbestimmungen für Arzneimittel. Dennoch können viele häufig verordnete Medikamente schädliche Wirkungen auf den Fötus haben, besonders wenn Mittel verschrieben werden, die nicht miteinander kompatibel sind. Nach einer Expertenschätzung aus dem Jahr 1980 erhält die durchschnittliche schwangere Frau in den Vereinigten Staaten vier verschiedene Medikamente verordnet.[11] Es ist daher nicht verwunderlich, daß selbst nach vorsichtigen Schätzungen 12 Prozent der Babys, die in den Vereinigten Staaten geboren werden, schwere, oft unheilbare geistige oder körperliche gesundheitliche Schäden davontragen.[12]

Man ist sich heute einig, daß der Einsatz von Medikamenten während Schwangerschaft, Geburt und Stillzeit auf ein Minimum reduziert werden sollte. Die meisten Ärzte in den Vereinigten Staaten kennen jedoch keine spezifischen Alternativen zu konventionellen, allopathischen Arzneimitteln und sind daher häufig gezwungen, diese als Haupttherapie bei der Behandlung von Krankheiten während der Schwangerschaft und der Stillzeit einzusetzen.

Es ist eine traurige Tatsache, daß die Ärzte in den Vereinigten Staaten nicht viel über Homöopathie wissen, daher wissen sie im allgemeinen auch nichts über den Nutzen der Homöopathie bei verschiedenen Störungen während der Schwangerschaft, über ihren günstigen Einfluß auf Geburt und Wehentätigkeit sowie bei Schmerzen, Störungen und Krankheiten, die während der Stillzeit auftreten.

---

* Der Gebrauch von Medikamenten während der Schwangerschaft ist eine der signifikanten Ursachen für Geburtsfehler; die genetische Disposition und die Einwirkung verschiedener toxischer Substanzen und Strahlen spielen ebenfalls eine Rolle.

Der Gebrauch dieser Mittel birgt im allgemeinen keine Gefahren, ihr Nutzen ist groß, die Risiken gering. Eine wachsende Zahl von amerikanischen Ärzten fängt endlich an, sich mit Homöopathie zu befassen. Unserer Kinder werden uns dankbar dafür sein.

Homöopathische Mittel während der Schwangerschaft

Aufgrund ihrer relativen Ungefährlichkeit sind homöopathische Mittel eine unschätzbare Hilfe während der Schwangerschaft, der Geburt und der Zeit nach der Entbindung. Ananda Zaren, eine Krankenschwester, Hebamme und Homöopathin aus Santa Barbara, Kalifornien, die von der Homöopathie bei Hunderten von Geburten Gebrauch gemacht hat, sagt: «Es gibt nichts Ungefährlicheres.» Davon abgesehen, sind die Mittel außerordentlich wirksam bei verschiedenen häufigen gesundheitlichen Störungen während der Schwangerschaft. Mrs. Zaren meint: «Die homöopathischen Arzneien helfen, die Frauen in physischer und psychischer Hinsicht zu stärken.»*

Homöopathische Therapeuten sagen gern scherzhaft, daß die Schwangerschaft eine ausgezeichnete Zeit für eine homöopathische Behandlung ist, da gleich zwei Menschen (die Mutter und das Kind im Mutterleib) davon profitieren für den Preis einer einzigen. Hierbei wird nicht nur die Gesundheit der Mutter verbessert, sondern auch der Fötus positiv beeinflußt. Obwohl es da noch keine Statistiken gibt, haben Homöopathen sehr häufig die Beobachtung gemacht, daß Kinder von Müttern, die während der Schwangerschaft homöopathisch behandelt worden sind, sich einer besseren Gesundheit erfreuen als andere. Diese Annahme stützt sich auf den Vergleich zwischen Kindern der gleichen Mutter, die während früherer Schwangerschaften keine und während späterer Schwangerschaften eine homöopathische Behandlung erhalten hat.

Es ist allgemein bekannt, daß die Gesundheit der Mutter einen großen Einfluß auf die Gesundheit des Fötus hat. Da die Schwanger-

---

* Direkte Zitate in diesem und anderen Kapiteln ohne Quellennachweis sind persönliche Mitteilungen an den Autor.

schaft eine besondere Belastung für den weiblichen Körper sein kann, kommt es oft zu Verschlimmerungen früherer gesundheitlicher Probleme oder zu neuen Symptomen. Zu den häufig auftretenden Symptomen und Zuständen gehören Übelkeit, Blähungen, Scheideninfektionen, Herpes, Schlaflosigkeit, Anämie, Rückenschmerzen, Schwellungen der Brüste und allgemeine Schwellungen, Verstopfung, Hämorrhoiden, Krämpfe in den Beinen, Hautausschläge und Krampfadern.

Manche dieser Symptome und Zustände sind geringfügig und benötigen weder eine allopathische noch eine homöopathische Behandlung, sondern lassen sich durch entsprechende Änderungen in der Ernährung und Lebensweise weitgehend beheben. Andere wiederum können so störend sein, daß eine Therapie erforderlich ist. Da schwangere Frauen mit der Einnahme allopathischer Medikamente sehr vorsichtig sein sollten, wäre es bei einer Vielzahl von Beschwerden, die keine akuten Notfälle darstellen, vernünftig, zunächst den Einsatz homöopathischer Mittel zu erwägen.

Schwangeren wird im allgemeinen empfohlen, sich in die Obhut eines ausgebildeten homöopathischen Therapeuten zu begeben, anstatt sich selbst zu behandeln. Da das Wohlergehen zweier Menschen in ihrer Gesundheit abhängt, verdient eine schwangere Frau die bestmögliche Betreuung, die ihr ein erfahrener Praktiker bieten kann. In den Fällen, in denen ein solcher nicht zur Verfügung steht, kann man lernen, sich homöopathische Mittel selbst zu verordnen. Leider gibt es nicht sehr viele gute Bücher über Homöopathie und Geburtshilfe, und bei keinem der englischsprachigen Werke handelt es sich um einen modernen Text. In deutscher und französischer Sprache liegen einige moderne Fachbücher zu diesem Thema vor (siehe Teil III).

Einige Fälle werden natürlich schwieriger zu behandeln sein als andere. Anliegen dieses Buchs ist es nicht, die technischen Details der homöopathischen Behandlung zu erläutern, aber es ist wichtig zu wissen, daß man in der Homöopathie zwischen akuten und chronischen Symptomen unterscheidet. Akute Symptome stellen die Selbstschutzmechanismen des Körpers dar, mit deren Hilfe der Organismus versucht, mit aktuellen Infektionen, Streß oder Belastungen fertig zu werden. Chronische Symptome sind dagegen wiederkehrende, erfolglose Anstrengungen des Organismus, die Gesundheit wiederherzustellen. Solche Symptome können bestehenbleiben infolge einer konstitutionellen Schwäche des Individuums aufgrund genetischer oder Umweltfaktoren, aufgrund der jeweiligen Lebensweise oder weil der einzelne unter Dauerstreß steht oder immer wieder neu angesteckt wird (siehe Kapitel 9 über chronische Krankheiten). Bisweilen ist das, was uns ein akutes Symptom zu sein scheint, Ausdruck eines zugrundeliegenden, chronischen Zustands. Anstatt ein Medikament gegen das am stärksten hervortretende Symptom zu verschreiben, wird der Homöopath in solchen Fällen ein «Konstitutionsmittel» verordnen, das auf der Basis der Totalität der Symptome individuell ausgesucht wird, wobei der augenblickliche Zustand ebenso wie die Gesundheit der Eltern und Familienkrankheiten überhaupt berücksichtigt werden.

Es ist wichtig, sich den Unterschied zwischen Verordnungen gegen akute und Verordnungen gegen chronische Zustände zu vergegenwärtigen, da ich im folgenden über die individuelle Anwendung von homöopathischen Mitteln bei den häufigeren Beschwerden während Schwangerschaft, Geburt und der Zeit danach sprechen werde. Obwohl ich einige der oft verordneten Mittel bei verschiedenen Störungen auflisten werde, kann es in manchen Fällen auch vorkommen, daß ein Homöopath ein Grund- oder Konstitutionsmittel anstelle eines akuten Mittels verordnet. Wir können hier nicht alle Konstitutionsmittel anführen, da es einerseits recht viele davon gibt und da andererseits die konstitutionelle Behandlung dem erfahrenen Homöopathen vorbehalten sein sollte.

Homöopathische Therapeuten haben festgestellt, daß Frauen, die sich vor ihrer Schwangerschaft einer homöopathischen konstitutionellen Behandlung unterzogen haben, selten an morgendlichem Erbrechen während der Schwangerschaft leiden. Sollte dies dennoch auftreten, gibt es eine Reihe von homöopathischen Mitteln, die sich bei der Behandlung der Übelkeit, des Erbrechens und der Verdauungsstörungen, die mit dem Schwangerschaftserbrechen einhergehen, bewährt haben. *Sepia* (der Tintenfisch), *Nux vomica* (die Brechnuß), *Colchicum* (Herbstzeitlose), *Silicea* (Kieselsäure), *Ipecacu-*

anha (Brechwurzel), *Pulsatilla* (Kuhschelle) und *Symphoricarpus racemosa* (Schneebeere) sind nur einige der häufig verordneten Mittel bei der Behandlung des Schwangerschaftserbrechens. Alle diese Mittel verursachen im Falle einer Überdosierung Übelkeit und Erbrechen und sind imstande, diese Symptome als potenzierte Arzneimittel, wie sie in der Homöopathie verwendet werden, zu heilen.

Um eine Vorstellung von der Individualisierung zu bekommen, die bei der Verordnung homöopathischer Mittel erforderlich ist, wollen wir im folgenden einige der Symptome differenzieren, die bei der Verordnung ausschlaggebend für die Wahl sind.

Frauen, die *Sepia*, *Colchicum*, *Ipecacuanha* oder *Symphoricarpus* benötigen, reagieren auf Essensgerüche mit Übelkeit, obwohl Frauen, die *Sepia* brauchen, sich manchmal nach dem Essen wohler fühlen. Bei Frauen, die nicht nur am Morgen, sondern ständig Übelkeit verspüren, können *Ipecacuanha, Nux vomica, Silicea* oder *Symphoricarpus* hilfreich sein. Übelkeit, die durch Hinlegen gebessert wird, erfordert *Nux vomica, Silicea* oder *Symphoricarpus*, während Übelkeit, die durch Bewegung verschlechtert wird, auf *Ipecacuanha, Sepia* oder *Symphoricarpus* hinweist.

Das Mittel *Nux vomica* zum Beispiel ist angezeigt bei sehr reizbaren Frauen mit Symptomen von Übelkeit, Erbrechen und Verstopfung, die vor allem am Morgen schlimm sind. Häufig sind dauernde Magenschmerzen, ein Druckgefühl in der Magengegend sowie ein Verlangen nach alkoholischen Getränken anzutreffen.

Pulsatilla ist ein Mittel für gefühlsbetonte Frauen, die launisch, weinerlich und unentschlossen sind sowie an häufigem Aufstoßen von sauren, ranzigen, heißen unverdauten Speiseresten leiden. Nächtliche Durchfälle von wiederholt wechselnder Farbe und Beschaffenheit treten ebenfalls oft auf.

Frauen, die *Sepia* benötigen, sind zutiefst unzufrieden oder innerlich gleichgültig. Sie leiden an einem Gefühl der Leere in der Magengrube, an Verstopfung und haben einen bitteren oder salzigen Geschmack im Mund. Wenn sie überhaupt Appetit haben, dann auf saure Speisen. Homöopathen sind sich einig, daß *Sepia* das am häufigsten angezeigte Mittel bei Schwangerschaftserbrechen ist.

John Renner, ein homöopathischer Arzt mit über fünfzigjähriger

Praxis, der bei Tausenden von Geburten dabei war, hatte die besten Erfolge mit *Asconit D3* (Eisenhut) und *Bryonia D3* (Zaunrübe), zusammen alle dreißig Minuten gegeben. Wenn es innerhalb von sechs Stunden zu keiner merklichen Besserung kommt, sollte ein anderes Mittel in Betracht gezogen werden.

Es sollte der Ehrlichkeit halber nicht verschwiegen werden, daß es zwar Homöopathen gibt, die gute Ergebnisse bei der Behandlung von Schwangerschaftserbrechen erzielen, andere jedoch diese Symptome als schwer zu beheben einstufen. Ananda Zaren, homöopathische Praktikerin und Hebamme, rät: «Es gibt Fälle, in denen man das konstitutionelle Mittel geben muß, während andere wiederum das angezeigt akute Mittel erfordern. Obwohl das Schwangerschaftserbrechen bisweilen schwierig zu behandeln ist, bilden Homöopathie und eine vernünftige Ernährungsberatung eine risikoarme und häufig wirksame Therapie dieser unangenehmen Beschwerden.»

Schwangerschaftserbrechen wird als keine gefährliche Krankheit angesehen, stellt jedoch aufgrund der Störung einer guten und ausreichenden Ernährung gewisse Risiken für den Fötus dar.

Da ein homöopathisches Mittel auf der Basis der Totalität der Symptome des einzelnen verordnet wird, kommt es häufig vor, daß Frauen durch seine Einnahme nicht nur ein Nachlassen des Schwangerschaftserbrechens erfahren, sondern auch eine spürbare Besserung verschiedener anderer Symptome. Es ist in der Tat ungewöhnlich, wenn eine dauerhafte Besserung der Übelkeit nicht von einer gleichzeitigen allgemeinen Besserung des individuellen Gesundheitszustands begleitet wird. Es gibt noch keine Forschungsarbeiten über die Wirkung homöopathischer Arzneimittel bei Frauen mit Schwangerschaftserbrechen oder über eine positive Wirkung auf den Fötus, doch hat die klinische Erfahrung ihre positiven Auswirkungen auf werdende Mütter gezeigt, und es kann kein Zweifel bestehen, daß eine solche Wirkung auch dem Fötus zugute kommt.

Für viele Frauen, die während ihrer Schwangerschaft, jenem ganz besonderen Abschnitt im Leben, keine allopathischen Medikamente einnehmen wollen, sind homöopathische Arzneien ein Geschenk des Himmels. Die Homöopathie ist von unschätzbarem Wert bei der Behandlung einer Reihe von unangenehmen Störungen, die während der Schwangerschaft auftreten können, einschließlich Scheideninfektionen, Blasenentzündungen, Herpes, Schlaflosigkeit, Verstopfung, Hämorrhoiden, Krämpfen der Beine, Muskelschmerzen und Hautauschlägen. Jacques Imberechts, ein angesehener belgischer Homöopath, hat einmal gesagt: «Aufgrund der ausgezeichneten Wirksamkeit homöopathischer Mittel bei der Therapie so vieler Symptome und Syndrome der Schwangerschaft habe ich erlebt, daß meine Patienten selten etwas anderes verlangen oder brauchen außer der homöopathischen Behandlung.»

Dr. Imberechts gibt allerdings zu, daß er Schwierigkeiten bei der Behandlung von Frauen gehabt hat, die während der Schwangerschaft Krampfadern bekamen. Persönlich ist er der Meinung, daß diesem Zustand durch eine konstitutionelle Behandlung vor und während der Schwangerschaft vorgebeugt werden kann. Dr. Richard Moskowitz, ein Homöopath aus Boston, hat mit *Pulsatilla* und *Hamamelis* (Virginischer Zauberstrauch) die besten Ergebnisse bei der Behandlung von Krampfadern erzielt. Marcel Simons, ein belgischer Facharzt für Geburtshilfe und Homöopath, wußte neben diesen beiden Mitteln auch von guten Ergebnissen mit *Vipera berus* (Kreuzotter) zu berichten.

Homöopathische Arzneimittel während der Geburt

Außer der Verwendung homöopathischer Mittel bei verschiedenen Unannehmlichkeiten während der Schwangerschaft können diese auch zur Geburtsvorbereitung verordnet werden. Homöopathen haben häufig von Fällen berichtet, bei denen das angezeigte Mittel geholfen hat, ein Kind in Steißlage oder Querlage in die Kopflage zu bringen.

Pulsatilla wird hierbei häufig eingesetzt, doch ist das beste Mittel im allgemeinen jenes, das entsprechend den einzigartigen individuellen Symptomen angezeigt ist. Ananda Zaren berichtet, daß homöopathische Mittel imstande sein *können*, die Steißlage eines Kindes noch in den letzten Monaten der Schwangerschaft zu wenden, obwohl die Wirkung eine schnellere ist, wenn diese Lage zu einem früheren Zeitpunkt der Schwangerschaft festgestellt und behandelt wird. Mrs. Zaren weist ferner darauf hin, daß eine Steiß-Fußlage (eine seltene Lage, bei der ein Fuß oder beide Füße bei der Geburt zuerst erscheinen) ein strukturelles Problem darstellt und der Behandlung mit homöopathischen Mitteln nicht zugänglich ist.

Kann man durch die Gabe eines homöopathischen Mittels das Kind aus einer Steiß- oder Querlage in eine Kopflage bringen, wird eine Schwangerschaft, die mit größeren Risiken behaftet war, zu einer normalen Schwangerschaft. Aufgrund ihrer vorzüglichen Wirkung und dem äußerst geringen Potential an Nebenwirkungen werden homöopathische Mittel in naher Zukunft und im 21. Jahrhundert gewiß eine zunehmend bedeutende Rolle während Schwangerschaft und Geburt spielen.

John George, ein Facharzt für Geburtshilfe und Gynäkologe aus Seattle, verwendet homöopathische Mittel in seiner Praxis und stellte fest, «daß sie in vieler Hinsicht zu einer leichteren Geburt für die Frau und den Arzt beitragen. Durch den Gebrauch der Mittel geht alles viel reibungsloser.» Im einzelnen bemerkt Dr. George: «Durch eine korrekte homöopathische Verordnung zur Geburtsvorbereitung wird der Gebärmutterhals auf die Geburt vorbereitet, indem dieser vor dem Einsetzen der Wehen weicher und geschmeidiger wird und sich bereits dehnt. Die zweite Beobachtung ist die Tatsache, daß die Kontraktionen während der Wehen einen wesentlich geordneteren und effizienteren Verlauf nehmen. Drittens haben die Frauen weit weniger Schmerzen während der Wehen, was die Notwendigkeit von schmerzstillenden Mitteln und Anästhesie erheblich reduziert.»

Ananda Zaren bemerkt, daß Konstitutionsmittel selten während der Geburt angezeigt sind, da der Geburtsvorgang eine Belastung darstellt, die den Gebrauch von akuten Mitteln erforderlich macht. Ihren Beobachtungen nach hilft die Homöopathie, Komplikationen während der Geburt vorzubeugen, ferner wird die Geburtsdauer verkürzt und die Schmerzschwelle heraufgesetzt, so daß die Schmerzen während des Geburtsvorgangs besser ertragen werden.

Wenn die Wehentätigkeit normal verläuft, neigen Homöopathen wie gute allopathische Ärzte dazu, überhaupt keine Medikamente zu verordnen. Wenn jedoch Komplikationen auftreten, verfügt die Homöopathie über einige Mittel, mit denen unterstützend eingegriffen werden kann. *Caulophyllum* (Frauenwurzel) gehört zu den hervorragendsten Mitteln zur Kräftigung der Gebärmuttermuskulatur und wird zur Förderung der Wehentätigkeit verordnet. Es ist nicht das einzige Mitel, das bei diesem Zustand verordnet wird, doch wird es am häufigsten eingesetzt. Bei Wehenschwäche, wenn der Gebärmuttermund eventuell krampfartig rigide ist und schwache Kontraktionen gegeben sind, wird im allgemeinen die 3., 6., 12., 30. oder 200. Potenz verordnet. *Caulophyllum* wird ebenfalls bei unregelmäßiger Wehentätigkeit oder bei Atonie (Schwäche) der Gebärmutter während der Geburt verabreicht. Hierzu bemerkt Jacques Imberechts halb im Scherz: «Wenn es so aussieht, als ob die Wehen einsetzten, sollten Sie ein Taxi rufen und dann *Caulophyllum* nehmen. Wenn Sie das Mittel einnehmen, bevor Sie das Taxi rufen, kann es Ihnen passieren, daß das Kind im Auto zur Welt kommt.»

Französische Wissenschaftler haben neulich einen Doppelblindversuch mit *Caulophyllum* und vier anderen homöopathischen Mitteln bei der Behandlung von schwangeren Frauen abgeschlossen.* Die Studie ergab, daß der Einsatz der homöopathischen Mittel zu einer kürzeren Geburtszeit und einem geringeren Vorkommen von abnormer Wehentätigkeit führte. Die Studie umfaßte 93 Frauen, von denen 40 ein Placebo und 53 ein Komplexmittel in der Potenz C5 erhielten. Die Forscher stellten fest, daß die Geburt bei den Frauen, die das homöopathische Präparat eingenommen hatten, durchschnittlich 5,1 Stunden dauerte, während die Placebo-Gruppe auf eine durchschnittliche Dauer von 8,5 Stunden kam. Der Prozentsatz der Frauen mit abnormer Wehentätigkeit lag bei nur 11,3 Prozent in der Homöopathie-Gruppe, während es ganze 40 Prozent in der Placebo-Gruppe waren.[13]

Von den Untersuchungen beim Menschen abgesehen, haben Tierversuche den Wert von *Caulophyllum* zur Geburtsförderung bestätigt. Eine englische Studie, die über 200 Geburtsfälle umfaßte,

---

* Die anderen in diesem Präparat enthaltenen Mittel waren *Actea racemosa* (*Cimicifuga* oder Wanzenkraut), *Arnica* (Bergwohlverleih), *Pulsatilla* (Kuhschelle) und *Gelsemium* (wilder Jasmin).

ergab eine signifikante Reduzierung der Totgeburten bei einer Herde von Schweinen mit einer vorher hohen Totgeburtenrate.[14]

Der angesehene englische Homöopath Douglas Borland empfahl *Caulophyllum C12* oder *C30* täglich während der letzten zwei oder drei Wochen der Schwangerschaft als kräftigende, geburtsvorbereitende Maßnahme.[15] Andere Homöopathen vertreten die Ansicht, daß man *Caulophyllum* niemals routinemäßig verordnen dürfe und die individuelle Behandlung den Vorrang haben müsse.

Belladonna (Tollkirsche) und *Cimicifuga* (Wanzenkraut) sind zwei andere häufig verordnete Mittel zur Unterstützung der Wehentätigkeit. *Belladonna* ist dann angezeigt, wenn einige der charakteristischen Symptome dieses Mittels anzutreffen sind, wie zum Beispiel eine extreme Nervosität und Unruhe, deliriöse Zustände, starkes Erröten des ganzen Gesichts und der Schleimhäute und eine heiße Hautoberfläche.

Frauen, die *Cimicifuga* benötigen, neigen zu etwas hysterischem Verhalten, seufzen oft, leiden an krampfartigen Schmerzen, die im Körper in verschiedene Richtungen herumzufliegen scheinen, und ertragen ihre Schmerzen nur sehr schlecht. Ein charakteristisches Symptom bei Frauen, die *Cimicifuga* brauchen, ist Pessimismus im Hinblick auf die bevorstehende Geburt, was Äußerungen wie «Ich schaffe es nicht» oder «Ich werde noch verrückt; ich kann es nicht länger ertragen» zur Folge hat.

Es gibt einige weitere Mittel, die je nach den individuellen Symptomen in Erwägung gezogen werden müssen. Die Verordnung homöopathischer Mittel während der Geburt ist eine weitere gute Gelegenheit, eine risikoarme Alternative zur konventionellen medikamentösen Therapie zu praktizieren.

Die homöopathische Behandlung von Mutter und Kleinkind

Der Geburtsvorgang kann erschöpfend sein. Bei Frauen, die nach der Geburt sehr ermüdet sind oder nach dieser körperlichen Anstrengung an Muskelschmerzen leiden, ist *Arnica* (Arnika oder Bergwohlverleih) angezeigt. In Kapitel 10 (über Sportmedizin) wird eingehend über *Arnica* gesprochen, denn es ist ein hervorragendes Mittel gegen Schmerzen nach Überanstrengung und gegen Schock und Trauma nach Verletzungen. Obwohl die Geburt keine «Verletzung» im eigentlichen Sinne darstellt, bedeutet dieser Vorgang doch einen gewissen Schock und ein Trauma für den weiblichen Körper. *Arnica* ist für Mutter und Kind nach der Geburt von unschätzbarem Wert, da es bei beiden den Erholungsprozeß nach der Anstrengung so wirkungsvoll unterstützt. (Homöopathische Arzneimittel sind für Kleinkinder zwar ungefährlich, doch wird empfohlen, nur kleine Kügelchen [Globuli] zu verabreichen oder größere zu zerstoßen, damit der Säugling nicht daran würgt. Man kann die Kügelchen auch in Wasser auflösen und diese Flüssigkeit mit einem sauberen Teelöffel oder einer Pipette verabreichen.)

Homöopathische Arzneimittel können ebenfalls eine Hilfe für Frauen sein, die das Drama und Trauma einer Geburt mit chirurgischen Eingriffen hinter sich haben. Wenn ein Dammscheidenschnitt oder ein Kaiserschnitt durchgeführt worden ist, wird häufig *Staphisagria* (Stephanskörner) verordnet, ein Hauptmittel in der Homöopathie nach chirurgischen Eingriffen. Homöopathische Therapeuten haben die Beobachtung gemacht, daß Frauen, die *Staphisagria* genommen hatten, weniger Schmerzmittel nach der Geburt verlangten als andere.

John George hat auch gute Behandlungserfolge mit *Sulfur* nach langen oder schweren Geburten erzielt. Hierzu bemerkt Dr. George: «Durch Dehnung und Gewebsverletzungen im Bereich der Blase, des Damms und der Scheide gelangt eine Flut von Bakterien in das umliegende Gewebe, was zu einer Blaseninfektion oder anderen Komplikationen führen kann. *Sulfur* scheint hier von ausgezeichneter vorbeugender Wirkung zu sein.»

Wenn es während der Geburt zu einem Dammriß gekommen ist, empfiehlt der englische Homöopath Robert Davidson *Bellis perennis C200* (Gänseblümchen). Nach seiner Erfahrung ist dieses Mittel von guter Wirkung bei solchen inneren Verletzungen. *Calendula Tinktur* ist ebenfalls eine wertvolle Unterstützung des Heilungsvorgangs und wird verdünnt mit einem nassen Schwamm aufgetragen.

Beim Scheintod eines Neugeborenen (*Asphyxia neonatorum*) sind konventionelle medizinische Maßnahmen erforderlich, doch vermag die Homöopathie die Überlebenschancen zu erhöhen. *Antimonium tartaricum* (Brechweinstein) ist eines der am häufigsten verordneten Mittel bei Asphyxie. Das Baby mag wie tot erscheinen, häufiger jedoch findet man ein Rasseln im Hals und Atemschwierigkeiten aufgrund von Schleim, der die Atmung behindert. *Antimonium tartaricum* scheint den Schleim sofort zu beseitigen. Wenn *Antimonium tartaricum* nicht wirkt, werden im allgemeinen *Carbo vegetabilis* (Holzkohle) oder *Camphora* (Kampfer) benötigt.

Kinder, die *Carbo vegetabilis* brauchen, neigen dazu, kalt und von bläulicher Verfärbung zu sein. Die Kinder, die *Camphora* benötigen, haben meist hohes Fieber, tetanische Krämpfe, und das ganze Abdomen und die Oberschenkel sind dunkelrot.

Opium ist ein weiteres homöopathisches Mittel, das angezeigt sein kann, wenn das Kind bewußtlos und am ganzen Körper steif ist. Dieses Mittel wird auch dann häufig benötigt, wenn die Mutter entweder während der Schwangerschaft oder während der Geburt voller Angst war.

Laurocerasus (Kirschlorbeer) ist ein wertvolles Mittel, wenn das Kind ein Gesichtszucken aufweist, während es nach Luft ringt.

Arnica ist dann angezeigt, wenn das Kind eine traumatische Entbindung erfahren hat und Hämatome (Blutungen und Schwellungen) am Kopf aufweist. Wie *Opium* ist *Arnica* ebenfalls angezeigt, wenn das Neugeborene am ganzen Körper steif ist, doch ist *Arnica* der Vorzug zu geben, wenn das Kind außerdem einen heißen Kopf hat, der Körper jedoch kalt ist und eine ruckartige Atmung und Zittern der Extremitäten gegeben sind. Die Erfahrung hat gezeigt, daß bei solchen Zuständen das korrekt verordnete Mittel eine sofortige Wirkung zeigt, was angesichts der Situation auch notwendig ist für das Überleben des Säuglings. Die Verordnung dieser Mittel sollte jedoch keine der anderen heroischen medizinischen Maßnahmen verzögern, die die Überlebenschancen des Babys erhöhen können.

Homöopathen berichten ebenfalls über Erfolge bei der Behandlung von Gelbsucht bei Neugeborenen (*Icterus neonatorum*). Das richtige Mittel behebt diesen Zustand in ein bis drei Tagen. Bei der konventionellen Behandlung muß das Kind ins Krankenhaus, wo es in einem Brutkasten einer besonders fluoreszierenden Beleuchtung ausgesetzt wird, die den Abbau des Bilirubins und eine gesunde Leberfunktion fördert. Diese Therapie dauert drei Tage bis zwei Wochen. Besonders schwerwiegend ist dabei, daß das Kind durch den Brutkastenaufenthalt von der Mutter getrennt wird, was das Stillen erschwert oder gar unmöglich macht. Dadurch wird auch der Hautkontakt zwischen Mutter und Säugling, der in physiologischer wie auch psychologischer Hinsicht für beide so wertvoll ist, empfindlich unterbrochen.

Alphonse Teste, ein berühmter französischer Homöopath des 19. Jahrhunderts, bemerkte zur Gelbsucht bei Neugeborenen, daß *Aconit* (Sturmhut) «häufig ausreicht, um die Krankheit zu heilen»[16]. Wenn innerhalb von vierundzwanzig Stunden keine Besserung eintritt, sollten *Nux vomica* (Brechnuß), *Chelidonium* (Schöllkraut), *Lycopodium* (Bärlapp), *Chionanthus* (Fransenbaum), *Bovista* (Bovist) oder *Natrium sulfuricum* (Natriumsulfat, Glaubersalz) in Erwägung gezogen werden.

Abgesehen von ihrer Nützlichkeit während Schwangerschaft und Geburt können homöopathische Mittel auch den Frauen helfen, die Probleme mit dem Stillen haben. Das Stillen spielt natürlich eine sehr große Rolle bei der Versorgung des Säuglings mit wichtigen Antikörpern, Enzymen und anderen notwendigen Nährstoffen, die dem Baby helfen, sich an die jeweilige Umwelt anzupassen und sich gut zu entwickeln. Frauen mit Mastitis (Brustdrüsenentzündung) müssen so bald wie möglich behandelt werden, damit sie mit dem Stillen fortfahren können. Der bekannte Kinderarzt Robert Mendelsohn ist der Ansicht, daß Stillen derart wichtig ist, daß es von Ärzten und anderen stets nachdrücklich gefördert werden sollte. Jenen, die am Stillen coram publico Anstoß nehmen, entgegnet Dr. Mendelsohn, daß das Füttern mit der Flasche in der Öffentlichkeit im Grunde genommen das Anstößigere sei.

Mastitis ist eines der häufigsten Probleme, die das Stillen nach der Geburt erschweren. Die konventionelle Behandlung besteht in der Verordnung von Antibiotika. Obwohl diese Präparate recht wirksam sind, wäre der Versuch mit einer sowohl ungefährlichen wie auch wirksamen alternativen Behandlung dennoch lohnend, da das Kind schließlich doch Spuren von den Antibiotika durch die Muttermilch erhält.

Belladonna, Bryonia, Phytolacca (Kermesbeere) und *Lac caninum* (Hundemilch) sind die am häufigsten angezeigten Mittel bei Mastitis. *Belladonna* und *Bryonia* werden oft in den ersten Stadien von Mastitis verordnet. *Belladonna* ist angezeigt, wenn die Brüste rot, heiß und geschwollen sind und wie bei *Lac caninum* sehr empfindlich auf Bewegung oder Berührung reagieren. Frauen, die *Belladonna* brauchen, haben hohes Fieber, Blutandrang zum Kopf, klopfende Kopfschmerzen und ein gerötetes Gesicht. Wenn die Brüste hart wie Stein sind, ist *Bryonia* angezeigt. Die Brüste sind heiß und schmerzhaft, jedoch nicht sehr gerötet. Es können scharfe, stechende Schmerzen gegeben sein, die sich durch Bewegung verschlimmern, besonders beim Anheben des Arms. Die Frauen haben trockene Lippen, Durst und leiden unter Verstopfung.

Bei Frauen, die *Phytolacca* brauchen, sind die Brüste ebenfalls hart wie Stein, schmerzen sehr und sondern Eiter ab. Häufig ist auch ein sehr starker Milchfluß gegeben, doch sind die Brustwarzen so empfindlich, daß beim Stillen Schmerzen auftreten, die auf den ganzen Körper ausstrahlen.

Frauen, die *Lac caninum* benötigen, haben schmerzhafte und empfindliche Brüste, wobei die Schmerzen sich durch Bewegung oder auch nur eine leichte Erschütterung verschlimmern. Diese Frauen haben Schmerzen beim Gehen, bisweilen sogar durch bloßes Einatmen, obwohl diese Schmerzen abklingen, wenn die Brüste bei Bewegungen abgestützt werden.

Es gibt natürlich noch viele Beschwerden, die während Schwangerschaft, Geburt und der Zeit danach auftreten können, die wir hier jedoch nicht erwähnt haben. Da eine homöopathische Behandlung den gesamten gesundheitlichen Zustand des Patienten stärkt, kann ein breites Spektrum von akuten und chronischen geburtshilflichen Störungen mit homöopathischen Mitteln angegangen werden. Die Homöopathie wird sich wahrscheinlich nicht nur für unsere Kinder im 21. Jahrhundert, sondern auch für deren Kinder als unschätzbare Hilfe erweisen.

5 Kinderheilkunde:
Homöopathische Therapie statt Medikamentenmißbrauch

In unserem Jahrhundert starben vor der Einführung der Antibiotika 95 Prozent aller Kinder, die an Meningitis erkrankt waren. Heute beträgt die *Überlebensquote* dank Antibiotika 95 Prozent. Die Kindersterblichkeit in den ersten Lebensjahren ist ebenfalls dank der konventionellen Medizin erheblich zurückgegangen. Die Anzahl von Kindern, die an Leukämie sterben, hat sich gleichfalls erheblich verringert, was einen weiteren eindrucksvollen Erfolg der modernen Medizin darstellt. Aber trotz dieser Errungenschaften der modernen Medizin besteht allgemein Einigkcit darüber, daß es auch vieles in der medikamentösen Therapie gibt, was verbessert werden kann und verbessert werden sollte. Man ist sich auch darüber einig, daß die moderne Medizin nicht immer ungefährlich ist und daß sie bisweilen mehr Schaden anrichtet als Nutzen bringt.

Die Schäden ärztlicher Therapie bei Kindern

Benjamin Rush (1745–1813), der «Vater der amerikanischen Medizin», war ein so überzeugter Befürworter des Aderlasses, daß er diese Maßnahme sogar bei kranken Säuglingen empfohlen hat.[1] Rush nannte Ärzte, die ihre Patienten nicht zur Ader ließen, Quacksalber.* Obwohl diese barbarische Methode heute nicht mehr angewandt wird, müssen wir uns fragen, ob die Art und Weise, wie wir in unserer Zeit Kinder mit stark wirkenden Medikamenten behandeln, wobei diese oft wiederholt und in Kombination mit anderen Medikamenten verordnet werden, nicht ebenfalls einmal als barbarisch betrachtet werden wird.

Es wird empfohlen, konventionelle Medikamente bei der Behandlung von Neugeborenen, Säuglingen und Kindern mit Vorsicht und Zurückhaltung einzusetzen, da der ganze Organismus, das funktionelle Zusammenspiel der Organe und Drüsen und die immunologischen und Abwehrreaktionen sich noch in Entwicklung befinden. Es wird mittlerweile anerkannt, daß Frauen während der Schwangerschaft die Einnahme von Medikamenten möglichst vermeiden sollten, doch wenn unsere Kinder einmal geboren sind, scheinen wir ganz zu vergessen, daß ihre Körper sich im Wachstum und in der Entwicklung befinden, ein sensibler Zustand, auf den viele der häufig verordneten Medikamente einen erheblichen Einfluß ausüben.

Die Tatsache ist wenig bekannt, daß die meisten der allopathischen Medikamente, die bei der Behandlung von Säuglings- und Kinderkrankheiten eingesetzt werden, nicht ausreichend an Kindern geprüft wurden. Sogar in einem Bericht der American Academy of Pediatrics wurde zugegeben, daß «möglicherweise dreiviertel aller Medikamente, die im Krankenhaus in der Kinderheilkunde verordnet werden, keine offizielle Zulassung für die Indikationen haben, für die sie dort im allgemeinen eingesetzt werden.»[2]

Noch im Jahr 1975 haben 95 Prozent aller amerikanischen Ärzte Kindern ein oder mehrere Medikamente bei gewöhnlichen grippalen Infekten verordnet, wobei eines der verordneten Medikamente in ungefähr 60 Prozent der Fälle ein Antibiotikum war.[3] Im Jahr 1979

---

* Beim Aderlaß wird ein spezielles Messer (Lanzette oder Aderlaßschnäpper) eingesetzt, um einer Vene des Patienten Blut zu entnehmen. Obwohl diese Behandlung Röte und Schwellung einer Entzündung vorübergehend reduziert, stellt sie auch eine große Schwächung des bereits kranken Patienten dar. Der Aderlaß war einst ein so angesehenes Verfahren, daß eines der wichtigsten englischen Ärzteblätter den Namen *Lancet* trug (und auch heute noch unter diesem Namen erscheint).

hat die amerikanische Food and Drug Administration (FDA) dreißig Medikamente für unwirksam befunden, von denen die Hälfte häufig Kindern verschrieben wurde.[4]

Die American Academy of Pediatrics gab 1975 die Empfehlung, bei Kindern unter acht Jahren keine Tetrazykline zu verordnen, da diese das Knochenwachstum verzögern, die Leber schädigen, verschiedene Verdauungsstörungen hervorrufen und sogar eine dauerhafte Verfärbung der Zähne bewirken können. Dennoch ergab eine im Jahr 1977 durchgeführte Studie, daß 27 Prozent der 1947 im Bundesstaat Tennessee ansässigen Ärzte Kindern unter acht Jahren Tetrazykline verordnet hatten.[5] Obwohl einige allopathische Medikamente für Kinder gefährlicher sind als andere, gibt es kaum Kontroversen über die Tatsache, daß wir bei der medikamentösen Behandlung von Säuglingen und Kindern noch größere Sorgfalt walten lassen müssen als bei der Behandlung von Erwachsenen.

Während der Schwangerschaft wird der Fötus durch die Antikörper der Mutter geschützt, die ihm regelmäßig über die Nabelschnur zugeführt werden. Nach der Geburt enthält die Muttermilch ebenfalls wichtige Antikörper und Nährstoffe, die von unschätzbarem Wert sind, um das Immunsystem und die Abwehrkräfte des Neugeborenen aufzubauen. Im zarten Alter von nur zwei Monaten beginnt der Mensch, sechs bis neun virale Infektionen jährlich durchzumachen – bis zum Ende seiner Kindheit. Diese manifestieren sich meist als gewöhnliche Erkältung, in deren Verlauf der Virus schließlich überwunden wird, ein Vorgang, der das Immunsystem des Babys stärkt und trainiert.

Fieber ist eine Reaktion, bei der der Körper seine Temperatur erhöht, um ein inneres Milieu zu schaffen, in dem Viren sich nicht vermehren können. Während des Fieberzustands werden die weißen Blutkörperchen aktiver, und die Produktion von Interferon steigt an, was die Bekämpfung der viralen Infektion unterstützt.* Es ist kaum verwunderlich, wenn festgestellt wurde, daß der Einsatz von Aspirin zur Unterdrückung von Fieber bei Kindern zum Reye-Syndrom füh-

* Interferon ist eine vom Körper hergestellte, natürliche Eiweißverbindung, die die Virenvermehrung hemmt.

ren kann, einer neurologischen Erkrankung mit möglicherweise tödlichem Ausgang.

Nasenabsonderungen sind ebenfalls Ausdruck des Heilungsbestrebens des kindlichen Organismus. Die Absonderung setzt sich hauptsächlich aus toten Viren, Bakterien und weißen Blutkörperchen und Schleim zusammen. Durch den Gebrauch von Nasensprays und Antihistaminika werden solche Absonderungen, die einen Abwehrmechanismus des Körpers darstellen, unterdrückt. Vom Standpunkt der Physiologie aus macht die Unterdrückung von Nasenabsonderungen keinen Sinn, was wahrscheinlich auch der Grund dafür ist, daß solche Mittel häufig nicht wirksam sind oder oft sogar verschiedene Nebenwirkungen hervorrufen, die im allgemeinen schlimmer sind als die ursprüngliche Erkältung selbst.

Kindern werden häufig hustenunterdrückende Medikamente verordnet. Da der Husten einen natürlichen Abwehrmechanismus des Körpers zur Reinigung der Luftwege darstellt, ist es vom physiologischen Standpunkt aus unsinnig, hustenunterdrückende Mittel routinemäßig an Kinder zu verordnen. Was die Sache noch verschlimmert, ist, daß viele der beliebten Erkältungs- und Hustenmittel 50- bis 80prozentigen Alkohol enthalten. Ein Bericht der American Academy of Pediatrics aus dem Jahr 1984 spricht die Warnung aus, «daß sogar kleine Mengen von Alkohol eine Wirkung auf das Zentralnervensystem des Kindes und damit eine verzögerte Reaktionszeit, muskuläre Koordinationsstörungen und Veränderungen des Verhaltens zur Folge haben können»[6].

Wenn einem Menschen eine Arbeit abgenommen wird, lernt er nicht, diese selber zu verrichten. Das trifft auch auf der physiologischen und immunologischen Ebene zu, wenn Symptome oder Infektionen mit medikamentösen Unterdrückungsmaßnahmen angegangen werden. In solchen Fällen wird dem Körper die Möglichkeit genommen, sich selbst zu heilen.

Die homöopathische Alternative zur Verordnung von Aspirin bei Fieber

Die Homöopathie bietet eine echte Alternative zu Medikamenten, die Symptome unterdrücken. Sogar in einem Buch aus dem Jahr 1858, das als Kritik der Homöopathie erschienen war, wird zugegeben, daß homöopathische Arzneimittel «die eindeutigen Favoriten bei Kindern waren»[7].

Obwohl es natürlich seltene Fälle gibt, in denen das Fieber bei einem Säugling oder Kind so hoch ist, daß eine Behandlung, auch eine fieberunterdrückende, erforderlich ist, bewirken homöopathische Mittel häufig eine rasche Heilung solcher Zustände.* *Aconit* (Sturmhut) und *Belladonna* (Tollkirsche) sind zwei gern verordnete homöopathische Mittel gegen fieberhafte Erkrankungen im Säuglingsalter. Bei beiden handelt es sich um Giftpflanzen, doch sind sie als homöopathische Potenzen wertvolle und ungefährliche Medikamente.

Sidney Ringer (1835–1910), der englische Physiologe, der die sogenannte «Ringer-Lösung» entwickelte (eine häufig verwendete Elektrolytlösung zur intravenösen Anwendung), erklärte, daß «kein anderes Medikament so wertvoll ist wie *Aconit*», um Entzündungen zu behandeln.[8] Sogar Joseph Lister (1827–1912), einer der angesehensten englischen Chirurgen, erkannte den Wert von *Aconit* an. Lister erklärte, seine Kenntnisse in der Anwendung von *Aconit* und *Belladonna* von Homöopathen zu haben.[9]

Die Symptome der Kinder, die *Aconit* oder *Belladonna* benötigen, haben Gemeinsamkeiten, aber auch individualisierende Unterschiede. Beide Symptomenkomplexe können mit einem plötzlichen Einsetzen des Fiebers beginnen, und in beiden Fällen kann sich auch sehr hohes Fieber entwickeln. Beide sind vornehmlich in den ersten

---

* Detaillierte Angaben zur Frage, wann medizinische Hilfe angezeigt ist, finden sich bei Stephen Cummings und Dana Ullman, *Everybody's Guide to Homeopathic Medicines* (Los Angeles: J. P. Tarcher, 1984); Robert Mendelsohn, *«Trau keinem Doktor!*... (Laer: Mahajiva, 1988); Robert Pantell, James Fries und Donald Vickery, *Taking Care of Your Child* (Reading, Mass.: Addison-Wesly, 1977).

Fieberstadien von Nutzen, während sie keinen Wert haben bei Fieberformen, die sich länger hinziehen.[10]

Aconit wird sehr häufig bei Säuglingen und Kindern verordnet, deren Erkrankungen sich nach Einwirkung von trockener und kalter Luft oder Wind einstellen, besonders wenn sie dabei noch geschwitzt haben. Säuglinge oder Kinder, bei denen *Aconit* angezeigt ist, haben oft trockene Haut, trockenen Husten, trockenen Mund und bisweilen einen unstillbaren Durst, im allgemeinen nach kalten Getränken. Sie sind geistig wach, wobei sie meist auch unruhig und ängstlich sind. Sie werfen sich im Schlaf hin und her oder werfen ihre Bettdecken oder Kleider ab.

Säuglinge oder Kinder, die *Belladonna* brauchen, sehen deutlich anders aus. Sie haben ein stark gerötetes Gesicht, eine sehr heiße Haut (die bisweilen eine so starke Wärme abstrahlt, daß sie wahrgenommen werden kann, ohne die Haut direkt zu berühren) sowie glasige Augen mit erweiterten Pupillen. Sie delirieren und scheinen nicht recht zu begreifen, was um sie herum vor sich geht. Durch ihre Krankheit werden sie lethargisch und geistig stumpf. Statt der Angst und der Unruhe des *Aconit*-Kindes findet man beim *Belladonna*-Kind Unruhe, verbunden mit geistiger Stumpfheit und Verwirrung. Wenn diese Kinder sehr hohes Fieber haben, kann es sein, daß sie auf Gegenstände einschlagen, hineinbeißen oder sie zerreißen. Diese Kinder haben manchmal wilde Träume, in schweren Fällen kann es dazu kommen, daß sie Ungeheuer sehen oder halluzinieren. Hin und wieder kommt es zu Muskelzuckungen, die scheinbar plötzlich auftreten und wieder verschwinden.

Einige der *Belladonna*-Symptome sind auch Meningitis-Symptome, und Homöopathen sind der Ansicht, daß eine drohende Meningitis häufig durch eine fachgerechte homöopathische Behandlung abgewehrt werden kann. Wird bei einem Kind die Diagnose Meningitis gestellt, haben Homöopathen aufgrund der Schwere und Dringlichkeit der Erkrankung und ihrer möglichen Folgen nichts gegen den Einsatz von Antibiotika einzuwenden. Einer der besonderen Vorzüge der Anwendung homöopathischer Mittel bei fieberhaften Säuglings- und Kinderkrankheiten ist die Tatsache, daß die Mittel im allgemeinen außerordentlich schnell wirken. Wenn versehentlich das falsche Mittel verordnet wurde, gibt es keine unangenehmen Nebenwirkungen.

Bei Säuglingen sind Krämpfe zusammen mit Fieber auch ohne Meningitis keine Seltenheit. Nur allzu häufig erhalten diese Säuglinge dann starke krampflösende, antikonvulsive Mittel. Eltern sollten wissen, daß es keine Beweise dafür gibt, daß die Kinder später an ernsten Folgen dieser Krämpfe zu leiden haben werden. Eine Studie über 1706 Kinder mit Fieberkrämpfen hat ergeben, daß diese keinen einzigen Todesfall oder motorischen Defekt zur Folge hatten. Es gibt ebenfalls keine überzeugenden Beweise dafür, daß Fieberkrämpfe zu einem späteren Auftreten von Epilepsie führen. Schwere, wiederholte Fieberkrampfanfälle können jedoch zu Gehirnschäden führen und bedürfen unbedingt einer allopathischen oder homöopathischen Behandlung. Die Behandlung gewöhnlicher Fieberkrämpfe mit antikonvulsiven Medikamenten ist jedoch unangebracht und gefährlich.

Zu den homöopathischen Mitteln, die eine ungefährliche Alternative zu den allopathischen antikonvulsiven Medikamenten darstellen, gehören *Belladonna*, *Chamomilla*, *Calcium carbonicum* (Calciumcarbonat, Kalk), *Helleborus* (Christrose), *Opium*, *Stramonium* (Stechapfel), *Nux vomica* (Brechnuß) und *Zincum* (Zink). Die Therapie solcher Zustände gehört in die Hände eines erfahrenen homöopathischen Praktikers.

Die homöopathische Behandlung häufiger gesundheitlicher Störungen im Säuglingsalter: Beschwerden beim Zahnen, Koliken, Ekzeme

Shakespeare beschrieb das Säuglingsalter einst als das Lebensalter des «Wimmerns und Erbrechens in den Armen der Amme». Obwohl es unzählige Theorien gibt, warum Säuglinge erbrechen oder den einen oder anderen Zustand entwickeln, geht die Homöopathie davon aus, daß die Symptome Reaktionen des Organismus sind, um mit Infektionen oder inneren bzw. äußeren Streßfaktoren fertig zu werden. Diese Symptome stellen die besten Versuche des Körpers dar, sich zu verteidigen und zu heilen.

Neben den wenig sinnvollen Unterdrückungstherapien bei fieberhaften Säuglingskrankheiten und -erkältungen werden auch gegen Beschwerden beim Zahnen oft unzweckmäßige medikamentöse Therapien angewendet. Eine großangelegte Befragung amerikanischer Kinderärzte hat erst kürzlich ergeben, daß fast alle gegen Beschwerden beim Zahnen Schmerzmittel in verschiedenen Stärken, Beruhigungsmittel und örtliche Betäubungsmittel verordnen.[11]

Der Wunsch der Eltern, die Schmerzen während des Zahnens zu lindern, ist nur allzu verständlich. Von den Schmerzen und dem starken Speichelfluß abgesehen, kommt es oft auch zu Fieber, Verdauungsstörungen (meist Durchfall oder Verstopfung im Wechsel mit Durchfall), Erkältungen und Hautausschlägen. Gewiß kann jeder verstehen, daß ein Arzt, der den leidenden Säugling und die verschreckten und besorgten Eltern erlebt, gern etwas unternehmen möchte. Bei der Behandlung von Beschwerden beim Zahnen hat die Homöopathie jedoch eine so wirkungsvolle Alternative anzubieten, daß immer mehr Ärzte und Eltern darauf aufmerksam werden.

Chamomilla ist wahrscheinlich das Mittel, das mehr Eltern mit der Homöopathie bekannt gemacht hat als jedes andere. Es ist beileibe nicht die einzige Arznei, die Homöopathen gegen Beschwerden beim Zahnen verordnen, doch findet es so häufig und erfolgreich Anwendung, daß es im allgemeinen empfohlen wird, wenn die Symptome des Säuglings nicht deutlich ein anderes Mittel erfordern. Die häufigsten Symptome von Säuglingen, die *Chamomilla* benötigen, sind entzündetes Zahnfleisch, Speichelfluß und das Verlangen, ständig die Finger im Mund zu haben. Oft ist eine Backe rot und heiß, während die andere blaß ist. Noch auffälliger als diese körperlichen Symptome sind die Veränderungen in Stimmung und Verhalten. Die Säuglinge sind übermäßig reizbar, in vielen Fällen schreien sie und schlagen um sich. Sie verlangen nach irgendwelchen Dingen, die aber abgelehnt werden, sobald man sie ihnen geben will. Ihr Schlaf ist unruhig, sie werfen sich hin und her und schreien bisweilen auf. Nur durch Herumtragen oder Schaukeln tritt eine Besserung ein. Diese Beschreibung der typischen *Chamomilla*-Symptome wird vielen Eltern bekannt vorkommen.

Zu den anderen homöopathischen Mitteln, die gegen Beschwerden beim Zahnen häufig verordnet werden, gehören *Calcium phosphoricum* (Calciumphosphat), *Calcium carbonicum* (Calciumcarbonat) und *Coffea* (Kaffee).

Bei vielen gesundheitlichen Störungen im Säuglings- und Kindesalter wäre es oft angebrachter, die Angst der Eltern anstatt die jeweiligen Beschwerden des Kleinen zu behandeln. Die Fieberphobie vieler Eltern und ihre Vorstellung, daß jedes Symptom eine sofortige Behandlung erfordere, ist zwar weit verbreitet, doch «heilbar». Obwohl es natürlich Krankheiten gibt, die einer ärztlichen Behandlung bedürfen, sind die meisten Symptome, die im Säuglings- und Kindesalter auftreten, nicht als Grund zu besonderer Besorgnis anzusehen. Nach Ansicht des Kinderarztes Robert Mendelsohn heilen 95 Prozent aller Kinderkrankheiten von allein und erfordern keine besondere ärztliche Behandlung.[12]

Eltern, die unbedingt wollen, daß ihre Kinder behandelt werden, sollten dann aber auf jeden Fall Therapieformen vermeiden, die Symptome unterdrücken. Behandlungen, die den natürlichen Abwehrbestrebungen des Körpers entgegenwirken, sind jedoch im allgemeinen Unterdrückungsmaßnahmen. Ein Beispiel für ein häufig angewandtes Hausmittel bei Koliken von Säuglingen (und bisweilen auch bei Verdauungsstörungen von Kindern) ist die Gabe von Backpulver. Obwohl Backpulver überschüssige Magensäure neutralisiert, bewirkt es auch eine darauffolgende, entgegengesetzte Wirkung, wonach der Organismus auf das Backpulver mit einer noch stärkeren Absonderung von Magensäure reagiert.

Die homöopathische Alternative gegen Koliken bei Säuglingen und Verdauungsstörungen bei Kindern besteht in der Verordnung eines individuell ausgewählten homöopathischen Mittels. *Chamomilla* gehört zu den gegen Koliken häufig angewandten Mitteln, wenn der Säugling den zuvor schon beschriebenen, außerordentlich reizbaren Zustand aufweist.

Pulsatilla (Kuhschelle) ist ein anderes häufig benötigtes Mittel bei Kolik, doch sind die Säuglinge, die *Pulsatilla* brauchen, im allgemeinen sehr anhänglich, liebebedürftig und verlangen viel Zuwendung und Sympathie; obwohl sie aufgrund der Schmerzen gereizt sein können, sind sie im Grunde noch freundlich gestimmt.

Zu den anderen, bei Koliken häufig verordneten homöopathischen Mitteln gehören *Arsenicum album* (Arsen), *Nux vomica* (Brechnuß), *Bryonia* (Zaunrübe), *Magnesium phosphoricum* (Magnesiumphosphat), *Colocynthis* (Koloquinte), *Lycopodium* (Bärlapp) und *Sulfur* (Schwefel). Es gibt aber noch zahlreiche weitere homöopathische Mittel, die gelegentlich gegen Koliken bei Säuglingen verordnet werden, hier jedoch nicht alle aufgelistet werden können.

Immer wieder vorgebracht wird die Theorie, solche Koliken beruhten auf einer Allergie gegen Milch oder andere Bestandteile der Nahrung. Aus homöopathischer Sicht der Lebensmittelallergien ist jedoch nicht das betreffende Nahrungsmittel das eigentliche Problem, sondern der gesundheitliche Zustand des einzelnen. Dieser individuelle Zustand erzeugt eine schlechte Assimilation und Verwertung der Nahrung, was schließlich zu bestimmten Symptomen führt. Man hat die Erfahrung gemacht, daß homöopathische Mittel sehr wirksam sind bei der Behebung dieser zugrundeliegenden gesundheitlichen Störungen und so zur Reduzierung von Lebensmittelallergien beitragen. (Weitere Informationen zur homöopathischen Behandlung von Allergien finden sich in Kapitel 8.)

Ekzeme treten im Säuglingsalter ebenfalls häufig auf. Die konventionelle, allopathische Behandlung solcher Störungen ist ein trauriges Beispiel für Symptomenunterdrückung. Nach homöopathischem Verständnis sind Hautkrankheiten (ausgenommen Verletzungen der Haut oder Symptome, die durch Reizstoffe hervorgerufen wurden) nicht einfach als lokale Probleme anzusehen, sondern als Ergebnis und Ausdruck einer zugrunde liegenden, inneren gesundheitlichen Störung. Durch den Einsatz von Kortison oder anderen stark wirksamen Steroidpräparaten werden die natürlichen Abwehrmechanismen des Körpers unterdrückt. Obwohl diese Mittel bisweilen die Symptome sehr wirksam beseitigen, sind sie nicht imstande, die zugrundeliegende innere Krankheit zu heilen.

Systemisch wirksames Kortison, oral eingenommen oder injiziert, ruft wesentlich schwerer wiegende Nebenwirkungen hervor als Kortisonsalben, äußerlich angewendet, doch sind auch diese Salben nicht unbedenklich. Obwohl dem Gebrauch von Kortisonsalben bislang nur wenige ernste Symptome zugeschrieben werden konnten, sind ihre Langzeitwirkungen nur sehr schwer abzuschätzen.

Eltern haben beobachtet, daß Ekzeme oft in noch schwererer Form zurückkehren, nachdem das Kortison abgesetzt worden ist. Bei den «Glücklichen» kommt es zu keinem Wiederauftreten des Ekzems; aus homöopathischer Sicht kann dies entweder ein gutes oder ein schlechtes Zeichen sein. Es kann bedeuten, daß der Säugling schließlich «aus dem Zustand herausgewachsen ist», aber auch, daß die Krankheit nach innen getrieben worden ist und sich schließlich als noch ernstere Störung manifestieren wird. Sehr häufig führt nach Beobachtungen homöopathischer Praktiker die Unterdrückung von Hautsymptomen zu späteren Lungenstörungen, häufig zum Auftreten von Asthma.* Da die Haut einen erheblichen Anteil der Atemleistung des Körpers übernimmt und die Funktion einer «dritten Lunge» erfüllt, ist verständlich, daß die Krankheit zunächst die «oberflächliche» Lunge angreift. Wenn der Zustand dann entweder unsachgemäß behandelt oder unterdrückt wird, greift die Krankheit die beiden tiefer gelegenen Quellen des Lebensatems an.

Nach homöopathischem Verständnis werden Ekzeme als innere Krankheit aufgefaßt, daher muß die Arzneimittelwahl individuell, auf der Grundlage einer vollständigen Auswertung der charakteristischen körperlichen, emotionalen und geistigen Merkmale des Kleinkinds erfolgen, wobei konstitutionelle Vererbungsfaktoren ebenfalls berücksichtigt werden. Solche Fälle bedürfen der sachgerechten Behandlung durch einen erfahrenen Homöopathen, der Laie sollte lieber die Finger davon lassen. Säuglinge und Kleinkinder befinden sich in einer sensiblen Phase ihrer Entwicklung und müssen daher mit der größtmöglichen Sorgfalt behandelt werden.

---

* Allopathische Ärzte haben ebenfalls häufig die Verbindung zwischen Ekzemen und Asthma beobachtet, obwohl sie im Gegensatz zu Homöopathen beides als getrennte Krankheiten betrachten und mit unterschiedlichen Medikamenten behandeln. Diese Ärzte erkennen ein solches Nach-innen-Treiben der Krankheit nicht als eine Unterdrückung oder Verschlimmerung der Krankheit an. Nach homöopathischer Ansicht verschlechtert jede Behandlung, die die Krankheit lediglich beherrscht oder Symptome unterdrückt, die Chancen für eine echte Heilung und ermöglicht der Krankheit ein noch tieferes Eindringen.

Die homöopathische Behandlung von Kinderkrankheiten

Der berühmte amerikanische Kinderarzt Benjamin Spock hat einmal gesagt, daß ein Kind, das sich noch nie den Kopf angeschlagen hat, zu ängstlich behütet wird. Die Folgen von Unfällen sind bei Kindern in der Tat eines der häufigsten Probleme, die einer Behandlung bedürfen. Obwohl der Ruf der Homöopathie hauptsächlich auf der erfolgreichen Behandlung akuter und chronischer Krankheiten beruht, ist sie auch bei Verletzungen von großem Nutzen.

Die eindrucksvolle, schnell schmerzlindernde und heilende Wirkung von *Arnica* (Arnika, Bergwohlverleih) bei Kopftrauma oder Verletzungen des weichen Gewebes hat unzählige Eltern mit der Homöopathie bekannt gemacht. Aufgrund der vorzüglichen Wirkung bei Verletzungen des weichen Gewebes ist *Arnica* das am häufigsten verordnete Mittel bei Verletzungen, die sich bläulich und dunkel verfärben. (Weitere Informationen über die homöopathische Behandlung verschiedener Verletzungen finden sich in Kapitel 10.)

Viele Kinderkrankheiten, die früher häufig auftraten (Masern, Röteln, Mumps, Keuchhusten, Diphtherie) sind heutzutage selten geworden. Das ist in einigen Fällen auf die Immunisierung durch Impfung zurückzuführen, in anderen Fällen handelt es sich um die natürliche Evolution einer ansteckenden Krankheit. Obwohl die Homöopathie bei der Behandlung dieser Krankheiten recht gute Ergebnisse zu erzielen vermochte, sind sie in der Regel so selten geworden, daß es sich nicht lohnt, hier weiter darüber zu sprechen.

Windpocken gehören zu jenen immer noch oft auftretenden ansteckenden Kinderkrankheiten, die auf eine homöopathische Behandlung gut ansprechen. Homöopathische Praktiker haben vor allem festgestellt, daß es bei fachgerechter Behandlung sehr selten zu den Komplikationen kommt, die sich gelegentlich nach Windpocken einstellen. Obwohl es eine Anzahl homöopathischer Mittel gibt, die zur Behandlung von Windpocken in Frage kommen, ist *Rhus tox* (Giftsumach) das am häufigsten angezeigte. *Rhus tox* ist in diesem Fall wirksam, weil es einen ähnlichen Juckreiz und brennende Hautsymptome hervorruft, wie man sie bei Windpocken antrifft.

Zu den anderen homöopathischen Mitteln, die man in Erwägung ziehen soll, gehören *Pulsatilla* (Kuhschelle), *Antimonium tartaricum* (Brechweinstein), *Antimonium crudum* (schwarzer Spießglanz), *Arsenicum album* (Arsen), *Belladonna* (Tollkirsche) und *Mercurius* (Quecksilber).

Die Homöopathie ist auch bei der Behandlung vieler ansteckender Kinderkrankheiten von ausgezeichneter Wirkung, einschließlich Ohrinfektionen und Streptokokken-Angina. (Eine detailliertere Beschreibung dieser Therapie finden Sie in Kapitel 7 über Infektionskrankheiten.)

Eines der häufigeren Kindheitsprobleme ist die sogenannte «Hyperaktivität», oft auch als «Konzentrationsmangel», «Lernschwierigkeiten» oder «minimale zerebrale Dysfunktion» bezeichnet. Obwohl es so aussieht, als ob viele Kinder hyperaktiv wären, ist nur ein relativ kleiner Prozentsatz von ihnen wirklich krank. Viele Kinder besitzen eben sehr viel Energie, sind schnell gelangweilt und haben einfach keine Lust, für bestimmte Schulfächer zu lernen. Die meisten Kinder wachsen ohne irgendwelche größeren Schwierigkeiten aus dieser hyperaktiven Phase heraus.

Hyperaktivität kann jedoch auch eine echte Krankheit sein. Lern- und Konzentrationsschwierigkeiten treten auf, die Kinder gelten als Störenfriede und haben schlechte zwischenmenschliche Beziehungen – zu Freunden, Geschwistern und anderen Familienmitgliedern. In solchen Fällen verordnen allopathische Ärzte häufig *Ritalin*, ein amphetaminähnliches Medikament. Es entbehrt nicht der Ironie, daß hyperaktiven Kindern ein amphetaminähnliches Medikament verordnet wird. Man könnte meinen, die Kinder würden dadurch noch unruhiger. Doch hat *Ritalin* bei solchen Kindern eine deutlich entgegengesetzte Wirkung. Mit Hilfe der beruhigenden Wirkung können sie eher zum Spiel finden oder sich hinsetzen und lernen, ohne ein gestörtes Verhalten an den Tag zu legen.

Allopathische Ärzte sprechen von der «paradoxen Wirkung» von *Ritalin* als Grund für dessen Wirksamkeit bei Hyperaktivität. Doch diese «paradoxe Wirkung» ist nur ein anderer Name für das homöopathische Ähnlichkeitsgesetz. Das Medikament bewirkt keine weitere Beruhigung bei Kindern, die bereits ruhig sind, sondern beruhigt nur jene, die hyperaktiv sind. Da *Ritalin* normalerweise Hyperaktivität hervorruft, kann es diese auch erfolgreich bekämpfen.

Obwohl *Ritalin* im allgemeinen in der Lage ist, bei Hyperaktivität vorübergehend Abhilfe zu schaffen, handelt es sich doch um ein starkes Medikament mit Nebenwirkungen. *Ritalin* und andere Amphetamine, die zur Behandlung von Hyperaktivität eingesetzt werden, können als Nebenwirkungen folgende Symptome hervorrufen: Nervosität, Schlaflosigkeit, Appetitverlust, Gewichtsverlust, verlangsamtes Wachstum, Magenschmerzen, Hautausschläge, Kopfschmerzen und Halluzinationen. Vor allem über ihre Langzeitwirkungen auf den empfindlichen kindlichen Organismus ist so gut wie nichts bekannt.

Die Behandlung der Hyperaktivität bei Kindern gehört ebenfalls in die Hände eines erfahrenen homöopathischen Praktikers. Zu den am häufigsten verordneten Mitteln gehören *Argentum nitricum* (Silbernitrat), *Arsenicum album* (Arsen), *Phosphor, Hepar sulfuris* (Kalkschwefelleber), *Tuberculinum* (Tuberkulinbazillen), *Sulfur* (Schwefel), *Staphisagria* (Stephanskörper), *Nux vomica* (Brechnuß) und *Zincum* (Zink). Um dem Leser eine Vorstellung von zwei besonders häufig verordneten Mitteln und ihrer typischen, individuellen Symptomatik zu geben, wollen wir im folgenden *Argentum nitricum* und *Arsenicum* vergleichen.

Es ist passend, daß Silber bei der Behandlung von Hyperaktivät eingesetzt wird, denn dieses Metall ist eine der Substanzen mit der höchsten Leitfähigkeit. Kinder, die *Argentum nitricum* benötigen, können leicht, vielleicht zu leicht, Energie weiterleiten, genau wie das Silber selbst. Sie sind ständig in Eile und voller Ängste. Vor Auftritten jeder Art, ob vor einer Prüfung oder einer Theateraufführung in der Schule, leiden sie unter starker Erwartungsspannung. Sie sind nicht imstande, ihre Aufmerksamkeit auf einen Gegenstand zu konzentrieren. Oft versuchen sie, sich und ihr Verhalten zu erklären. Solche Kinder sind wahre Meister im Rationalisieren, obwohl die meisten ihrer Erklärungen irrational sind (manche bezeichnen diese Erklärungen allerdings auch als «kreativ»). In körperlicher Hinsicht sehen sie möglicherweise älter aus, als sie tatsächlich sind. Sie gehen schneller als andere. Auffallend ist ihr starkes Verlangen nach Zukker, obwohl einige ihrer körperlichen oder psychischen Symptome möglicherweise bald nach dem Genuß von Süßem in Erscheinung treten. Sie brauchen nicht so warme Kleidung wie andere – ihr Zustand wird durch Wärme sogar meist verschlimmert – und fühlen sich in kühlerer Umgebung wohler. Man findet bei solchen Kindern zuweilen Korordinationsstörungen oder sogar Muskelzittern, auch zu starken Blähungen und Magenschmerzen kann es kommen.

Hyperaktive Kinder, die *Arsenicum* benötigen, sind von einer treibenden Unruhe erfüllt. Sie sind sehr ängstlich, entweder wegen einer speziellen Sache oder ganz allgemein. Sie leben in der Erwartung, daß etwas Schlimmes sich ereignen könnte, besonders wenn sie allein sind. Falls möglich, versuchen sie alles, um das Alleinsein zu vermeiden und in Gesellschaft von anderen Menschen zu sein. Sie sind sehr besitzergreifend, anspruchsvoll und heikel. Sie lassen andere nicht mit ihrem Spielzeug spielen, und wenn nötig spielen sie mit allen ihren Sachen gleichzeitig, um sie anderen Kindern vorzuenthalten. Im allgemeinen übersteigen ihre Wünsche ihre Bedürfnisse, was in sich ständig ändernden und übertriebenen Ansprüchen zum Ausdruck kommt. Sie haben oft einen Hang zum Perfektionismus, was sich in einer stark ausgeprägten Ordnungsliebe manifestiert oder im Bestreben, die Dinge «genau richtig» zu tun.

Als Folge ihrer Hyperaktivität machen Kinder, die *Arsenicum* benötigen, Phasen der Erschöpfung und der Schwäche durch. Sie reagieren überempfindlich auf Gerüche, Berührung und Geräusche und können auch physische oder psychische Reaktionen auf Milch, Weizen, Zucker oder Eis zeigen. Sie frösteln leicht, und durch Kälteeinwirkung können Erkältungen, Husten oder Kopfschmerzen entstehen. Die meisten Formen von Wärme bringen eine Besserung ihrer Beschwerden. Sie haben oft großen Durst, trinken jedoch nur kleine Schlucke auf einmal. Bisweilen treten um Mitternacht starke Verschlimmerungen auf, die sie vom Schlaf abhalten.

Diese ausgeprägten, charakteristischen Symptome von *Argentum nitricum* und *Arsenicum* zeigen, wie Kinder verschiedene Symptomenmuster aufweisen können, trotz der gleichen Diagnosestellung. Die homöopathische Medizin bietet eine hochentwickelte Methodologie zur individuellen Behandlung des einzelnen Kindes.

Die Geschichte von Eric: Eine gewaltige Nervensäge, aber ein toller Junge

Eric war neun Jahre alt, als sein Vater mit ihm wegen seiner immer wieder auftretenden Bauchschmerzen, verbunden mit Übelkeit, einen Homöopathen aufsuchte. Obwohl Eric auch schwere Verhaltensstörungen zeigte, dachte sein Vater bestimmt nicht daran, daß die Homöopathie auch dagegen etwas tun könnte, sondern hoffte nur auf eine Besserung der abdominellen Symptome.

Eric beschrieb seine Beschwerden als einen «knotenartigen Schmerz», der am Morgen besonders schlimm war, vor allem beim Aufwachen. Der Schmerz kehrte wieder, wenn er abends ins Bett ging. Er trat auch auf, wenn er irgendwohin mußte, wo er nicht hinwollte, wie zum Beispiel in die Schule. Bisweilen stellten sich die Schmerzen auch vor irgendwelchen aufregenden Ereignissen ein.

Eric gab an, daß die Schmerzen nachließen, wenn er brechen konnte. Sie wurden teilweise auch durch Trinken von Limonade und durch Liegen auf dem Magen gebessert.

Eric war häufig erkältet, wobei seine Nase meist einfach verstopft war, ohne zu laufen. Sein Vater sagte, die Nase sei eigentlich ständig verstopft. Wenn es zu einer Absonderung kam, dann war diese gelblich und nachts schlimmer. Eric neigte dazu, morgens beim Aufwachen zu husten. Seit er sechs Jahre alt war, hatte er nachts im Bett an Schmerzen in den Beinen gelitten, doch wurden diese Schmerzen durch warme Bäder gebessert.

Erics andere charakteristische Symptome waren ein starkes Verlangen nach frischer Luft, besonders nachts. Er schlief mit vielen Decken, bestand aber darauf, daß das Fenster offenblieb. Während der Nacht streckte er oft seine Füße heraus oder warf die Decken ab. Er schlief am liebsten in einem kühlen Raum.

Eric hatte großen Appetit, aber eine Abneigung gegen Sardellen, gekochtes Gemüse und Fett. Er liebte Knoblauch und aß manchmal eine ganze Zehe auf einmal oder das Knoblauchpulver direkt aus der Dose. Er hatte auch einen Heißhunger auf Zwiebeln und Joghurt.

Von diesen charakteristischen körperlichen Symptomen abgesehen, hatte Eric einige beunruhigende emotionale Probleme. Seine

Lehrerin bezeichnete den Jungen als «schwierigen Fall», da er ihr Widerworte gab, während des Unterrichts außerordentlich unruhig war und dabei dauernd versuchte, mit anderen Kindern zu reden. Eric war zwar relativ intelligent, doch auch recht faul und machte selten Hausaufgaben. Er hatte auch Probleme mit der Rechtschreibung und neigte dazu, manche Buchstaben verkehrt herum zu schreiben (zum Beispiel q statt p). Außerhalb des Unterrichts raufte er häufig mit anderen Kindern, meist infolge seiner Versuche, ein anderes Kind zu maßregeln.

Ein weiteres charakteristisches Merkmal von Erics Persönlichkeit war seine ausgesprochene Unordentlichkeit, so daß er sein Zimmer nie aufräumte oder saubermachte, ohne dazu angehalten worden zu sein.

Eric erhielt eine einzige Gabe *Sulfur C30*. Während der Fahrt nach Hause stellten sich seine typischen Magenschmerzen ein. Einen Monat lang war er «erkältet», aber diesmal war es keine bloße Verstopfung der Nase, sondern sie lief auch. Während dieses Monats traten die Magenschmerzen immer seltener auf. Am bemerkenswertesten war, nach Aussage seiner Eltern und seiner Lehrerin, daß Eric viel ruhiger erschien. Die Lehrerin, die nichts von Erics homöopathischer Behandlung wußte, teilte seinen Eltern mit, daß es eine dramatische Wende zum Besseren gegeben hätte. Eric war nicht mehr so unruhig, störte den Unterricht nicht und raufte nicht mehr.

Es sollte an dieser Stelle angemerkt werden, daß die vorübergehende Verschlimmerung der Magenschmerzen unmittelbar nach Einnahme des homöopathischen Mittels relativ häufig vorkommt. Die Tatsache, daß aus der chronisch verstopften eine laufende Nase wurde, ist aus homöopathischer Sicht als eine direkte Wirkung der Heilbestrebungen des Körpers zu sehen, die darauf abzielten, diese Störung der Atmung zu überwinden. Obwohl diese Triefnase unangenehm war, riet der Therapeut, nichts dagegen zu unternehmen, da sie einen Teil des Heilungsvorganges darstelle. Es gibt ein Sprichwort, das besagt, daß man eine Grippe nicht behandeln, sondern sich statt dessen von ihr kurieren lassen sollte, was sich in diesem Fall als sehr zutreffend erwies.

Neben den verschiedenen Besserungen des körperlichen und psychischen Zustands ihres Sohnes fiel den Eltern auch auf, daß Eric ihnen und seiner kleinen Schwester gegenüber mehr Zuneigung zeigte. Nach wie vor klagten sie jedoch über das chronische Chaos in seinem Zimmer.

Die Homöopathie vermag ein breites Spektrum von Kinderkrankheiten zu behandeln. Da konventionelle, allopathische Medikamente, ob einzeln verordnet oder in Verbindung mit weiteren Präparaten, bekannte und unbekannte Nebenwirkungen bei Kleinkindern und Kindern hervorrufen, ist es im allgemeinen lohnend, bei Kinderkrankheiten zunächst einen Versuch mit ungefährlichen, wirksamen Alternativen zu machen. Die homöopathische Behandlung vermag nicht nur die Gesundheit von Säuglingen und Kindern zu verbessern, sondern trägt wahrscheinlich auch wesentlich dazu bei, daß unsere Kinder sich zu gesunden Erwachsenen entwickeln.

6 Frauenleiden:
Den weiblichen Körper behandeln, nicht mißhandeln

«Zu viele Frauen von Schulmedizinern suchen homöopathische Therapeuten auf», lautete die Klage eines Arztes bei einer Veranstaltung der American Medical Association im Jahr 1883, und er fügte hinzu: «Und was die Sache noch schlimmer macht, sie bringen auch ihre Kinder zum Homöopathen!»[1]

Wie die Frauen des vorigen Jahrhunderts haben viele Frauen von heute entdeckt, daß die konventionelle Behandlung bei vielen häufig auftretenden gesundheitlichen Störungen mehr schadet als nutzt. Da Frauen wesentlich öfter als Männer einen Arzt aufsuchen, tragen sie durch die Einnahme von mehr Medikamenten sowie durch häufigere chirurgische Eingriffe und andere medizinische Maßnahmen ein wesentlich höheres gesundheitliches Risiko.

Es ist traurig, aber wahr, daß Frauen, die über die Nebenwirkungen der verschiedenen Medikamente, die ihnen verordnet worden sind, klagen, nur allzuoft ein weiteres Medikament verordnet bekommen, meist ein Beruhigungsmittel. Untersuchungen haben gezeigt, daß Ärzte bei vergleichbaren psychischen Symptomen Frauen die doppelte Menge an Medikamenten verordnen wie Männern.[2] Ein Bericht einer amerikanischen Regierungsbehörde hat gezeigt, daß Frauen 71 Prozent aller ärztlich verordneten Antidepressiva, 80 Prozent aller Amphetamine sowie 60 Prozent aller Psychopharmaka einnehmen.[3]

Auch bei der Behandlung von Frauenleiden stellt die Homöopathie eine echte Alternative dar. Homöopathische Mittel sind wesentlich risikoärmer, sie werden auch in kleineren Dosen seltener eingenommen, so daß die Patientin dadurch weniger belastet und nicht auf eine ständige Medikamentengabe fixiert ist. Von größter Bedeutung ist die Tatsache, daß die Homöopathie sich als wirksam, zuweilen auch als geradezu frappierend erfolgreich erwiesen hat bei der Behandlung eines breiten Spektrums der häufig auftretenden Frauenleiden. Hierzu gehören das prämenstruelle Syndrom, Zystitis (Blasenentzündung), Eierstockzysten, Gebärmutterfibrome, verschiedene Erkrankungen der Brust und die Beschwerden während der Wechseljahre. Erfolge sind auch bei der Behandlung von Brust-, Gebärmutter- und Eierstockkrebs verzeichnet worden, wobei die pathologischen Prozesse verlangsamt oder zum Stillstand gebracht, in manchen Fällen sogar rückgängig gemacht werden konnten.

Natürlich ist die Homöopathie nicht *immer* erfolgreich bei der Behandlung von Krebs oder anderen chronischen Krankheiten. Es gibt zahlreiche Faktoren, die einen Einfluß auf das mögliche positive oder negative Therapieergebnis ausüben. Einer der Gründe, warum die homöopathische Behandlung chronischer Krankheiten nicht noch erfolgreicher ist, besteht darin, daß viele Menschen sich erst dann in homöopathische Behandlung begeben, wenn ihre Krankheit bereits so weit fortgeschritten ist, daß eine Heilung nicht mehr möglich ist. Trotz dieser schlechten Voraussetzungen in vielen Fällen sind Homöopathen und ihre Patienten immer wieder beeindruckt von den dennoch erzielten Erfolgen der homöopathischen Behandlung.

Die homöopathische Behandlung des prämenstruellen Syndroms und der Zystitis

Bei der Verordnung von homöopathischen Mitteln für Frauen stehen vor allem die Symptome des Fortpflanzungssystems im Mittelpunkt. Der Zustand dieses Systems ist eine direkte Widerspiegelung der empfindlichen und dynamischen Wechselwirkung und des Gleichgewichts zwischen dem hormonellen System und dem Nervensystem, zwei der wichtigsten Regulationsmechanismen des Körpers.

Um das hormonelle Gleichgewicht wiederherzustellen, verordnen

Frauenärzte häufig Hormonpräparate wie empfängnisverhütende Mittel (zum Beispiel bei Pubertätsakne), Östrogene, Progesterone und synthetische männliche Hormone. Durch die Einnahme solcher Präparate erhöht sich der Anteil der jeweiligen Hormone im Blut, und es kommt zu einem Abklingen der Symptome, die infolge des entsprechenden Mangels entstanden waren. Solche Hormonpräparate haben aber keinen Einfluß auf die zugrundeliegende Disharmonie, die für den jeweiligen Hormonmangel in erster Linie verantwortlich ist, noch helfen sie dem Organismus, seine Fähigkeit, das hormonelle Gleichgewicht aufrechtzuerhalten, wiederzuerlangen.

Homöopathen sehen von der Verwendung von Hormonpräparaten ab, da diese die Tendenz haben, die Symptome zu verwischen, ohne die Gesundheit im eigentlichen Sinne wiederherzustellen. Wenn die Symptome unterdrückt werden, ist es wesentlich schwerer, das passende, individuelle Mittel zu finden, da die neuen Symptome der Patientin nicht unbedingt Krankheits-, sondern Medikamentensymptome sind. Nun ist der Körper gezwungen, sich sowohl mit den Medikamentenwirkungen als auch mit der Krankheit auseinanderzusetzen.

Moderne Forscher vermuten, daß hormonähnliche Botensubstanzen, sogenannte Prostaglandine, für das prämenstruelle Syndrom verantwortlich sind. Doch verwechseln diese Wissenschaftler erneut ein Symptom mit dessen Ursache. Die überschüssigen Prostaglandine, die im Körper einer Frau gefunden werden, die unter dem prämenstruellen Syndrom leidet, können ebensogut nur ein weiteres Symptom der zugrundeliegenden Krankheit sein. Neben Hormonpräparaten werden häufig andere allopathische Medikamente verordnet, die einzelne Symptome des prämenstruellen Syndroms bekämpfen sollen. So werden zum Beispiel Diuretika, harntreibende Mittel, gegen die Schwellungen verschrieben, die bei manchen Frauen vor der Regel auftreten. Diese Diuretika können aber den körpereigenen Vorrat an Kalium erschöpfen und Muskelschmerzen und Krämpfe verursachen. Wieder einmal ist die konventionelle Therapie nur eine symptomorientierte, die bestenfalls vorübergehende Besserung verschafft und nur allzuoft Nebenwirkungen hervorruft.

Das prämenstruelle Syndrom ist erst in neuerer Zeit «offiziell» als gesundheitliche Störung anerkannt worden, während Homöopathen das Problem seit jeher kennen und behandeln. Im Gegensatz zur Mehrzahl ihrer allopathischen Kollegen sind die Homöopathen nie davon ausgegangen, daß solche Beschwerden «eingebildet» oder «rein psychischer Natur» seien. Vielmehr haben sie die verschiedenen subtilen oder schweren physischen und/oder psychischen Symptome, die bei vielen Frauen im Zusammenhang mit der monatlichen Regelblutung auftreten, stets zur Auffindung des richtigen, individuell angezeigten homöopathischen Mittels herangezogen. Homöopathische Therapeuten und ihre weiblichen Patienten sind von der ausgezeichneten Wirkung individuell verordneter homöopathischer Mittel immer wieder beeindruckt.

In manchen Fällen können Frauen lernen, gelegentlich auftretende akute Symptome des prämenstruellen Syndroms selbst zu behandeln, doch bei immer wiederkehrenden oder besonders schweren Symptomen ist es im allgemeinen ratsam, sich in die Obhut eines erfahrenen Homöopathen zu begeben. Während es einige homöopathische Arzneien gibt, die bei Symptomen eines akuten prämenstruellen Syndroms eine wirksame und nebenwirkungsfreie Hilfe sind, gibt es andere homöopathische Mittel, die auf einer tieferen Ebene wirken und das Wiederauftreten chronischer Symptome reduzieren sowie den allgemeinen gesundheitlichen Zustand der Patientin erheblich verbessern können.

Ganz gleich, worin die Beschwerden bestehen, ob es sich um Krämpfe, Kopfschmerzen, Schwellungen, psychische Veränderungen oder andere häufige prämenstruelle Symptome handelt, ist es wichtig für Frauen zu wissen, daß sie diese monatlichen Schmerzen und Unannehmlichkeiten nicht einfach hinnehmen müssen. Anstatt den Versuch zu unternehmen, die Menge der Prostaglandine im Körper zu reduzieren oder das sensible hormonelle Gleichgewicht nach mechanistischen Vorstellungen zu regeln, erfahren viele Frauen, die unter dem prämenstruellen Syndrom leiden, die vorzügliche Wirkung homöopathischer Mittel.

Einige der häufig verordneten Mittel für Frauen mit gelegentlich auftretenden prämenstruellen Symptomen sind *Belladonna* (Tollkirsche), *Magnesium phosphoricum* (Magnesiumphosphat), *Colocynthis* (Koloquinte), *Cimicifuga* (Wanzenkraut), *Chamomilla* (Kamille), *Caulophyllum* (Frauenwurzel), *Pulsatilla* (Kuhschelle), *Lachesis* (Gift des Buschmeisters), *Sepia* (Tintenfisch) und *Natrium muriaticum* (Kochsalz).

Magnesium phosphoricum und *Colocynthis* sind die zwei am häufigsten verordneten homöopathischen Mittel bei Regelkrämpfen. Obwohl die Symptome, welche die beiden Mittel wirksam behandeln können, ähnlich sind, gibt es doch charakteristische Merkmale, die sie voneinander unterscheiden. Bei den Symptomen von Frauen, die *Magnesium phosphoricum* benötigen, handelt es sich um krampfartige Schmerzen, die vor allen Dingen durch Wärme gebessert werden, obwohl Druck und Sich-Vorwärtsbeugen ebenfalls lindern. Bisweilen konzentrieren sich die Schmerzen auf die Gebärmutter und strahlen nach allen Richtungen aus. *Colocynthis* hilft bei ähnlichen Symptomen, doch finden die Frauen ihre Schmerzen hauptsächlich durch Vorwärtsbeugen gebessert und erst in zweiter Linie durch Wärme und Druck. Ein weiteres Unterscheidungsmerkmal bei Frauen, die *Magnesium phosphoricum* benötigen, ist die Tatsache, daß sie im allgemeinen weniger reizbar sind als Frauen, bei denen *Colocynthis* angezeigt ist.

Frauen können lernen, sich bei einigen anderen akuten Problemen selbst zu behandeln. In der homöopathischen Literatur finden sich zum Beispiel viele Berichte von Frauen, die das bei einfachen Blasenentzündungen getan haben. Seltsamerweise ist das häufigste Mittel gegen diesen Zustand *Cantharis*, die spanische Fliege. Dieses Mittel ist als Aphrodisiakum bekannt, doch besteht seine eigentliche Wirkung darin, einen solchen Reizzustand und Brennen im Urogenitaltrakt zu erzeugen, daß das Bedürfnis besteht, die Geschlechtsorgane zu berühren und zu reiben. Die spanische Fliege erzeugt auch starke, brennende Schmerzen während und nach dem Wasserlassen – Hauptsymptom einer Blasenentzündung. Aufgrund dieser Tatsache verwenden Homöopathen potenzierte Gaben von *Cantharis* zur erfolgreichen Behandlung von Blasenentzündungen.

Andere homöopathische Mittel, die bei Blasenentzündungen häufig Verwendung finden, sind *Sarsaparilla* (Stechwinde), *Mercurius*

(Quecksilber), *Nux vomica* (Brechnuß), *Berberis* (Berberitze), *Pulsatilla* (Kuhschelle) und *Apis* (Honigbiene).

Die konventionelle Medizin setzt bei Blasenentzündungen Antibiotika ein. Obwohl diese Mittel «wirksam» erscheinen (die Entzündung verschwindet), stellen sich bei 15 Prozent aller Frauen wiederholt Blasenentzündungen ein. Es ist allgemein anerkannt, daß Antibiotika bestenfalls die Entzündung vorübergehend beseitigen, doch die Faktoren, die zu dieser Entzündung geführt haben, unbeeinflußt lassen. Im Idealfall sollte doch das Ziel der Medizin eine Therapie sein, die nicht nur die aktuellen Beschwerden behebt, sondern den Körper auch so stärkt, daß dadurch zukünftigen Störungen vorgebeugt wird. Darin besteht das – oft erreichte – Ziel der Homöopathie.

Die homöopathische Behandlung von Scheideninfektionen und chronischen Frauenleiden

Der Wert der Homöopathie bei der Therapie verschiedener ansteckender Krankheiten kommt auch in der erfolgreichen Behandlung vieler Infektionen bei Frauen zum Ausdruck. Scheidenentzündungen sind ein sehr häufiges gesundheitliches Problem von Frauen. Verschiedene Erreger finden sich im Zusammenhang mit solchen Entzündungen, einschließlich *Candida albicans* (Hefe), *Gardnerella* (früher *Haemophilus Vaginalis* genannt), *Trichomonas* und *Chlamydia*.

In den kommenden Jahren wird die moderne Medizin gewiß weitere Erreger in der Scheide entdecken, die jeweils ihre eigenen Symptome hervorbringen. Zweifellos werden auch neue konventionelle Medikamente entwickelt werden, obwohl (wie in Kapitel 7 über ansteckende Krankheiten erläutert) solche Behandlungen nicht notwendigerweise die Heilung der zugrundeliegenden Krankheit oder Anfälligkeit bewirken. Durch die Verwendung konventioneller Medikamente entstehen schließlich medikamentenresistente Erreger, und jedes der verordneten Mittel wird gewisse Nebenwirkungen haben.

Anstatt Medikamente einzusetzen, die einen speziellen Krankheitserreger angreifen, versuchen Homöopathen, das Mittel zu finden, das die körpereigene Abwehr und das Immunsystem so anregt, daß der Organismus selber den jeweiligen Erreger überwinden kann. Ein homöopathisches Mittel wird individuell, auf der Basis einer Analyse der einzigartigen, charakteristischen körperlichen, emotionalen und psychischen Merkmale der zu behandelnden Frau ausgewählt. Im Fall einer Krankheit, bei der bestimmte Mikroorganismen auftreten, interessieren sich homöopathische Therapeuten mehr für die *Individualität der Patientin* als für den *Mikroorganismus* als solchen. Der homöopathische Ansatz ist ein Modell dessen, was Sir William Osler, der Vater der modernen Medizin, gemeint hat mit seiner Feststellung: «Die Frage ist nicht, welche Art von Krankheit der Patient hat, sondern welche Art von Patient die Krankheit hat.»

Aus dieser Perspektive wird verständlich, daß es eine Auswahl von homöopathischen Mitteln gibt, die weiblichen Patienten entsprechend ihrer jeweiligen individuellen Typologie verordnet werden. Drei der am häufigsten bei Frauenkrankheiten verordneten Mittel sind nicht nur bei akuten Infektionen hilfreich, sondern werden auch bei verschiedenen chronischen Gesundheitsproblemen verordnet. Diese drei sind *Pulsatilla, Sepia* und *Natrium muriaticum*.

Wenn eine Frau einem dieser Mittel typologisch entspricht, ist damit nicht gesagt, daß dieses Mittel alle ihre Krankheiten heilt oder daß kein anderes homöopathisches Mittel jemals benötigt werden wird. Die Entsprechung bedeutet jedoch, daß dieses bestimmte Mittel sehr wichtig ist, um den allgemeinen gesundheitlichen Zustand zum gegebenen Zeitpunkt und möglicherweise auch in Zukunft signifikant zu verbessern.

Ehe wir uns der Beschreibung dieser drei häufig verordneten Mittel und der psychischen und physischen Symptome, die mit ihnen behandelt werden, zuwenden, ist festzuhalten, daß homöopathische Therapeuten nicht davon ausgehen, daß eine Frau *alle* Symptome eines einzelnen Mittels aufweist, sondern eher, daß eine Übereinstimmung mit den *allgemeinen* charakteristischen Merkmalen eines Mittels gegeben ist. Homöopathen haben festgestellt, daß, wenn eine homöopathische Arznei den allgemeinen gesundheitlichen Zustand einer Patientin verbessert hat, ein anderes Mittel angezeigt sein kann, um die weitere Heilung zu fördern.

Es sollte ebenfalls an dieser Stelle erwähnt werden, daß homöopathische Mittel auf der Basis von charakteristischen Krankheitssymptomen oder Funktionsstörungen verordnet werden und nicht auf der Grundlage von charakteristischen Gesundheitsmerkmalen. Die Beschreibungen der folgenden drei Mittel und der Frauentypen, die mit diesen Mitteln erfolgreich behandelt werden können, heben daher hauptsächlich auf die Probleme und Schwächen und nicht auf die Stärken des jeweiligen Typs ab.

Frauen, die *Pulsatilla* benötigen, sind sanfter und nachgiebiger Natur, angenehme Menschen, die Streitigkeiten aus dem Weg gehen, für die Gefühle anderer sensibel und nicht aggressiv sind. Sie brauchen viel Zuneigung, Sympathie, Anerkennung und sind gefühlsmäßig von anderen abhängig. Zu ihren größten Ängsten gehört die Angst, allein gelassen zu werden. Die Launen dieser Frauen wechseln rasch, so daß sie im einen Augenblick glücklich und im nächsten traurig sein können. Sie sind meist sehr gefühlsbetont und haben nah am Wasser gebaut, besonders in der Zeit kurz vor der Regel. Unabhängig von ihrem Bildungsgrad verlassen sich *Pulsatilla*-Frauen auf ihre Gefühle, wenn sie Entscheidungen zu treffen haben. Mit ihren wechselnden Launen sind sie sehr unentschlossen, ob es nun darum geht, was sie essen, was sie anziehen, welche Schule sie besuchen, welchen Beruf sie ergreifen oder was sie in ihrer Freizeit unternehmen sollen. Aufgrund ihrer sanften und anpassungsfähigen Natur sehen sie den Wert aller möglichen Alternativen und treffen ihre Entscheidungen, indem sie etwas unterlassen oder den Rat anderer befolgen.

In körperlicher Hinsicht sind *Pulsatilla*-Frauen im allgemeinen «warmblütig» (in der homöopathischen Terminologie jemand, der nicht so leicht friert wie andere, während «kaltblütige» Menschen leicht frieren und sich wärmer anziehen müssen), haben eine Abneigung gegen warme Räume und lieben frische Luft (in vielen Fällen bessern sich die körperlichen Symptome im Freien), sie haben einen labilen Kreislauf und erröten leicht. Entsprechend ihrer rasch wechselnden Gefühlslage «wandern» ihre physischen Symptome häufig von einem Körperteil zum anderen. *Pulsatilla*-Frauen haben eine Abneigung gegen Fettes (was bisweilen auch Symptome hervorruft) sowie gegen warme Speisen und Getränke. Obwohl sie oft einen trockenen Mund haben, sind sie selten durstig.*

Ganz anders als *Pulsatilla*-Frauen sind Frauen, die *Sepia* benötigen (Tintenfisch – ein Mitglied der Gattung der *Cephalopodae*, der Mollusken, zu der auch Muscheln, Austern und Schnecken gehören). *Sepia*-Frauen sind oft überarbeitete Hausfrauen oder selbstbewußte Karrierefrauen. Sie sind im allgemeinen freimütig, direkt, fleißig, kritisch und besitzen ein ausgeprägtes Pflichtgefühl. Sie sind stolz und unabhängig und stets bemüht, ihre Persönlichkeit ins rechte Licht zu rücken. Sie sind jedoch oft auch sehr zurückhaltend, selbst wenn sie sehr frustriert sind. Eine innere Reizbarkeit führt zu einer herrischen und nörgelnden Persönlichkeit. Sie neigen dann zu Krittelei, sind mit allem unzufrieden, leicht beleidigt und streitsüchtig. Manchmal betrachten sie die Liebe als eine schwere Verantwortung, als Pflicht. Sie genießen Sex weniger als andere Frauen. Manchmal sind sie nach dem Beischlaf schlecht gelaunt, haben wenig sexuelles Verlangen oder sogar eine Abneigung gegen Sex. Sie können auch ihrem Mann und sogar ihren Kindern gegenüber gleichgültig werden.

In körperlicher Hinsicht haben *Sepia*-Frauen im allgemeinen wenig Energie, leiden unter Verstopfung und sind bisweilen so «kaltblütig», daß sie sogar in einem warmen Raum frieren. Mit Hilfe von modernen diagnostischen Verfahren hat man herausgefunden, daß *Sepia*-Frauen dazu neigen, zu wenig Schilddrüsenhormone zu produ-

---

* Die «psychosomatischen Persönlichkeiten» homöopathischer Mittel werden oft in poetischer Weise geschildert. In *Porträts homöopathischer Arzneimittel* von Catherine Coulter (Heidelberg: Karl F. Haug, 1988) werden neun Hauptmittel, auch *Pulsatilla*, in sehr plastischer Weise beschrieben. Abgesehen von der Schilderung der Mittel beschreibt Coulter auch die betreffende Substanz, deren Vorkommen in der Natur und wie diese Merkmale dem Menschen, der dieses Mittel benötigt, entsprechen. In diesem Zusammenhang bemerkt Coulter, daß *Pulsatilla* (die auch «Windblume» genannt wird) eine kleine und zarte Blume ist, mit einem beweglichen Stengel, der sich mit dem Wind dreht (launisch, «wetterwendisch»). Die Pflanze wächst in Gruppen (Abhängigkeit von anderen) auf trockenem, sandigem Boden (nicht durstig).

zieren und auch zu einem niedrigen Blutdruck und einer herabgesetzten Nebennierenfunktion tendieren. Sie beklagen sich oft über ein allgemeines Gefühl der Erschlaffung und Erschöpfung. Bisweilen berichten sie von einem Gefühl der Leere im Bauch, das durch Essen nicht gebessert wird. Sie haben häufig ein Verlangen nach Essig, nach Saurem, nach Gurken und nach Süßigkeiten sowie eine Abneigung gegen Fett. Trotz ihres Energiemangels geht es ihnen offensichtlich physisch und psychisch besser nach Bewegung. Das Gesicht weist oft ein fahles, gedunsenes Aussehen auf. Zu den übrigen häufigen Symptomen gehören Schwäche im Kreuz und Kopfschmerzen.

Frauen, die *Natrium muriaticum* (Kochsalz) benötigen, sind warmblütig wie *Pulsatilla*-Frauen und selbständig wie *Sepia*-Frauen, unterscheiden sich jedoch ganz deutlich in anderer Hinsicht. Wahrscheinlich ist ihre Neigung zu Kummer und Sorgen das hervorstechendste charakteristische Merkmal. Ob durch die Eltern, einen geliebten Menschen oder enge Freunde verursacht, *Natrium muriaticum*-Frauen tendieren dazu, Leid, das man ihnen zugefügt hat, zu hegen und zu pflegen, und werden dem Menschen, der ihrer Meinung nach dafür verantwortlich ist, lange nicht verzeihen können. Ganz gleich, welches Problem sie haben, ihr Selbstständigkeitsbedürfnis hindert sie daran, Hilfe in Anspruch zu nehmen; sie haben geradezu eine Abneigung gegen jede Art von Anteilnahme. Aufgrund ihrer Unabhängigkeit können sie besondere berufliche, künstlerische oder andere Fähigkeiten entwickeln, doch machen sie es auch anderen Menschen schwer, ihnen näherzukommen. *Natrium muriaticum*-Frauen sind auch sehr empfindlich gegenüber Kritik oder Spott.

Aufgrund der Schmerzen, die sie ertragen, fällt es ihnen nicht leicht, Zuneigung zu zeigen oder die physische Nähe zu anderen aufrechtzuerhalten. So werden sie freudlos, traurig und niedergeschlagen. Sie nehmen alles sehr ernst und betrachten das Leben als eine Pflicht und eine Verantwortung, die viele Opfer verlangt. Nur wenn sie allein sind, lassen sie ihren Tränen freien Lauf, es sei denn, sie können ihren Kummer gar nicht mehr beherrschen, dann brechen sie in ein unkontrolliertes Schluchzen aus. Eine der Möglichkeiten, die sich *Natrium muriaticum*-Menschen bietet, mit ihrem eigenen Kummer fertig zu werden, besteht darin, anderen als Ratgeber,

Berater, Therapeut, Lehrer, Missionar, Rechtsanwalt oder Arzt zu dienen. So helfen sie anderen, das Glück zu erlangen, das ihnen selbst versagt ist. Diese Menschen haben ein starkes Gerechtigkeitsempfinden und hassen alles Unfaire. Sie können sich für eine Sache aufopfern, sei es auf politischem, religiösem oder künstlerischem Gebiet.

Zu den körperlichen Merkmalen der Frauen, die *Natrium muriaticum* benötigen, gehören trockene Schleimhäute (Mund, Scheide), ölige Haut (besonders im Gesicht), Verstopfung sowie allgemeine Schwäche und Müdigkeit (besonders um 10 Uhr vormittags). Obwohl sie warmblütig sind und sich oft nur leicht kleiden, fühlen sie sich in der heißen Sonne, in warmen Räumen und allgemein bei Hitze unwohl. Sie reagieren überempfindlich auf Licht, Rauch und Lärm, was sie reizbar macht. Ihre Symptome verschlechtern sich manchmal nach dem Essen, und sie fühlen sich deutlich besser, wenn sie fasten. (*Natrium muriaticum* ist ein häufig verordnetes Mittel bei Magersucht, wenn die Symptome mit dem allgemeinen Arzneimittelbild übereinstimmen.) Sie schwitzen selten, außer gelegentlich während des Essens. Zeitweilig haben sie ein Verlangen nach Salz, Brot sowie bitteren und sauren Speisen, zu anderen Zeiten können sie jedoch auch eine Abneigung gegen Salz, Brot und alle schleimigen Nahrungsmittel, wie Austern oder Fett, entwickeln. Bei einer Scheidenentzündung oder einer gewöhnlichen Grippe neigen sie zu reichlichen, wäßrigen Absonderungen; sie neigen auch zu Druckkopfschmerzen, besonders zwischen Sonnenaufgang und Sonnenuntergang, und zwar vor, während und nach der Regel. Moderne diagnostische Methoden haben gezeigt, daß *Natrium muriaticum*-Frauen einen Insulinmangel, eine Unterfunktion der Nebennieren sowie eine Überfunktion der Schilddrüse haben.

Jede Frau, die unter einem prämenstruellen Syndrom, an Zystitis, Vaginitis oder irgendeiner anderen Krankheit oder Störung leidet, wird Symptome mit anderen Frauen, die an der gleichen Krankheit leiden, gemeinsam haben, doch gibt es immer Idiosynkrasien, einzigartige Symptome oder Symptomenmuster, die sich nur bei diesem einen Menschen zeigen. Die Verordnung eines homöopathischen Mittels auf der Basis dieses einzigartigen Musters hilft, den allgemeinen gesundheitlichen Zustand der Patientin zu bessern, und führt schließlich zu einer Reduzierung oder gar vollständigen Beseitigung der Krankheitssymptome.

Die homöopathische Behandlung während der Wechseljahre

Die Wechseljahre, die auch als Klimakterium bezeichnet werden, beziehen sich auf jenen Abschnitt im Leben einer Frau (meist zwischen 48 und 55), da die monatliche Blutung auszubleiben beginnt. Die Eierstöcke produzieren weniger Östrogen, und der Körper stellt sich auf die begleitender Veränderungen ein. Zu den häufigen Symptomen der Wechseljahre gehören Hitzewallungen, Trockenheit der Scheide, Osteoporose (eine Verminderung der Knochenfestigkeit) und vermehrte Schweißabsonderung. Obwohl manche Frauen während dieser Zeit unter schweren Symptomen leiden, hat die große Mehrzahl der Frauen geringe oder gar keine Beschwerden. Daher sollten die im folgenden beschriebenen Wechseljahrssymptome nicht als «normal», sondern als Ausdruck eines krankhaften Zustands angesehen werden.

Zu den bei Beschwerden vor und während der Menopause am häufigsten verordneten Medikamenten in der allopathischen Medizin heute gehören die Hormonpräparate. Die konventionelle Therapie ist eine «Östrogen-Substitutionstherapie», das heißt, daß die Hormone, die der Körper nicht mehr produziert, künstlich zugeführt werden. Einige Jahre lang haben die Ärzte nur Östrogen verabreicht, doch geriet diese Therapie in die Kontroverse, da einige Studien ergeben hatten, daß diese Östrogentherapie das Risiko von Gebärmutterkrebs (der Gebärmutterschleimhaut) erhöht hat. Neueren Untersuchungen zufolge bedeutet der Zusatz von Gestagen, einer synthetischen Form von Progesteron (ein weiteres weibliches Hormon), ein geringeres Krebsrisiko. Andere Untersuchungen haben jedoch ergeben, daß diese neue Mischung die gleichen Risiken einer erhöhten Krebsgefahr mit sich bringt wie andere Hormonpräparate.[4]

Angesichts der Tatsache, daß die Östrogen-Substitutionstherapie für den Rest des Lebens beibehalten werden soll, scheinen Nebenwirkungen eine unvermeidliche Folge zu sein. Obwohl im Rahmen neuerer Forschungsreihen die Wirkungen dieser Medikamente über einen Zeitraum von drei bis fünf Jahren untersucht wurden, ist das Problem der Langzeitwirkungen (von zehn bis zwanzig Jahren) noch völlig offen. Es erhebt sich schließlich die Frage, ob die Risiken den Nutzen rechtfertigen. Wenn die derzeitige konventionelle Therapie die einzig verfügbare wäre, würden viele Frauen diese Frage wahrscheinlich mit ja beantworten. Es gibt jedoch einige Belege dafür, daß grundsätzliche Verbesserungen in der Ernährung (erhöhte Zufuhr von Kalzium, Vitamin C, D und E und Bioflavonoiden) sowie Veränderungen der Lebensweise (mehr Bewegung) ausreichen können, um viele, wenn nicht alle Symptome der Wechseljahre erfolgreich zu behandeln.

Was die Homöopathie anbelangt, sind noch keine Doppelblinduntersuchungen über die Behandlung von klimakterischen Beschwerden durchgeführt worden. Die pragmatische klinische Erfahrung hat jedoch den Wert der homöopathischen Behandlung bestätigt.

Zwei der homöopathischen Mittel, die häufig bei klimakterischen Beschwerden verordnet werden, sind bereits beschrieben worden, nämlich *Sepia* und *Natrium muriaticum*. Das dritte oft verschriebene homöopathische Mittel ist *Lachesis* (das Gift des Buschmeisters, einer südamerikanischen Schlange). Frauen, die *Lachesis* benötigen, sind meist energisch, gesprächig, intensive Persönlichkeiten, die anderen mißtrauen. Es sind außerordentlich eifersüchtige Menschen, die häufig sehr starke Neid- und Haßgefühle hegen, obwohl sie große Anstrengungen unternehmen, diese zu verbergen. Sie können aus dem kleinsten Anlaß mit Reizbarkeit reagieren und schlagen bei der geringsten Provokation zurück, genau wie die Schlange, von der das für sie passende Mittel stammt. Sie nehmen leidenschaftlich Anteil an allem und neigen deswegen dazu, andere im Gespräch zu unterbrechen, obwohl sie es hassen, selbst unterbrochen zu werden. Sie denken und reden gleichermaßen schnell, sind sehr schlagfertig, doch ist ihr Humor oft boshaft. Ihren Freunden und Geliebten sind sie außerordentlich treu, und sie *fordern* von diesen das gleiche. Meist haben solche Frauen ein starkes sexuelles Verlangen.

Frauen, die *Lachesis* benötigen, fühlen sich in körperlicher und psychischer Hinsicht morgens, unmittelbar nach dem Aufwachen, schlechter. Ihre Symptome werden auch durch Hitze verschlechtert, dagegen sehr oft durch kaltes Baden oder bei kaltem Wetter gebessert. Sie sind sehr druckempfindlich und mögen keine enge Kleidung, vor allem nicht um den Hals und um den Bauch. Viele ihrer Symptome treten auf der linken Seite auf. Häufig besteht ein Verlangen nach Alkohol, obwohl sie empfindlich darauf reagieren, mit einer Neigung zu Kopfschmerzen, Herzklopfen oder anderen Symptomen.

Lachesis ist eines der am häufigsten verordneten Mittel in der Homöopathie bei älteren Frauen, deren gesundheitliche Probleme erst nach dem Klimakterium begonnen haben – doch wie in allen Fällen müssen auch diese homöopathischen Arzneien individuell verordnet werden.

Andere Mittel, die bei klimakterischen Beschwerden häufig eingesetzt werden, sind *Calcium carbonicum*, *Sulfur* und, nicht ganz so oft, auch *Apis*, *Graphites*, *Phosphor* und *Psorinum*. Elizabeth Hubbard, eine vor Jahren sehr gefragte homöopathische Ärztin aus New York, meinte angesichts der Erfolge homöopathischer Behandlung von Frauen: «Mit Hilfe der Homöopathie kann das Leben mit 60 so richtig losgehen!»[6]

7 Infektionskrankheiten:
Es müssen nicht immer Antibiotika sein

Gegen Ende seines Lebens räumte Louis Pasteur ein, daß die Erreger einer Krankheit möglicherweise nicht ihre Ursache, sondern einfach ein weiteres *Symptom* der jeweiligen Krankheit seien. Er war zu der Erkenntnis gelangt, daß die Erreger hauptsächlich dann zum Ausbruch der Krankheit führen, wenn das Immun- und Abwehrsystem eines Menschen (das, was die Biologen als «Resistenz des Wirts» bezeichnen) nicht stark genug ist, um diese erfolgreich zu bekämpfen. Die «Ursache» einer Krankheit ist nicht einfach ein bestimmtes Bakterium oder Virus, sondern umfaßt auch die Faktoren, die die Resistenz des Wirts ausmachen. Hierzu gehören die Erbanlagen des Menschen, sein Ernährungszustand, aktuelle Belastungsfaktoren und Streß sowie seine psychische Verfassung. Bei der Beschreibung eines seiner Experimente mit Seidenraupen erklärte Pasteur, daß die Mikroorganismen, die in so großer Zahl im Darmtrakt der Seidenraupen vorhanden waren, «eher eine Auswirkung als eine Ursache der Krankheit» darstellten.[1]

Mit diesen weitreichenden Einsichten hat Pasteur ein ökologisches Verständnis der ansteckenden Krankheiten formuliert. Infektionskrankheiten haben nicht nur eine einzige Ursache, sondern sind das Ergebnis eines komplexen Geflechts von Wechselwirkungen im Innern des einzelnen und in seiner Umwelt.

Die homöopathische und ökologische Sicht der Infektionskrankheiten

Zum Verständnis der ökologischen Sicht der ansteckenden Krankheiten können wir auf eine Analogie zurückgreifen: Es ist allgemein bekannt, daß Sümpfe voller Moskitos sind, da diese dort jenes ruhige Gewässer vorfinden, in dem sie ihre Eier ablegen und sich ungestört entwickeln lassen können. Sümpfe stellen ein ideales Milieu für die Moskitovermehrung dar.

Ein Bauer könnte nun versuchen, die Moskitos auf seinem Grund auszurotten, indem er ein Insektenvertilgungsmittel über die Sümpfe spritzt. Wenn er Glück hat, gelingt es ihm auf diese Art und Weise, die Moskitos zu vernichten. Da der Sumpf aber immer noch ein Sumpf ist, existiert auch immer noch jenes ideale Milieu – und es werden sich neue Moskitos einfinden, um ihre Eier abzulegen. Der Bauer muß wieder sein Insektenvertilgungsmittel spritzen und findet trotzdem kurze Zeit danach noch mehr Moskitos vor. Einige der Moskitos – die, die etwas weniger als die tödliche Dosis des Insektizids abbekommen haben – lernen mit der Zeit, sich an das Mittel, das sie aufgenommen haben, anzupassen, und können die so erworbene Immunität an die nachfolgenden Generationen weitergeben. Bald ist der Bauer gezwungen, immer stärkere Insektizide einzusetzen; doch aufgrund ihrer Anpassungsfähigkeit werden immer einige Moskitos überleben.

Wenn bei einem Kind Streptokokken im Hals festgestellt werden, bedeutet das nicht, daß die Streptokokken die Halsschmerzen «verursacht» haben – ebensowenig wie man sagen könnte, daß der Sumpf die Moskitos «verursacht» habe. Streptokokken befinden sich auch im Hals gesunder Menschen, ohne daß sie zu Halsschmerzen führen. Die Symptome einer Streptokokken-Angina treten nur dann auf, wenn Bedingungen gegeben sind, die eine rasche Vermehrung der Streptokokken und ihr aggressives Eindringen in das Halsgewebe begünstigen. Ähnlich den Moskitos können sich Streptokokken nur dort festsetzen und vermehren, wo sie günstige Bedingungen vorfinden.

Ein Kind mit einer Streptokokken-Angina wird im allgemeinen

mit Antibiotika behandelt. Obwohl die Antibiotika die Erreger vorübergehend wirksam beseitigen, ändern sie nichts an den Faktoren, die eigentlich zur Entwicklung der Krankheit und zur Ansteckung geführt haben. Wenn der Bauer ein Insektizid spritzt oder der Arzt Antibiotika verordnet, ohne die Bedingungen zu ändern, die das Problem geschaffen haben, werden sowohl die Moskitos als auch die Bakterien sich wieder in dem Milieu ansiedeln, das ihrem Gedeihen förderlich ist.

Was die Angelegenheit noch verschlimmert, ist die Tatsache, daß Antibiotika die nützlichen Bakterien zusammen mit den schädlichen vernichten. Da diese nützlichen Bakterien eine wichtige Rolle bei der Verdauung spielen, wird die Fähigkeit des Patienten, notwendige Nährstoffe zu assimilieren, vorübergehend eingeschränkt, was letztendlich zu einer erhöhten Anfälligkeit für eine neue Infektion oder zu einer anderen Krankheit führt.

Marc Lappé, Professor für öffentliche Gesundheit und Pharmakologie an der University of Illinois und Autor von *When Antibiotics Fail*, schreibt: «Wenn diese nützlichen Bakterien absterben, lassen sie förmlich ein ‹Ödland› an unbesiedeltem Gewebe und Organen zurück. Dort, wo früher normale Bakterienstämme vorhanden waren, können sich nun neue Stämme ansiedeln. Einige von diesen neuen Stämmen haben schwere und bislang unerkannte Krankheiten verursacht.»[2]

Einige Kliniker haben entdeckt, daß gewöhnliche «Hefe»-Infektionen der Scheide (*Candida albicans*), die durch einfachen Juckreiz gekennzeichnet sind, durch unsachgemäßen Antibiotikagebrauch in systemische *Candida*-Infektionen verwandelt werden können, die eine Reihe von akuten und chronischen Störungen verursachen.[3] Obwohl es einige Kontroversen um die Diagnose «Systemische Candidaisis» gibt, ist man sich einig, daß Bakterien, die normalerweise in unserem Körper leben ohne irgendwelche Probleme zu verursachen, sich durch den häufigen Gebrauch von Antibiotika verändern und bei älteren, gebrechlichen und immunschwachen Menschen irritierende und gelegentlich schwere Infektionen verursachen können.[4]

Natürlich lernen auch Bakterien, sich an Antibiotika anzupassen und zu überleben. Die Wissenschaftler sind dann gezwungen, das Antibiotikum abzuändern (es gibt allein über 300 Arten von Penicillin) oder immer stärkere Varianten zu entwickeln (die im allgemeinen auch immer schwerere Nebenwirkungen haben). Trotz größter Anstrengungen der Wissenschaftler schaffen wir nach Ansicht von Dr. Lappé mehr Erreger als Medikamente zu deren Bekämpfung, da jedes neue Antibiotikum Millionen neue Feinde ins Leben ruft.

Vor nur fünfzehn Jahren war Penicillin bei der Behandlung von Gonorrhöe so gut wie immer erfolgreich. Nun gibt es penicillinresistente Gonorrhöe-Erreger, und zwar weltweit. Allein im Zeitraum zwischen 1983 und 1984 hat sich die Zahl der Fälle von penicillinresistenten Gonorrhöe-Erregern in den Vereinigten Staaten verdoppelt.[5]

Alexander Fleming, der Entdecker des Penicillins, warnte vor einem massiven Einsatz von Antibiotika. Wenn die Wissenschaftler und die Öffentlichkeit diese Warnung weiter in den Wind schlagen, wird nach Ansicht von Harvard-Professor und Chemie-Nobelpreisträger Walter Gilbert «in nicht allzu ferner Zukunft eine Zeit anbrechen, wo 80 bis 90 Prozent aller Infektionen resistent gegen alle bekannten Antibiotika sein werden».[6]

In der Wissenschaft sowie in der breiten Öffentlichkeit sollten die Einsichten Pasteurs und die Bedeutung der Resistenz des Wirts bei der Krankheitsvorbeugung wieder stärker ins Bewußtsein rücken. Viele Forscher haben die Erregertheorie akzeptiert, doch nur wenige sehen die Bedeutung des ökologischen Gleichgewichts der Mikroorganismen im Körper. Die Einsicht Pasteurs hat jedoch nichts von ihrer Gültigkeit verloren, und eine wachsende Zahl von Wissenschaftlern hat begonnen, die Notwendigkeit von Alternativen zu Antibiotika anzuerkennen. Sogar in einem Leitartikel des angesehenen amerikanischen Ärzteblatts *New England Journal of Medicine* wurde festgestellt, daß eine Behandlung von Infektionen mit «ökologisch weniger störenden Methoden» wünschenswert wäre.[7] Dabei wird die Homöopathie sicherlich eine Hauptrolle als eine dieser Alternativen spielen.

Wie nützlich sind Antibiotika bei Infektionen der Ohren und des Halses?

Claude Bernard, der «Vater der experimentellen Physiologie», hat Pasteurs Behauptung, nach der die Bakterien nicht die eigentliche Ursache von Krankheiten sind, bestätigt. In einem seiner berühmtesten Bücher bemerkte Bernard, daß, wenn die auslösende Ursache der Hauptfaktor wäre – zum Beispiel bei einer Lungenentzündung –, alle Menschen, die der Kälte ausgesetzt waren, sich diese Krankheit zuziehen würden, während es realiter nur in gelegentlichen Fällen nach einer Verkühlung zu einer Lungenentzündung kommt. Er zog daraus den Schluß, daß selbst die stärksten auslösenden Faktoren machtlos sind, wenn das Individuum nicht entsprechend prädisponiert ist. Er behauptet daher, daß die Prädisposition der «Dreh- und Angelpunkt aller experimentellen Physiologie» sei und die wahre Ursache der meisten Krankheiten.[8]

Anläßlich einer Konferenz über Fragen der Gesundheit im Jahr 1976 hat Jonas Salk bemerkt, daß es im Grunde genommen zwei Wege gibt, um kranke Menschen zu heilen. Man kann entweder versuchen, die einzelnen Symptome des Kranken zu kontrollieren, oder man kann versuchen, das Immun- und Abwehrsystem des Patienten so anzuregen, daß der Körper sich selber heilt.[9] Während die konventionelle, allopathische Medizin sich dem ersten Weg verschrieben hat, verfolgen die Homöopathie und eine Vielzahl von Naturheilverfahren den zweiten.

Ein gutes Beispiel für den fragwürdigen Wert der Antibiotika-Anwendung ist deren Einsatz bei Ohrinfektionen und Ohrschmerzen von Kindern (heute eine der häufigsten Kinderkrankheiten). Die Infektion und Entzündung des Mittelohrs und des Trommelfells («Otitis Media») wird von den meisten Ärzten mit Antibiotika behandelt. Einige Forscher haben jedoch herausgefunden, daß bei einem Vergleich zwischen Kindern, die Antibiotika erhalten haben, und Kindern, die keine bekamen, erstere keineswegs «gesünder» waren.[10] Andere Wissenschaftler haben festgestellt, daß Antibiotika zwar eine kurzfristige Besserung der Symptome herbeiführen, es aber in der darauffolgenden Zeit keine Unterschiede gibt zwischen den behandelten Kindern und solchen, die nur ein Placebo erhalten hatten.[11] Wieder andere Forscher fanden heraus, daß 70 Prozent der Kinder mit Otitis media nach vier Wochen der Behandlung immer noch Flüssigkeit in den Ohren hatten und daß 50 Prozent dieser Kinder eine weitere Ohrinfektion innerhalb von drei Monaten durchmachten.[12]

Obwohl einige Ärzte behaupten, daß es den Antibiotika zu verdanken ist, wenn bei Ohrinfektionen wie Mastoiditis heute selten Komplikationen vorkommen, haben Untersuchungen gezeigt, daß es keinen Beweis dafür gibt, daß Antibiotika das Mastoiditis-Risiko reduzieren.[13] Homöopathen berichten von einem ebenso seltenen Auftreten von Komplikationen ohne den Einsatz von Antibiotika.[14]

Eine der signifikantesten Studien hat gezeigt, daß Patienten mit Ohrinfektionen, die mit Antibiotika behandelt worden waren, wesentlich häufiger von einem erneuten Ausbruch der Krankheit heimgesucht wurden (bis zu 2,9mal häufiger) als Patienten, die keine Behandlung in Anspruch genommen hatten.

Bei chronischen Ohrinfektionen ist die Verwendung von Tuben in Verbindung mit oder anstatt Antibiotika üblich geworden. Mit Hilfe solcher Tuben wird der Eiter drainiert, doch befaßt sich eine solche Behandlung lediglich mit den Auswirkungen des zugrundeliegenden Problems und fragt nicht, warum sich eine solche Infektion überhaupt ausbreiten konnte. Die eigentliche Ursache wird dann selbstverständlich nicht behandelt. Diese physiologische Tatsache ist vielleicht auch der Grund dafür, daß man den Wert dieser Maßnahme für fragwürdig hält.[16]

Mit Antibiotika und der Drainage mittels Tuben werden die Symptome eines Problems behandelt. Dadurch wird weder der Organismus gekräftigt, damit er die Infektion selbst bekämpfen kann, noch wird der Körper resistenter gegenüber einer zukünftigen Infektion.

Der Mythos, Anginen und Halsentzündungen müßten mit Antibiotika traktiert werden, hält sich hartnäckig. Diese Maßnahme wird hauptsächlich damit begründet, daß dem Auftreten von rheumatischem Fieber vorgebeugt werden soll, eine Erkrankung, die einen tödlichen Ausgang nehmen kann. Wissenschaftler weisen darauf hin, daß rheumatisches Fieber heute außerordentlich selten geworden ist, was jedoch nicht auf den Einsatz von Antibiotika zurückzuführen ist, denn ein Rückgang war bereits vor der Entdeckung der Antibiotika zu verzeichnen gewesen.*

Neuere Untersuchungen haben sogar festgestellt, daß die heutigen Streptokokkenstämme nur selten rheumatisches Fieber verursachen[17] und daß Antibiotika die Streptokokken in 25 bis 40 Prozent der Fälle nicht vernichten, trotz der erwiesenen Empfänglichkeit des Organismus für das Antibiotikum.[18]

Es ist ebenfalls allgemein bekannt, daß die meisten Streptokokkeninfektionen unbehandelt bleiben, und dennoch entwickeln die Kranken größtenteils kein rheumatisches Fieber. Des weiteren treten 33 bis 50 Prozent der Fälle von rheumatischem Fieber ohne Anginasymptome auf.[19] Die amerikanische Ärztezeitschrift *New England Journal of Medicine* berichtete von einem neuerlichen Auftreten von rheumatischem Fieber.[20] Zwei Drittel der Kinder mit dieser Krankheit hatten keine klare Anginen-Vorgeschichte innerhalb von drei Monaten vor Ausbruch der Krankheit. Von besonderer Bedeutung ist die Tatsache, daß von 11 Kindern mit Halssymptomen, bei denen auch ein Abstrich gemacht wurde, 8 Streptokokken auf-

---

* Siehe Alan L. Bisno, «Where Has All the Rheumatic Fever Gone?», *Clinical Pediatrics* (Dezember 1983): 804–805; und M. Land, «Acute Rheumatic Fever: A Vanishing Disease in Suburbia», *Journal of the American Medical Association*, 249 (1983): 895–898. Im Jahr 1986 gab es einige Berichte über neue Ausbrüche von rheumatischem Fieber in einigen Teilen der Vereinigten Staaten. Dr. med. Ellen Wald, medizinische Direktorin des Children's Hospital in Pittsburgh, hat festgestellt, daß eine zu frühe Behandlung mit Antibiotika die normale immunologische Reaktion beeinträchtigen und die Möglichkeit einer erneuten Infektion begünstigen kann, so daß man dieses Problem gegen den Nutzen der möglichen Verhinderung des rheumatischen Fiebers abwägen muß. Eine neuere Studie hat gezeigt, daß bei Kindern, die sofort nach der Diagnosestellung einer Antibiotikatherapie unterzogen wurden, ein 8mal häufigeres Wiederauftreten von Streptokokken-Angina zu verzeichnen war als bei jenen, die erst zu einem späteren Zeitpunkt behandelt wurden («Pediatricians Urge Confirmatory Test for Suspected Strep Throat», *Medical World News* [12. Januar 1987]: 42). Im Zusammenhang mit den anderen in diesem Kapitel erwähnten Studien wäre es wohl lohnend, die Kinder, die mit Verspätung behandelt wurden, mit jenen zu vergleichen, die gar nicht mit Antibiotika behandelt wurden. Ebenso lohnend wäre der Vergleich mit Kindern, denen ein homöopathisches Mittel verordnet wurde.

wiesen. Diesen Kindern wurden Antibiotika verordnet, und dennoch haben alle 8 rheumatisches Fieber entwickelt.

Es gibt neuere Belege dafür, daß Antibiotika die Symptome von Angina schneller beseitigen als dies mit Placebos der Fall ist.[21] Es ist jedoch fraglich, ob Antibiotika bei der Behandlung solcher Krankheiten mit Selbstheilungstendenz angebracht sind. Der Einsatz von Antibiotika bei Lebensgefahr ist sicher verständlich. Ungewiß ist jedoch, wie wirksam sie tatsächlich bei der Prophylaxe dieser einen seltenen Krankheit, dem rheumatischen Fieber, sind. Die Verordnung dieser starken Medikamente für so viele Kinder in der Hoffnung, daß ein paar von ihnen *möglicherweise* einen Nutzen davon haben, ist ebenfalls von zweifelhaftem Wert.

Eine Routineverordnung von Antibiotika bei Kindern mit Verdacht auf Streptokokken-Angina ist auf jeden Fall entschieden abzulehnen. Jüngste Untersuchungen haben ergeben, daß 60 Prozent aller Halsentzündungen bei Kindern durch Viren verursacht werden, die auf eine Antibiotikabehandlung sowieso nicht ansprechen.[22]

Diese Ergebnisse weisen deutlich darauf hin, daß Alternativen zur Antibiotikabehandlung bei Infektionen des Ohrs und des Halses angebracht sind. Die Homöopathie stellt eine wirksame Alternative dar.

Die homöopathische Behandlung von Infektionskrankheiten

Wenn von den Erfolgen der modernen Medizin die Rede ist, wird häufig darauf abgehoben, daß wir heute eine erheblich längere Lebenserwartung haben als unsere Eltern oder Großeltern. Man verweist auf die Fortschritte bei der Behandlung von ansteckenden Krankheiten, die in früheren Jahrhunderten wüteten, wie Pest, Cholera, Scharlach, Gelbfieber und Typhus.

Wissenschaftler wie Historiker sind sich jedoch einig, daß diese Annahmen völlig unhaltbar sind. Unsere längere Lebenserwartung ist nämlich keineswegs in erster Linie auf moderne medizinische Errungenschaften zurückzuführen. Die Hauptfaktoren hierfür sind

1. eine signifikante Abnahme der Säuglingssterblichkeit, und zwar aufgrund der verbesserten hygienischen Bedingungen bei der Geburt (ein Lob der Seife!), 2. gesündere Ernährung (durch die Urbanisierung haben mehr Menschen Zugang zu einer größeren Nahrungsmittelvielfalt, was Mangel- und Unterernährung seltener werden ließ) und schließlich 3. Verbesserungen verschiedener öffentlicher Gesundheitsmaßnahmen wie sanitäre Einrichtungen, Kläranlagen, sauberes Wasser und die Bekämpfung von Ungeziefer und Schädlingen.[23]

Aber selbst wenn man alle diese Faktoren berücksichtigt, ist die Erhöhung der Lebenserwartung bei Erwachsenen nicht sehr erheblich. Statistiken zeigen, daß der durchschnittliche weiße Mann, der im Jahr 1960 das Alter von 40 Jahren erreicht hatte, eine Lebensspanne von 71,9 Jahren erwarten konnte; hingegen konnte der durchschnittliche Weiße, der im Jahr 1920 ein Alter von 40 erreicht hatte, von einer Lebenserwartung von 69,9 Jahren ausgehen. Wurde er im Jahr 1982 50 Jahre alt, hat er eine Lebenserwartung von 75,6 Jahren, während der durchschnittliche weiße Mann, der 1912 dieses Alter erreicht hatte, von einer Lebenserwartung von 72,2 Jahren ausgehen konnte.[24]

Der Pulitzerpreisträger und Mikrobiologe René Dubos bemerkte, daß «die Lebenserwartung von Erwachsenen heute nicht sehr viel anders ist als die vor einigen Generationen, noch ist sie in Gegenden mit hochentwickelter medizinischer Versorgung höher als in weniger wohlhabenden Ländern»[25].

Historiker und Epidemiologen erinnern daran, daß keineswegs die konventionelle, allopathische Medizin verantwortlich war für das Verschwinden der tödlich verlaufenden Infektionskrankheiten zwischen dem 15. und dem 19. Jahrhundert.[26] Antibiotika standen überhaupt erst in den vierziger Jahren dieses Jahrhunderts zur Verfügung, und es gab keine anderen konventionellen Medikamente, die bei der Bekämpfung der meisten früheren Epidemien erfolgreich hätten eingesetzt werden können. Auch die Sterblichkeitsziffern von Tuberkulose, Lungenentzündung, Bronchitis, Influenza und Keuchhusten waren stark im Rückgang begriffen, noch ehe überhaupt eine allopathische Behandlung dieser Krankheiten eingeführt wurde. Eine wichtige Ausnahme bildet die Senkung der Sterblichkeitsrate infolge von Kinderlähmung nach Einführung des Polio-Impfstoffs.

Es ist eine leider wenig bekannte historische Tatsache, daß die Homöopathie sowohl in den Vereinigten Staaten als auch in Europa aufgrund ihrer ausgezeichneten Erfolge bei der Behandlung von Epidemien, die im 19. Jahrhundert wüteten, große Popularität erlangte. Im Jahr 1900 veröffentlichte Thomas L. Bradford sein Buch *The Logic of Figures*, in dem die Sterblichkeitsraten homöopathischer bzw. allopathischer Krankenhäuser genau miteinander verglichen werden. Es zeigt sich, daß die Sterblichkeit bezogen auf je 100 Patienten in homöopathischen Krankenhäusern häufig nur die Hälfte oder gar ein Achtel der «allopathischen Quote» betrug.[27]

Im Jahr 1849 berichteten die Homöopathen von Cincinnatti, daß bei über 1000 Cholerafällen nur 3 Prozent der Patienten gestorben waren. Um diese hervorragenden Ergebnisse zu belegen, hatten sie sogar Namen und Adressen aller Patienten in den Tageszeitungen veröffentlicht.[28] Die Sterblichkeit der allopathisch behandelten Cholerapatienten lag im allgemeinen zwischen 40 und 70 Prozent.

Die Erfolge der Homöopathie bei der Behandlung von Gelbfieber waren so eindrucksvoll, daß der Bericht einer Expertengruppe der amerikanischen Regierung den Wert einiger homöopathischer Mittel bei dieser Erkrankung diskutierte, obwohl dieses Gremium sich hauptsächlich aus allopathischen Ärzten zusammensetzte, die der Homöopathie eher feindlich gegenüberstanden.[29]

Der Erfolg der Homöopathie bei der Behandlung ansteckender Krankheiten in unserer Zeit läßt sich mit ihren entsprechenden Erfolgen im vorigen Jahrhundert vergleichen. Es ist allgemein bekannt, daß homöopathische Praktiker selten auf Antibiotika oder andere Medikamente zurückgreifen müssen, die von der Schulmedizin bei Infektionen verordnet werden. Ein homöopathischer Arzt wird, wenn nötig, wie jeder gute Arzt ein Antibiotikum verordnen, doch wie wertvoll ist es, über wirksame Alternativen zu verfügen.

Der homöopathische Praktiker Randall Neustädter aus Palo Alto in Kalifornien stellt fest, daß eine akute Ohrinfektion «mit homöopathischen Mitteln einfach zu behandeln ist»[30]. Häufig angewandte homöopathische Mittel sind *Belladonna* (Tollkirsche), *Chamomilla*

(Kamille), *Pulsatilla* (Kuhschelle), *Ferrum phosphoricum* (Eisenphosphat) und *Hepar sulfuris* (Kalkschwefelleber).

Wenn ein Kind mit Antibiotika behandelt worden ist und in der Folge an wiederholten Ohrinfektionen leidet, dauert die homöopathische Therapie im allgemeinen länger, vermag aber in vielen Fällen eine echte Heilung zu bewirken. Solche immer wiederkehrenden Störungen erfordern eine homöopathische «Konstitutionsbehandlung», bei der ein homöopathisches Mittel nicht nur auf der Basis der Totalität der aktuellen Symptome verordnet, sondern auch die ganze Symptomatik-Vorgeschichte berücksichtigt wird. Während es häufig vorkommt, daß Eltern akute Ohrinfektionen selbst erfolgreich behandeln, gehören Kinder mit immer wiederkehrenden Ohrinfektionen oder anderen chronischen Störungen in die Obhut eines erfahrenen homöopathischen Praktikers.

Homöopathen können auch sehr gute Ergebnisse bei der Behandlung eines breiten Spektrums von anderen bakteriellen Infektionen verzeichnen. Zu den häufig verordneten homöopathischen Mitteln bei Halsinfektionen gehören *Belladonna* (Tollkirsche), *Arsenicum album* (Arsen), *Rhus toxicodendron* (Giftsumach), *Mercurius* (Quecksilber), *Hepar sulfuris* (Kalkschwefelleber), *Lachesis* (Gift des Buschmeisters), *Apis* (Honigbiene) oder *Phytolacca* (Kermesbeere).

Durch bakterielle Infektionen verursachte Furunkel und Eiterbeulen werden oft erfolgreich mit homöopathischen Mitteln wie *Belladonna, Hepar sulfuris, Silicea* (Kieselsäure), *Arsenicum* oder *Lachesis* behandelt.

Gerstenkörner, die meist die Folgen einer Staphylokokken-Infektion sind, werden erfolgreich mit *Pulsatilla, Hepar sulfuris, Apis, Graphites* (Reißblei) und *Staphisagria* (Stephanskörner) angegangen.

Neben der erfolgreichen Behandlung bakterieller Infektionen gibt es auch Belege für eine mögliche Wirkung homöopathischer Mittel bei der Prophylaxe spezifischer bakterieller Krankheiten. Im Rahmen einer eindrucksvollen Studie erhielten 18 640 brasilianische Kinder eine Einzelgabe von *Meningococcin C10* (ein homöopathisches Präparat aus dem Erreger *Neisseria meningitidis*). Bei den so immunisierten Kindern traten signifikant weniger Fälle von Meningitis auf als bei anderen Kindern, die in der gleichen Gemeinde lebten.[31]

Die homöopathische Behandlung von Viruskrankheiten

Konventionelle allopathische Medikamente können wenigstens die Symptome bakterieller Infektionen lindern, für die Behandlung der meisten Viruskrankheiten hat die Allopathie jedoch kaum etwas zu bieten. Da homöopathische Mittel die körpereigene Abwehr anregen, anstatt spezifische Krankheitserreger direkt anzugreifen, besitzt die Homöopathie auch bei der Behandlung von Viruskrankheiten ein reichhaltiges therapeutisches Instrumentarium.

Im Zuge jüngster Forschungsarbeiten über Viren, die Hühnerembryos befallen, konnte bei acht von zehn untersuchten homöopathischen Mitteln eine hemmende Wirkung von 50 bis 100 Prozent auf das Viruswachstum festgestellt werden.[32] Diese Untersuchungen sind von besonderer Bedeutung, da der konventionellen Wissenschaft nur sehr wenige Medikamente mit antiviraler Wirkung bekannt sind, von denen keines so risikoarm ist wie die entsprechenden homöopathischen Mittel.

Homöopathen behandeln häufig Menschen mit akuten und chronischen Viruskrankheiten. Hierzu gehören Erkrankungen des Atem- und Verdauungstrakts, Virusinfektionen des Nervensystems sowie Herpes, und in jüngerer Zeit haben auch einige AIDS-Kranke eine signifikante Besserung ihres Zustandes durch homöopathische Behandlung erfahren. Manchmal ist die Besserung eine sofortige und dramatische, in den meisten Fällen kommt es jedoch zu einer langsam fortschreitenden Besserung des allgemeinen gesundheitlichen Zustands.

Der englische Arzt Richard Savage stellt fest: «Während die Suche nach spezifischen antiviralen, nebenwirkungsfreien Präparaten weitergeht, kann die Homöopathie in vierfacher Hinsicht wirkungsvoll eingesetzt werden: 1. zur *Prophylaxe*, zur Steigerung der allgemeinen Resistenz gegen die Infektion; 2. zur *Behandlung der akuten Krankheit*, um Dauer und Schwere des Leidens zu mindern; 3. zur *Revitali-*

sierung des Patienten während der Rekonvaleszenz; und 4. zur *Behandlung der chronischen Folgeerscheinungen*, zur Wiederherstellung der Gesundheit.»[33] Wir wollen diese Punkte im folgenden nacheinander betrachten.

Prophylaxe

Im vorigen Jahrhundert haben Homöopathen häufig erfolgreich homöopathische Mittel bei der Prophylaxe und Behandlung von Krankheiten eingesetzt, die später als bakterielle oder Virusinfektionen erkannt wurden. *Aconit* und *Ferrum phosphoricum* wurden häufig beim ersten Auftreten von Fieber und Schmerzen als Influenza-Prophylaxe verabreicht; *Belladonna* erwies sich als das am häufigsten verwendete Mittel zur Prophylaxe und Behandlung von Scharlach; *Camphora* (Kampfer) war das Hauptmittel zur Prophylaxe oder Behandlung von Cholera. Die dramatischen Erfolge dieser Arzneien bei der Prophylaxe und Behandlung dieser gefürchteten Krankheiten haben der Homöopathie viele Anhänger verschafft.

Homöopathen stellen häufig fest, daß Personen, deren akute oder chronische Krankheiten erfolgreich homöopathisch behandelt wurden, allgemein gesünder und widerstandsfähiger werden und nicht mehr so häufig oder schwer erkranken. Während der späten achtziger Jahre des vorigen Jahrhunderts haben viele Lebensversicherungen ihren homöopathisch behandelten Versicherten niedrigere Beitragsraten eingeräumt, da Statistiken gezeigt hatten, daß diese Gruppe sich einer besseren Gesundheit und einer längeren Lebenserwartung erfreute.[34] Ebenfalls verbürgt ist die Tatsache, daß die homöopathisch behandelten Versicherungsnehmer in den Genuß höherer Ausschüttungen gelangten, da sie länger lebten als die vergleichbaren allopathisch behandelten Versicherten.[35]

Die Behandlung von akuten Krankheiten

Einer der zusätzlichen Vorteile der homöopathischen Behandlung von Viruserkrankungen ist die Tatsache, daß homöopathische Medikamente noch vor einer eindeutigen Diagnosestellung verordnet werden können. Dies ist möglich, weil das homöopathische Mittel auf der Grundlage der Totalität der Symptome verordnet wird und die Laborbefunde nicht immer abgewartet werden müssen, um das richtige Präparat zu eruieren. Einige Viruskrankheiten sind auch nach Laboruntersuchungen schwer zu diagnostizieren, und häufig gelingt es, Patienten mit homöopathischen Mitteln zu heilen, noch ehe die konventionelle medizinische Diagnose feststeht.

Antibiotika sind nur bei bestimmten bakteriellen Infektionen von Nutzen, bei den sehr häufig auftretenden Viruskrankheiten kann die konventionelle Medizin dagegen wenig Hilfe anbieten. Im Vergleich dazu erweist sich die homöopathische Behandlung bei einer Reihe von akuten Viruserkrankungen wie virusbedingten Erkältungen, Grippe, Influenza und Husten, Gastroenteritis (manchmal auch «Magengrippe» genannt) und Virus-Hepatitis häufig als erfolgreich.

Bei der Behandlung gewöhnlicher Erkältungskrankheiten setzen Homöopathen Mittel ein wie *Allium cepa* (Zwiebel), *Euphrasia* (Augentrost), *Natrium muriaticum* (Kochsalz) oder andere, individuell verordnete homöopathische Arzneien. Bei der Behandlung der gewöhnlichen, virusbedingten Infektionen des Atemtrakts sind *Aconit* (Sturmhut), *Belladonna, Bryonia* (Zaunrübe), *Phosphor* (gelber Phosphor) und andere homöopathische Mittel von guter Wirkung.

Influenza, eine Krankheit, die auf einer Virusinfektion beruht, kann sehr einfach homöopathisch behandelt werden. Obwohl die Individualisierung der homöopathischen Mittel im allgemeinen notwendig ist, gibt es auch Zustände, gegen die bestimmte Mittel stets ganz besonders wirksam sind.

Oscillococcinum ist eine homöopathische Arznei, die sich als außerordentlich wirksam bei der Behandlung von Grippe erwiesen hat. Der Hersteller, die Boiron Laboratorien in Lyon, Frankreich, haben festgestellt, daß bei 80 bis 90 Prozent aller Fälle eine Heilung eintritt, wenn das Mittel innerhalb der ersten 48 Stunden nach Einsetzen der Grippesymptome eingenommen wird. Seine vorzügliche Wirkung ist in Frankreich so bekannt, daß es dort das am häufigsten eingesetzte Grippemittel ist.

Interessanterweise wird das homöopathische Präparat *Oscillococcinum* aus Herz und Leber der Ente gewonnen. Mancher wird sich fragen, wie eine solche Substanz gegen Grippe helfen kann, doch gibt es da einen bemerkenswerten Zusammenhang: Forschungen an der

Mayo-Klinik haben gezeigt, daß Hühnerbrühe eine gewisse antivirale Wirkung besitzt. Da Hühnerbrühe ja eine Art Extrakt aus den Organen des Huhns ist, beruht die Wirkung der «Entensuppe» *Oscillococcinum* auf demselben Prinzip.

Ben Hole, ein homöopathischer Arzt aus Orinda, Kalifornien, berichtet: «Die Erfolge mit *Oscilloccinum* sind eindrucksvoll. In den seltenen Fällen, in denen es nicht wirkt oder nicht zur Verfügung steht, gibt es eine Reihe von anderen homöopathischen Mitteln, die bei entsprechender individueller Verordnung ausgezeichnete Wirkungen zeitigen.»

Zu den anderen bei Grippe und Influenza häufig verordneten homöopathischen Mitteln gehören *Gelsemium* (wilder Jasmin), *Bryonia, Rhus toxicodendron* und *Eupatorium perfoliatum* (Wasserhanf).

Revitalisierung nach wiederholten oder langanhaltenden Viruskrankheiten

Während die konventionelle allopathische Medizin bei der Behandlung von immer wiederkehrenden oder langanhaltenden Virusinfektionen wenig zu bieten hat, haben Homöopathen festgestellt, daß potenzierte Arzneimittel eine wesentliche Besserung der Symptome verschiedener chronischer Viruskrankheiten, wie Herpes simplex, Herpes genitalis, chronische Epstein-Barr-Virus-Syndrome und Warzen, herbeiführen können. Man kann nicht behaupten, daß homöopathische Mittel diese Viruserkrankungen «heilen», da man davon ausgeht, daß der Virus zeitlebens im Organismus vorhanden bleibt, doch haben Homöopathen festgestellt, daß ihre Patienten weniger schwere Schübe der Infektion durchmachen oder über längere Zeiträume symptomenfrei werden.

Die homöopathische Behandlung all dieser Krankheiten erfordert eine gründliche Analyse der Totalität der Symptome des jeweiligen Patienten. Daher gibt es kein einzelnes homöopathisches Mittel, das einer dieser Krankheiten spezifisch zugeordnet werden kann.

Die Behandlung der chronischen Folgeerscheinungen

Nach einer Virus- oder gar nach einer bakteriellen Infektion fühlen sich viele Menschen aufs ganze gesehen nicht mehr so gesund, wie dies zuvor der Fall war. Im allgemeinen wird auch dann ein individuell ermitteltes homöopathisches Präparat verordnet. Wenn ein solches Mittel versagt, werden in der Homöopathie gelegentlich potenzierte Gaben des spezifischen Virus verschrieben, um die vollständige Wiedergenesung zu fördern. *Variolinum* (Exsudat aus einem Windpockenbläschen) wird zum Beispiel häufig als ungefährliches potenziertes Mittel bei Symptomen, die nach überstandenen Windpocken zurückbleiben, verabreicht und *Parotidinum* (ein Exsudat, das den Mumps-Virus enthält) bei Symptomen, die nach Mumpserkrankungen zurückgeblieben sind.

Neuralgien nach Herpeserkrankungen werden oft mit *Hypericum* (Johanniskraut), *Kalmia* (Berglorbeer), *Magnesium phosphoricum* (Magnesiumphosphat), *Causticum* (Causticum hahnemanni), *Mezereum* (Seidelbast) oder *Arsenicum album* erfolgreich behandelt.

Bei Schwächezuständen nach Influenza wird häufig *China* (Chinarinde), *Gelsemium, Sulfur* (Schwefel), *Acidum phosphoricum* (Phosphorsäure), *Cadmium* (Kadmium) oder *Avena sativa* (Hafer) gegeben.

Infektionen des Atemtrakts setzen sich gelegentlich fest und rufen chronische Nasenabsonderungen, Nebenhöhlenentzündungen und Ohrinfektionen hervor. Zu den dann häufig verordneten homöopathischen Mitteln gehören *Kalium bichromicum* (Kaliumbichromat), *Kalium iodatum* (Kaliumjodid), *Kalium carbonicum* (Kaliumcarbonat), *Kalium muriaticum* (Kaliumchlorid), *Kalium sulfuricum* (Kaliumsulfat), *Silicea* (Kieselsäure), *Mercurius, Pulsatilla, Alumina* (Aluminium), *Nux vomica* (Brechnuß) und *Conium* (Schierling).

Die homöopathische Sichtweise von AIDS und dessen Behandlung

Wie jede andere ansteckende Krankheit wird AIDS als Folge einer spezifischen Virusansteckung betrachtet. Das Immun- und Abwehrsystem des Betroffenen ist nicht stark genug, um das Virus zu bekämpfen. Gegenwärtigen Schätzungen zufolge erkranken 20 bis 50 Prozent aller Menschen, die mit dem Virus in Berührung kommen, an AIDS. Eine der Theorien, warum manche, die mit dem Virus infiziert wurden, ein höheres Risiko tragen, tatsächlich an AIDS zu erkranken, ist die Hypothese einer Überbelastung des Immunsystems, die sogenannte «immune overload hypothesis»[36]. Dieser Hypothese zufolge gibt es zahlreiche Faktoren, die das Immunsystem schwächen, wie zum Beispiel schlechte Ernährung, wiederholte bakterielle Infektionen, frühere Viruserkrankungen, Analverkehr, genetische Disposition, intravenöser Drogenkonsum, Drogenmißbrauch (vor allem die immunsuppressive Wirkung von Amylnitrit ist festgestellt worden; Marihuana und Kokain haben ebenfalls immunsuppressive Wirkungen).

Es gibt jedoch einen zusätzlichen Faktor, den Wissenschaftler und Journalisten bei der Betrachtung der Kofaktoren von AIDS ignoriert haben. Während viele Wissenschaftler und Journalisten auf die immunschwächenden Auswirkungen des Drogenmißbrauchs hingewiesen haben, hat man die Tatsache geflissentlich übersehen, daß viele ärztlich verordnete Medikamente die gleiche Wirkung haben. Es gibt nämlich epidemiologische und toxikologische Belege dafür, daß Antibiotika, Kortikosteroide und der Pockenimpfstoff möglicherweise zusätzliche Kofaktoren darstellen, die die individuelle Empfänglichkeit für das AIDS-Virus erhöhen.

Es gibt epidemiologische Belege dafür, daß AIDS in Zentralafrika nicht nur infolge bestimmter Sexualpraktiken entstanden ist, sondern auch weil die «Angestellten im Gesundheitswesen in Afrika üblicherweise mit einer einzigen Nadel einer Reihe von Patienten Penicillin und andere Medikamente spritzten»[37]. Von einem ähnlich unhygienischen Gebrauch der Injektionsnadeln wird aus Haiti berichtet, wo freiverkäufliche Antibiotika gegen alle möglichen unpassenden, nichtbakteriellen Krankheiten verabreicht werden. Zur gleichen Zeit also, da die Ökologie des Organismus durch das Antibiotikum gestört ist, wird der Körper per Injektion direkt mit dem Virus konfrontiert.

Die Hauptrisikogruppen für AIDS in den Vereinigten Staaten und

Europa, Homosexuelle und Drogensüchtige, die Drogen intravenös injizieren, gehören auch zu den Hauptgruppen, die einen Antibiotikamißbrauch betreiben. Viele Homosexuelle haben wiederholt diese Mittel zur Behandlung von Geschlechtskrankheiten oder von parasitären Infektionen eingesetzt. Und auch Fixer sind oft Konsumenten von Antibiotika aufgrund ihrer häufigen Infektionen durch die gemeinsame Verwendung von Injektionsnadeln.

Strenggenommen kann man Penicillin nicht als immunsuppressive Substanz bezeichnen, wie dies bei anderen Antibiotika wie Tetrazyklin oder Zyklosporin der Fall ist. Es gibt jedoch toxikologische Belege dafür, daß Penicillin und die meisten anderen Antibiotika bei Überdosierung (oder regelmäßigen Dosen bei empfindlichen Personen) eine Verminderung der weißen Blutkörperchen, Durchfall (und damit eine schlechte Nährstoffabsorption und allmählichen Gewichtsverlust), sinkende Resistenz gegen Infektionen, Hautausschläge, anhaltendes Fieber und Schüttelfrost, Schwäche und starke Erschöpfungszustände sowie Krankheiten des Nervensystems hervorrufen – alles Hauptsymptome von AIDS.[38]

Zur Klarstellung muß gesagt werden, daß dieses Material nicht darauf hinweist, daß Antibiotika AIDS «verursachen», sondern daß diese möglicherweise einen zusätzlichen Kofaktor darstellen, wenn ein Mensch dem Virus ausgesetzt war.

Antibiotika sind jedoch nicht die einzigen Medikamente, die als AIDS-Kofaktoren in Frage kommen. Hans H. Neumann von der Gesundheitsbehörde des Bundesstaats Connecticut wies in der angesehenen amerikanischen Ärztezeitschrift *New England Journal of Medicine* darauf hin, daß Kortikosteroide das Immunsystem schwächen und so die Gefahr einer AIDS-Erkrankung erhöhen können, wenn jemand sich mit dem Virus infiziert hat. Neumann weist auf die Tatsache hin, daß viele homosexuelle Männer freiverkäufliche kortisonhaltige Salben bei Herpesinfektionen im Genitalbereich und bei Hautreizungen im Anal- und Genitalbereich verwendet haben. Über die dünne Penishaut kann Kortison besonders leicht absorbiert werden, und durch Analverkehr kann das vom Partner verwendete Kortison ebenfalls absorbiert werden.[39]

Ein kürzlich im *New England Journal of Medicine* erschienener

172

Artikel weist auf den Pockenimpfstoff als weiteren AIDS-Kofaktor hin.[40] Neuere Forschungsarbeiten haben gezeigt, daß der Pockenimpfstoff möglicherweise den latenten AIDS-Virus zu immunsuppressiver Tätigkeit anregt. Die Weltgesundheitsorganisation (WHO) mit ihrem weltweiten Pockenimpfprogramm hat nun begonnen, diesen möglichen Zusammenhang zu untersuchen. Ein Berater der WHO hat der Londoner *Times* gegenüber geäußert: «Es ist gut möglich, daß die Pockenimpfungstheorie die Erklärung für die AIDS-Explosion ist.»[41] Sogar Robert Gallo, einer der angesehensten AIDS-Forscher, meinte: «Eine Verbindung zwischen dem WHO-Programm und der Epidemie in Afrika zu sehen ist eine interessante und wichtige Hypothese. Ich kann nicht sagen, ob es tatsächlich so geschehen ist, doch weise ich seit Jahren darauf hin, daß die Verwendung lebender Impfstoffe, wie bei der Pockenimpfung, latente Infektionen wie HIV [Human Immunodefficiency Virus] aktivieren können.»[42]

Dieses Untersuchungsmaterial weist auf eine mögliche iatrogene (vom Arzt verursachte) Komponente von AIDS hin. Es gibt bei vielen Infizierten zweifelsohne eine ganze Reihe anderer Belastungsfaktoren, die eine wichtigere Rolle bei einer AIDS-Erkrankung spielen, doch darf die Möglichkeit verschiedener Kofaktoren dieser schrecklichen Krankheit nicht außer acht gelassen werden.

Was die homöopathische Behandlung von Menschen mit AIDS und ARC (AIDS-related complex; auf einem Immundefekt beruhendes, einen AIDS-Verdacht begründendes Krankheitsbild) anbelangt, so besteht allgemein Einigkeit darüber, daß für Menschen im Endstadium der Krankheit wenig getan werden kann. Hingegen haben einige Homöopathen bei Patienten, denen die Diagnose AIDS oder ARC erst vor kurzem gestellt wurde, Besserungen des Allgemeinzustands sowie eine Vermehrung der T- und B-Zellen, die besonders wichtige Indikatoren für die Stärke des Immunsystems sind, festgestellt.

Mitte 1987 befanden sich ungefähr 250 Menschen mit AIDS in homöopathischer Behandlung. Eine systematische Auswertung des Therapieverlaufs bei diesen Patienten wird erfolgen, sobald die notwendigen Forschungsmittel gesichert sind.

Bei den Patienten, die zwar HIV-positiv sind, aber noch kein voll entwickeltes AIDS-Krankheitsbild zeigen, haben einige Therapeuten festgestellt, daß die homöopathische Behandlung diese Menschen in vielen Fällen so kräftigen kann, daß die Krankheit nicht zum Ausbruch kommt. Michael Strange, ein Homöopath aus London, hat bei seinen 45 Patienten, die alle vor etwa zwei Jahren für HIV-positiv befunden wurden, noch keinen Ausbruch der Krankheit erlebt.[43]

Obwohl jeder Mensch mit AIDS oder ARC ganz individuell behandelt werden muß, sind einige der am häufigsten angezeigten Mittel *Mercurius* (Quecksilber), *Thuja* (Lebensbaum), *Arsenicum album* (Arsen), *Syphilinum* (Exsudat aus einem Syphilis-Schanker), *Tuberculinum* (Tuberkelbazillen), *Phosphor* (Phosphor), *Calcium carbonicum* (Kalziumphosphat), *Acidum nitricum* (Salpetersäure), *Natrium muriaticum* (Kochsalz), *Lachesis* (Gift des Buschmeisters), *Crotalus horridus* (Gift der Klapperschlange) und *Variolinum* (Exsudat einer Pockenpustel). Ein Forscher fand *Typhoidinum* (Typhusbazillen), *Badiaga* (ein Süßwasserschwamm) und *Cyclosporin* (ein Antibiotikum) am häufigsten angezeigt.[44] Es ist nur logisch, daß *Cyclosporin* (in homöopathischer Potenz) sich als wertvoll für Menschen mit AIDS erweisen könnte, da dieses Medikament in seiner konventionellen Dosierung ein Immunsuppressivum ist und daher in homöopathischer Dosierung bei der Heilung des als AIDS bezeichneten immunsuppressiven Zustands eingesetzt wird.

Bislang gibt es noch keine sorgfältig durchgeführten Forschungsarbeiten, die die Wirkung der Homöopathie bei der Behandlung von AIDS und ARC mit Sicherheit belegen. Das zuvor angeführte Material, das die antivirale Wirkung homöopathischer Mittel belegt[45], die Studie, die ihre Wirkung bei der Behandlung einer anderen Krankheit des Immunsystems (rheumatoide Arthritis) aufzeigt[46], und die Wirksamkeit der Homöopathie bei der Behandlung von schweren Infektionskrankheiten in der Vergangenheit liefern jedoch einige Belege für den möglichen Nutzen der Homöopathie bei der Therapie von AIDS oder ARC. Auf jeden Fall sollte der Einsatz homöopathischer Mittel im Hinblick auf AIDS oder ARC erforscht und unterstützt werden.

Zusammenfassung

Das homöopathische und ökologische Verständnis der Infektionskrankheiten zieht sowohl die Faktoren im Organismus wie auch in
dessen Umwelt in Betracht, die es der Infektion ermöglicht haben,
Fuß zu fassen und sich auszubreiten. Anstatt Therapieformen anzuwenden, die die Bakterien oder Viren angreifen, setzen Homöopathen potenzierte Gaben individuell ausgewählter homöopathischer
Mittel ein, welche die körpereigenen Immun- und Abwehrsysteme
stärken. Eine solche Behandlung wirkt der Ausbreitung von Bakterien oder Viren entgegen und stellt die Gesundheit und Lebenskraft
des einzelnen wieder her.

Der berühmte Indianerhäuptling Seattle stellte einmal fest: «Wir
sind ein Teil des Gewebes des Lebens. Wir sind nicht der Weber
selbst. Wenn ein Teil des Gewebes vernichtet wird, wird damit auch
ein Teil von uns selbst verletzt.» Die im menschlichen Körper enthaltenen Bakterien und Viren sind ebenfalls ein Teil von uns. Konventionelle, allopathische Medikamente, die diese zu zerstören versuchen, schaffen oft ihre eigenen Probleme. Es ist vielleicht kein
Zufall, daß das Wort *Antibiotikum* soviel wie «gegen das Leben» (*anti*
= gegen, *bios* = Leben) bedeutet.

Obwohl Antibiotika echte Lebensretter sein können, neigen sie
dazu, das komplexe Gewebe des Lebens in uns zu zerreißen. Es wird
nun klarer denn je, daß ein umsichtiger und wohlüberlegter Einsatz
von Antibiotika notwendig ist. Und es wird zunehmend offensichtlich, daß die Homöopathie eine wirksame und sichere Alternative zu
den Antibiotika darstellt.

8 Allergien:
Nicht nur auf die Symptome starren

Zu Shakespeares Zeiten oder selbst vor einem Jahrhundert noch hat es das Wort Allergie nicht gegeben. Doch bereits medizinische Statistiken aus dem Jahr 1950 zeigen, daß damals jeder siebte Einwohner der Vereinigten Staaten an einer Allergie litt – bis zum Jahr 1970 war es jeder fünfte und 1985 schließlich jeder dritte Einwohner der USA, das sind insgesamt 75 Millionen Menschen.[1]

Allergie ist ein Sammelbegriff für ein breites Spektrum an Reaktionen auf Substanzen, die der Organismus als körperfremd definiert. Im strengen medizinischen Sinn bezieht sich der Begriff auf Zustände, die dann eintreten, wenn das Immunsystem gefordert wird und eine Überreaktion auf spezifische Substanzen in der Umwelt entwickelt. Bei diesen Substanzen kann es sich um Nahrungsmittel, Tierhaare, Hausstaub, Pollen oder andere pflanzliche Materialien, Schimmelpilze, Medikamente oder Chemikalien handeln.

Die Fähigkeit des Immunsystems, einzelne Substanzen zu identifizieren und darauf zu reagieren, ist für den Schutz des Körpers unerläßlich. Eine Überreaktion auf bestimmte Substanzen führt jedoch zu einer Reihe von unangenehmen und bisweilen gefährlichen Symptomen. Zu den häufigsten gehören Nasenabsonderungen, Niesen, Symptome des Atemtrakts, tränende Augen, Kopfschmerzen, Verdauungsstörungen und Hautreaktionen. Es gibt auch verschiedene idiosynkratische Symptome, die auftreten können.

Manche Menschen betrachten Allergien als eine einzige diagnostische Kategorie, doch gibt es viele verschiedene Krankheitsbilder, die allergische Reaktionen darstellen. Heuschnupfen ist eine allergische Reaktion auf Pollen. Asthma, Nesselsucht und Ekzeme werden ebenfalls als allergische Zustände betrachtet, obwohl sie sowohl durch psychologische Faktoren wie auch durch Allergene ausgelöst werden können. Obwohl es für die meisten von uns dafür wohl zu spät ist, gilt das Stillen als die vielleicht beste Allergievorbeugung. Flaschenkinder sind weitaus anfälliger für Allergien als Kinder, die gestillt worden sind.[2] Die Muttermilch enthält wichtige Antikörper und andere immunologische Faktoren, die nicht nur zum Schutz des Säuglings beitragen, sondern auch einen Einfluß auf die spätere Entwicklung des Immunsystems haben.

Daß Symptome des Atem- und Verdauungstrakts die häufigsten Reaktionen auf Allergene sind, liegt daran, daß beide Systeme einen hohen Anteil von Mastzellen aufweisen. Mastzellen enthalten Histamin und verschiedene andere chemische Verbindungen, die freigesetzt werden, wenn ein Mensch mit Allergenen konfrontiert wird. Histamin erweitert die Kapillaren, die dann die Blutzufuhr zur Peripherie des Körpers erhöhen, als Abwehrreaktion gegen das eindringende Allergen. Histamin verengt die Bronchiolen, mit deren Hilfe der Körper Husten erzeugt, um so die Allergene auszustoßen. Schließlich steigert Histamin auch die Magensaftsekretion, ein Versuch des Körpers, das Allergen zu verdauen. Trotz dieser verschiedenen Schutz- und Heilversuche des Körpers ist der Organismus oft nicht imstande, sich selbst zu heilen. Bisweilen ist der Körper so krank, daß es zu einer Überreaktion auf Substanzen kommt, mit denen ein gesunder Körper fertig wird, ohne daß irgendwelche Symptome auftreten.

Die konventionelle Behandlung von Allergien

Der erste Schritt bei der konventionellen medizinischen Behandlung von allergischen Reaktionen besteht meist in der Verordnung von Antihistaminika. Diese Medikamente können allergische Reaktionen jedoch nicht heilen, sondern bestenfalls einige Symptome vorübergehend lindern. Dieses Fehlen einer echten Heilwirkung ist vorhersehbar, denn Antihistaminika ändern nichts an dem Grund, der die Mastzellen zur Histaminabsonderung angeregt hat, statt dessen unterdrücken sie die Reaktion des Körpers auf das Allergen und behandeln so nur die Symptome des Problems und nicht die zugrundeliegende Störung.

Neuere Forschungen haben ergeben, daß die Mastzellen auch andere chemische Verbindungen freisetzen, einschließlich *Leukotrienen*, die Entzündungen und Reizungen verursachen. Die moderne medizinische Wissenschaft unternimmt zwar große Anstrengungen, Medikamente mit antileukotrienischer Wirkung zu entwickeln, doch werden solche Medikamente, ebenso wie die Antihistaminika, nur Symptome und nicht die Krankheit selbst behandeln. Deswegen werden antileukotrienische Medikamente auch ihre Nebenwirkungen haben.

Wenn Antihistaminika nicht wirken oder beim Patienten eine zu starke Müdigkeit oder andere Symptome verursachen, verordnen allopathische Ärzte im allgemeinen ein steroidhaltiges Nasenspray. Steroidhaltige (kortisonähnliche) Medikamente haben eine starke entzündungshemmende und abschwellende Wirkung. Bei oraler Einnahme rufen diese äußerst wirksamen Medikamente verschiedene ernste Symptome hervor, die meist von wesentlich bedenklicherer Natur sind als die ursprünglichen allergischen Symptome. Forschungsarbeiten haben ergeben, daß bei der Verwendung von steroidhaltigen Nasensprays diese schweren Symptome jedoch nicht auftreten. Solchen voreilig geäußerten Behauptungen über die Wirkung oder die geringen Nebenwirkungen dieser Sprays sollte man trotzdem nicht vorbehaltlos trauen. Diese Präparate sind nämlich erst seit einiger Zeit in Gebrauch. Über ihre Langzeitwirkungen wissen wir überhaupt nichts, und da ihre eigentliche Wirkung eine rein symptomatische ist, muß man allgemein damit rechnen, daß Allergiepatienten sie über einen längeren Zeitraum hinweg einnehmen werden.

Die jüngste Entwicklung bei der Behandlung von Allergien in den Vereinigten Staaten ist der Einsatz von Laser-Chirurgie, um das schleimbildende Nasengewebe aufzulösen. Diese Radikalkur wirkt natürlich bestenfalls symptomatisch, und man muß sich fragen, ob die Chirurgen vielleicht noch auf den Gedanken kommen werden, Allergikern die Nase zu entfernen.

Schleimhautabschwellende Mittel werden häufig bei der Behandlung von Allergien eingesetzt. Obwohl diese Mittel zunächst die Schwellung zurückgehen lassen, gibt es eine darauffolgende Gegenreaktion, bei der die Schwellung noch stärker als zuvor auftritt. Wie nur allzu viele allopathische Medikamente unterdrücken diese Mittel lediglich die Anstrengungen des Körpers, mit bestimmmten Streßfaktoren fertig zu werden, und sie schaffen schließlich ernstere Probleme als jene, die sie scheinbar lösen.

Die nächste Strategie in der Allergietherapie der konventionellen Medizin sind die Desensibilisierungsinjektionen mit einem Allergen (in den Vereinigten Staaten oft einfach als «Allergie-Spritzen» bezeichnet). Diese Behandlung ist jedoch mit größter Vorsicht einzusetzen, auch nach Ansicht der angesehensten medizinischen Kapazitäten. Joe Graedon, Autor des Buches *The People's Pharmacy*, weist darauf hin, daß die Ärzte bei dieser Therapie oft gar nicht wissen, wie hoch die Dosis ist, die der Patient mit einer Injektion erhält. Die Stärke der verabreichten Dosis kann bei Kreuzkrautpollen, Gräserpollen und verschiedenen Schimmelpilzen um das *Tausendfache* schwanken, auch wenn die Hersteller von einer gleichbleibenden Dosierung sprechen.[3]

Nach homöopathischen Prinzipien sind die Desensibilisierungsinjektionen die am wenigsten anfechtbare allopathische Allergietherapie. Hierbei werden die Symptome nicht direkt unterdrückt, und es werden keine starken Medikamente verabreicht. Da die Desensibilisierung auf einem der homöopathischen Grundsätze basiert, kann man schließen, daß die Teilerfolge dieser Therapie darauf beruhen, daß sie die Fähigkeit des Körpers, mit Allergenen fertig zu werden, steigert. Durch die Injektion wird der Körper mit den Allergenen auf eine ihm fremde Art und Weise konfrontiert, und ihre Wirkung wird möglicherweise durch diese Verabreichungsform herabgesetzt.

Obwohl die Desensibilisierung im Hinblick auf Bienengift und andere Insektengifte im allgemeinen gelingt, sind wissenschaftliche Studien über ihre Wirksamkeit gegen Pollen, Schimmelpilze, Hausstaub und Tierhaare meist wenig aussagekräftig oder fehlen ganz.[4]

Die Behandlung von Asthma ist ein ganz anderes Thema. Nicht etwa weil die konventiellen Medikamente imstande sind, diese Störung besonders erfolgreich zu heilen (dem ist nicht so), sondern weil akute Anfälle häufig beängstigende Symptome aufweisen und auch tödlich enden können. Deswegen sind Medikamente, die bestimmte Symptome wirksam unterdrücken, bisweilen unbedingt erforderlich.

In der Vergangenheit war Ephedrin das am häufigsten verwendete Medikament gegen Asthmasymptome, da es den muskulären Spasmus löst, der die Luftwege verengt. Ephedrin hat jedoch eine Reihe von Nebenwirkungen, die dessen therapeutischen Wert einschränken, besonders bei einer Langzeitbehandlung oder bei Patienten mit hohem Blutdruck, Herzkrankheiten, Schilddrüsenerkrankungen oder Prostataleiden. Bisweilen wird Ephedrin zusammen mit einem Barbiturat verordnet, um die Nebenwirkungen zu reduzieren, doch rufen solche Kombinationsmittel andere unerwünschte Symptome hervor.

Asthmapatienten wird häufig Theophyllin verordnet. Dieses Medikament, dem Kaffee chemisch verwandt, bringt vorübergehend Hilfe, ist jedoch auch nicht frei von Nebenwirkungen. Bezeichnenderweise verwenden Homöopathen gelegentlich Kaffee in potenzierter Form bei der Behandlung von Asthma, da Kaffee Symptome das Atemtrakts hervorruft, die dem Asthma ähneln. Ein weiterer «Zufall» ist die Verordnung von Ipratropiumbromid bei Asthma, ein dem Atropin verwandtes Medikament. Atropin ist der Hauptwirkstoff von *Belladonna*, einem weiteren häufig verwendeten homöopathischen Mittel bei der Behandlung von Asthmapatienten, deren Symptome den Symptomen ähneln, die *Belladonna* hervorzurufen vermag. (Einzelheiten sind homöopathischen Arzneimittellehren zu entnehmen.)

Bei schweren Asthmaanfällen kommen Steroide zum Einsatz. Diese Mittel sind wahre Lebensretter und häufig imstande, die lebensbedrohlichen Asthmasymptome wirksam zu reduzieren. Trotz ihres unbestrittenen Werts ist eine Heilung von Asthma mit Steroiden nicht möglich, und die Nebenwirkungen der Langzeittherapie sind so schwer, daß sogar die American Academy of Allergy ihren Einsatz nur in lebensbedrohlichen Situationen billigt.[5]

Bei sachgemäßem Gebrauch sind Inhalationsgeräte in den wenigen bedrohlichen Situationen von Nutzen und rufen weniger schwere Nebenwirkungen hervor als andere Formen der Medikation. Forschungen haben aber ergeben, daß 77 Prozent der Patienten mit Inhalationsgeräten diese nicht richtig handhaben, was den Wert des Medikaments signifikant herabsetzt.[6] Es besteht auch die Neigung, die Inhalationsgeräte zu häufig in Anspruch zu nehmen, was sowohl zu einer psychischen wie auch zu einer physiologischen Abhängigkeit führt. Sogar die Asthmapatienten, die ihre Inhalationsgeräte richtig und maßvoll einsetzen, klagen über Trockenheit der Lungensekretionen, was das Abhusten von Schleim, der die Atmung behindert, erschwert.

Wenn das eben Gesagte schon entmutigend klingt, so wird es noch beunruhigender, wenn man die Tatsache bedenkt, daß Asthmatiker häufig besonders empfindlich auf Medikamente reagieren. Sie neigen eher als andere dazu, Medikamentennebenwirkungen durchzumachen, und erhalten wegen der Nebenwirkungen häufig noch andere Medikamente, was bisweilen den Effekt der Asthma-Medikation beeinträchtigt und neue Nebenwirkungen schafft.

Zur Behandlung von Allergien und Asthma werden ständig neue Arneimittel und Verfahren getestet. Nach Ansicht mancher Ärzte liegt die Zukunft der Allergiebehandlung in Knochenmarktransplantationen. Andere sagen voraus, daß «Gehirn-Reparaturen», bei denen neue Zellen in das Gehirn eingepflanzt werden, die Methode der Zukunft sein werden. Wieder andere Ärzte empfehlen neue und stärkere Medikamente.[7]

Zu Beginn mag es so scheinen, als ob einige dieser Medikamente und neuen Therapien eine gute Wirkung auf die Symptome und wenige Nebenwirkungen haben. Es ist jedoch absehbar, daß auch diese Medikamente auf Dauer nicht die gewünschte Wirkung haben und daß ihre Nebenwirkungen bei der Langzeittherapie eine Verordnung nicht rechtfertigen. Dieses entmutigende Muster des konventionellen Medikamenteneinsatzes wird so lange fortbestehen, bis Ärzte und Wissenschaftler zu einem neuen Verständnis von Allergien und von Krankheit im allgemeinen gelangen. Die Homöopathie bietet da eine echte Alternative.

Die homöopathische Behandlung von Allergien

Die Homöopathie geht auch bei der Behandlung von Allergien davon aus, daß Symptome die Anstrengungen des Körpers sind, das verlorene Gleichgewicht des Systems wiederherzustellen. Anstatt sie zu unterdrücken, verordnet der Homöopath eine potenzierte Gabe einer individuell ausgewählten Substanz, die imstande ist, ähnliche Symptome hervorzurufen wie jene, an denen der betreffende Allergiker gerade leidet. An dieser Stelle wollen wir darauf hinweisen, daß es einige homöopathische Mittel für akute allergische Schübe gibt und andere Mittel zur Behandlung des zugrundeliegenden chronischen Krankheitszustands, der die Ursache für die immer wiederkehrenden allergischen Symptome darstellt. Während das akute Mittel im Hinblick auf die allergischen Symptome Abhilfe schafft, verhindert es im allgemeinen nicht deren zukünftiges Auftreten. Im Gegensatz dazu vermag das Mittel gegen den chronischen, zugrundeliegenden Zustand die Häufigkeit oder Intensität der Allergiesymptome zu reduzieren und schließlich dauerhaft zu heilen.

Eines der homöopathischen Mittel, die bei akuten allergischen Symptomen besonders oft verordnet werden, ist *Allium cepa*, die Zwiebel. Wie allgemein bekannt, laufen beim Zerschneiden einer Zwiebel Nase und Augen – zwei häufige Allergiesymptome. Näher betrachtet, verursacht *Allium cepa* brennende Nasenabsonderungen, die die Nasenlöcher und die Oberlippe reizen sowie Rötung und Brennen der Augen bewirken, obwohl die Tränen selbst weder Augenlider noch Wangen reizen. Menschen mit Symptomen, die homöopathische Gaben von *Allium cepa* erfordern, haben oft das Gefühl, als sei das Papiertaschentuch, mit dem sie ihre Nase putzen, zu rauh, obwohl es so weich ist wie eh und je. In Wirklichkeit hat die Nasenabsonderung die Nasenlöcher gereizt und besonders berührungsempfindlich gemacht. Ähnlich den «Zwiebel»-Symptomen, bestehen die Symptome derer, die dieses homöopathischen Mittels bedürfen, aus Augen- und Nasenabsonderungen, die in geschlossenen und warmen Räumen sowie abends schlimmer und durch frische Luft besser werden. Wenn die Menschen häufig niesen müssen, finden sie ebenfalls in der frischen Luft Erleichterung.

Im Gegensatz dazu haben Menschen mit akuten Allergiesymptomen, die *Euphrasia* (Augentrost) benötigen, eine nichtwundmachende, wäßrige Nasenabsonderung und starken, brennenden Tränenfluß (*Allium cepa* hingegen verursacht eine brennende Nasen- und eine milde Tränenabsonderung). Menschen, die *Euphrasia* brauchen, fühlen sich schlechter an der frischen Luft, am Morgen und im Liegen. Man findet zuweilen auch einen lockeren Husten, der meist weder tief sitzt noch besonders schwer ist. Der Husten ist stärker am Tag oder tritt möglicherweise überhaupt nur am Tag auf. Ansonsten wird er nachts durch Essen und durch Hinlegen gebessert, obwohl die Nasensymptome sich im Liegen verschlechtern.

Die Behandlung chronischer allergischer Symptome erfordert wie alle chronischen Symptome einen erfahrenen homöopathischen Praktiker. Obwohl im Zuge der Therapie von akuten allergischen Symptomen meist nur ein Dutzend homöopathischer Präparate zum Einsatz kommen, geht die Zahl der homöopathischen Mittel, unter denen der Homöopath bei der Behandlung chronischer Allergien wählen muß, in die Hunderte.

Abgesehen von den Erfolgen, von denen Homöopathen aus ihrer klinischen Praxis berichten, hat es auch einige gute Forschungsarbeiten gegeben, die Belege für den Wert homöopathischer Mittel zur Reduzierung von allergischen Reaktionen geliefert haben. Einige französische Wissenschaftler haben festgestellt, daß *Apis* (zerstoßene Honigbiene) und *Histaminum* in homöopathischen Potenzen eine statistisch signifikante Wirkung bei der Reduzierung allergischer Reaktionen zeigen.[8]

Apis ist ein häufig verordnetes homöopathisches Mittel bei verschiedenen allergischen Symptomen, da die von dieser Substanz hervorgerufenen Symptome einem allergischen Zustand ähneln. Wie allgemein bekannt, ruft das Bienengift brennende, stechende Schmerzen hervor, die durch Eis oder kalte Anwendungen gebessert und durch warme Kompressen oder auch nur bloßes Zudecken verschlechtert werden. Wenn sich der Zustand eines Menschen mit Nesselsucht zum Beispiel durch direkte Wärme, warme Anwendungen oder Erwärmung des Körpers nach einer Anstrengung verschlechtert, könnte *Apis* das Mittel der Wahl sein. Es ist vor allem angezeigt, wenn die Nesselsucht durch Essen von Schalentieren ausgelöst wurde oder Schwellungen um die Augen herum auftreten.

Ein anderes Mittel, das bei Nesselsucht erfolgreich verordnet wird, ist *Urtica urens*, die Brennessel. Jeder, der in einer gemäßigten Klimazone lebt, wo diese Pflanze wächst, weiß, daß eine bloße Berührung ausreicht, um eine nesselsuchtähnliche Reaktion auszulösen. Patienten, die *Urtica urens* benötigen, spüren eine deutliche Besserung, wenn sie sich hinlegen, jedoch eine Verschlechterung, wenn sie wieder aufstehen. Sie haben das Bedürfnis, den Ausschlag dauernd zu reiben, was den Zustand aber verschlechtern kann. Die Nesselsucht kann durch Essen von Schweinefleisch oder süßem Gebäck ausgelöst werden.

Auch bei Heuschnupfen hat sich die Wirksamkeit der Homöopathie gezeigt. Eine klinische Doppelblindstudie, die von Vertretern des Glasgow Homeopathic Hospital in Zusammenarbeit mit Wissenschaftlern von der University of Glasgow durchgeführt wurde, konnte eine signifikante Besserung von Heuschnupfensymptomen durch den Gebrauch homöopathischer Mittel eindeutig belegen. Die 144 Heuschnupfenpatienten berücksichtigende Studie, die im angesehenen englischen Ärzteblatt *Lancet* veröffentlicht wurde, zeigte, daß die Testteilnehmer, die eine homöopathische Gabe eines potenzierten Präparats mit gemischten Pillen erhielten (eine Mischung aus zwölf verschiedenen Gräserpollen in der Potenz C30*), sechsmal häufiger von einer Besserung ihrer Symptome berichteten als die Gruppe, die ein Placebo bekommen hatte. Im Rahmen dieser Studie durften alle Teilnehmer nach Bedarf ein allopathisches Medikament zur vorübergehenden Linderung akuter Symptome benutzen. Die Gruppe mit den homöopathischen Medikamenten benötigte das allopathische Mittel nur halb so oft wie die Teilnehmer der Placebogruppe.[9]

Trotz des Erfolgs dieses oder einiger anderer Mittel bei akuten Heuschnupfensymptomen gehen Homöopathen im allgemeinen da-

---

* Zur Herstellung der Potenz C30 wird ein Teil Arzneistoff mit 100 Teilen destilliertem Wasser vermischt und dann kräftig verschüttelt; dieser Vorgang wird dreißigmal wiederholt.

von aus, daß Heuschnupfen ein Zeichen einer zugrundeliegenden chronischen Störung ist, die der Behandlung eines erfahrenen Therapeuten bedarf. Auch wenn homöopathische Mittel die Heuschnupfensymptome wirkungsvoll lindern oder gar beseitigen, sollte man trotzdem nicht allein «herumdoktern». Wenn homöopathische Mittel versagen oder den Heuschnupfen nur vorübergehend lindern, wird dringend empfohlen, sich in die Obhut eines qualifizierten Homöopathen zu begeben.

Wie alle chronischen oder ernsten Zustände erfordert auch die homöopathische Behandlung von Asthma unbedingt einen erfahrenen homöopathischen Therapeuten. Besondere Probleme stellen sich in diesem Fall, da der Heilungsprozeß nicht unbedingt sofort einsetzt und es in der Zwischenzeit immer wieder zu Asthmaanfällen kommen kann, die den Einsatz allopathischer Medikamente erforderlich machen. Obwohl diese Mittel nützlich sind, um mit dem akuten Anfall fertig zu werden, können sie die Wirkung des homöopathischen Mittels hemmen und dadurch die Heilung verzögern, was zu einem unproduktiven Zyklus von Verschlimmerung und Unterdrückung führt.

Die Homöopathie ist nicht in allen Fällen in der Lage, eine Heilung zu erzielen, doch stellen Homöopathen häufig fest, daß physiologische Funktionen durch den Einsatz homöopathischer Mittel so gestärkt werden können, daß Häufigkeit und Schwere der Asthmaanfälle reduziert werden. Homöopathische Therapeuten und ihre Patienten wissen immer wieder von Fällen einer vollständigen Heilung vom Asthma zu berichten, doch ist bis jetzt ungewiß, wie häufig die Mittel in dieser durchschlagenden Art und Weise wirken.

Im allgemeinen ist die homöopathische Behandlung von Asthma eine Konstitutionsbehandlung, bei der die Mittel auf der Basis der Totalität aller Symptome des Betreffenden, sowohl früherer als auch jetziger, ganz individuell ausgewählt werden müssen. In den meisten Fällen reicht ein einziges Mittel nicht aus, um eine Heilung zu erzielen, und so müssen eine Reihe von Mitteln nacheinander über Monate oder Jahre hinweg verordnet werden.

Die homöopathische Behandlung eines Ekzems liefert ein klassisches Beispiel für den Unterschied zwischen konventioneller, allopathischer und homöopathischer Therapie. Bei der allopathischen Ekzembehandlung werden im allgemeinen steroidhaltige Salben und in schweren Fällen orale Kortisongaben verabreicht, um die allergischen Reaktionen in den Griff zu bekommen. Homöopathen betrachten Ekzeme nicht als lokale Hautprobleme, sondern gehen davon aus, daß die Hautsymptome einen zugrundeliegenden Krankheitsprozeß reflektieren. Die homöopathische Behandlung beruht daher auf der individuellen Verordnung jener Substanz, die bei entsprechender Überdosierung imstande ist, ein ähnliches Symptomenbild hervorzurufen wie das des Patienten. Zu diesem Bild gehören nicht nur die Hautsymptome, sondern auch jene des Verdauungs- und Atmungstrakts, der Ausscheidungsfunktionen sowie psychische Symptome und die verschiedenen anderen Symptome, die für den Patienten charakteristisch sind.

Obwohl ein Ekzem sicherlich eine unangenehme Sache ist, stellt es vom homöopathischen Standpunkt aus eine eher oberflächliche und keine tiefgreifende Krankheit dar. Nach dem Heringschen Gesetz der Heilung, das im ersten Kapitel eingehend besprochen wurde, sind die Hautsymptome im allgemeinen die geringste Bedrohung für das Überleben des Organismus. Hautsymptome sind aber in jedem Fall als Krankheit zu betrachten, und eine rein symptomatische Behandlung oder Unterdrückung dieser Symptome verzögert eine echte Heilung und erhöht die Möglichkeit des Auftretens von ernsteren Nebenwirkungen.

Bestimmte Nahrungsmittel können einen auslösenden Faktor bei Ekzemen darstellen. Da Nahrungsmittelallergien Anlaß zu wachsender Besorgnis geben, lohnt es sich, im folgenden die homöopathische Sicht- und Behandlungsweise dieser Störungen näher zu betrachten.

Die homöopathische Behandlung von Nahrungsmittelallergien

Das Thema Lebensmittelallergien kann leicht verwirrend sein. Viele von uns werden bemerkt haben, daß es bestimmte Nahrungsmittel gibt, die einem zwar nicht «bekommen», bei denen man aber nicht weiß, ob man allergisch dagegen ist oder mehr psychosomatisch reagiert. Da manche Menschen nicht unmittelbar nach dem Verzehr bestimmter Nahrungsmittel allergisch reagieren, sondern erst einige Stunden oder gar Tage später, läßt es sich schwer feststellen, ob unser Unwohlsein durch etwas, das wir gegessen haben, oder durch einen anderen Faktor verursacht worden ist.

Manche Naturheilkundige oder Ernährungsexperten diagnostizieren auch mehrere Nahrungsmittelallergien bei Patienten, selbst bei solchen, die sich relativ gut fühlen und keine signifikanten Symptome aufweisen. Dem Betreffenden wird gesagt, daß diese «Allergien» ein latentes Problem sind und in Zukunft Symptome verursachen werden, wenn nichts dagegen unternommen wird.

Man sollte an dieser Stelle festhalten, daß konventionelle Allergie-untersuchungen notorisch ungenau sind und die vielen alternativen Untersuchungsmethoden wie die klinische Ökologie, Muskelunter-suchungen, zytotoxische Untersuchungen, Irisdiagnose und psychische Diagnose bis jetzt auch nicht besser abschneiden.

Wenn bei einem Menschen eine Allergie gegen ein bestimmtes Nahrungsmittel «diagnostiziert» worden ist, wird ihm oder ihr im allgemeinen empfohlen, das betreffende Nahrungsmittel zu meiden.* Aus homöopathischer Sicht mag dies zwar bestimmte Symptome lindern, stellt aber gewiß keine Heilung dar. Durch Meiden eines Belastungsfaktors wird der Organismus nicht gekräftigt.

Zum homöopathischen Vorgehen gehört eine detaillierte Aufnahme des individuellen Falls mit allen körperlichen und psychischen Symptomen. Dabei fragt der Homöopath stets nach Nahrungsmitteln, die Symptome zu verursachen scheinen. Der homöopathische Therapeut fragt auch nach den Nahrungsmitteln, gegen die der Patient eine Abneigung bzw. nach denen er ein besonderes Verlangen

---

* Fachärzte für klinische Ökologie, eine verfeinerte Methode der Allergietestung, die jedoch Schwankungen hinsichtlich ihrer Genauigkeit unterworfen ist, versuchen interessanterweise Nahrungsmittelallergien dadurch zu reduzieren, indem sie kleine, allmählich ansteigende Dosen des Nahrungsmittels, gegen welches der Patient allergisch ist, verabreichen. Obwohl dieses Vorgehen nicht dem klassischen homöopathischen Ansatz entspricht, weist es dennoch homöopathische Elemente auf.

hat. Diese Informationen helfen, ein homöopathisches Mittel zu finden, das dem gesamten psychophysischen, metabolischen Zustand des Kranken in einzigartiger Weise entspricht und nicht bloß der einen allergischen Reaktion.

Die homöopathische Behandlung von Nahrungsmittelallergien erzielt bisweilen rasche Erfolge, doch in den meisten Fällen benötigt die Heilung einige Zeit. Während der homöopathischen Behandlung einer Nahrungsmittelallergie können folgende Richtlinien als Orientierungs- und Entscheidungshilfe nützlich sein.

1. Der Mensch ist physisch imstande, fast alle Arten von pflanzlichem und tierischem Gewebe zu essen, mit Ausnahme von hölzerner Zellulose und Lignin. Manche Nahrungsmittel sind schwer verdaulich und sollten ganz einfach nicht in großen Mengen gegessen werden. Zweifelsohne gibt es optimale Grenzen für die Menge der einzelnen Bestandteile der Ernährung, doch sollte man auch bedenken, daß Menschen in verschiedenen Kulturkreisen mit den unterschiedlichsten Ernährungsformen sich einer guten Gesundheit erfreut und ein hohes Alter erreicht haben.

2. Nur wenige Menschen leiden wirklich an Lebensmittelallergien oder anderen signifikanten Reaktionen auf bestimmte Nahrungsmittel. Man kann davon ausgehen, daß ein Mensch, der in einer allgemein guten gesundheitlichen Verfassung ist und stets auf sein Befinden achtet, keine Nahrungsmittelallergien hat.

3. Da jeder Mensch ein «Unikat» ist, sind auch die individuellen Reaktionen auf Nahrungsmittel einzigartig. Vielen von uns ist klar, welche Nahrungsmittel «bekömmlich» sind und nach welchen Nahrungsmitteln wir uns in irgendeiner Weise nicht ganz wohl fühlen. Ein vernünftiger Mensch wird sich vornehmlich an erstere halten und von letzteren nur wenig zu sich nehmen.

4. Manche Menschen reagieren nur bei seltenen Gelegenheiten auf bestimmte Nahrungsmittel. Ein möglicher Grund wäre eine spezifische Kombination von Nahrungsmitteln, die schwer verdaulich ist. In solchen Fällen – wenn diese Kombination häufig Probleme macht – könnte man es einfach lassen, diese Dinge zusammen zu essen. In anderen Fällen ist eine Überreaktion auf ein bestimmtes

Nahrungsmittel nur vorübergehend oder an eine Jahreszeit gebunden. Es kommt jedoch ebenfalls vor, daß die Symptome gar nichts mit dem Essen zu tun haben, sondern mit der psychischen Verfassung des Betreffenden zu der Zeit. Solche vorübergehenden Überempfindlichkeiten sollten nicht als Allergien angesehen werden, und man sollte auch nicht bestimmte Nahrungsmittel völlig meiden, nur weil man gelegentlich Probleme damit hatte.

5. Signifikante negative Reaktionen auf bestimmte Nahrungsmittel kommen vor und können bei manchen Leuten ein breites Spektrum unterschiedlicher Symptome hervorrufen. Kinder sind besonders anfällig für Nahrungsmittelallergien. Aufgrund der großen Bandbreite an Symptomen, und weil die Symptome sich oft erst Stunden oder gar Tage nach dem Essen manifestieren, wird die Diagnose Nahrungsmittelallergie häufig nicht in Erwägung gezogen, wo dies angebracht wäre.

6. Es ist bisweilen auch ohne einen Therapeuten möglich, eine Nahrungsmittelallergie mit Hilfe der Aussonderungsdiät zu diagnostizieren. Hierbei werden bestimmte Nahrungsmittel für drei bis vier Wochen vollständig vom Speiseplan gestrichen. Denn in den meisten Fällen wird das für die Allergie verantwortliche Nahrungsmittel regelmäßig, oft sogar besonders gern gegessen. Die häufigsten allergieverursachenden Nahrungsmittel sind Milch, Eier, Schokolade, Mais, Weizen, Zitrusfrüchte, Bohnen und Erbsen, Tomaten, Nüsse, Fisch, Konservierungsstoffe und Cola-Getränke. Nachdem die verdächtigen Nahrungsmittel drei bis vier Wochen lang weggelassen wurden, wird eine relativ große Portion eines dieser Nahrungsmittel gegessen. Die eventuell auftretenden Symptome werden dann protokolliert.*

Festzustellen, auf welche Nahrungsmittel man allergisch reagiert, mag in mancher Hinsicht nützlich sein, doch wird durch das Weglas-

---

* Eine eingehende Beschreibung der Aussonderungsdiät findet sich im Buch *The Type 1/ Type 2 Allergy Relief Program* von Alan Scott Levin und Merla Zellerbach (Los Angeles: J. P. Tarcher, 1983); oder in *Coping with Your Allergies* von Natalie Golas und Frances Golos Golbitz (New York: Fireside, 1986).

sen bestimmter Nahrungsmittel die zugrundeliegende Störung, die das Problem primär verursacht, keineswegs geheilt. Eine homöopathische Behandlung hingegen bietet ein echtes Potential zur Heilung von Nahrungsmittelallergien. Korrekt verordnete homöopathische Mittel stärken die Gesamtfunktionen des Organismus und stellen eine gesunde Verdauung, Assimilation und Ausscheidung der Nahrung wieder her.

Ganz gleich, ob es sich um Heuschnupfen, Asthma, Ekzeme oder andere allergische Reaktionen handelt, gehen Homöopathen davon aus, daß die spezifische allergieauslösende Substanz nicht das «Problem» darstellt. Das eigentliche Problem ist nämlich der überempfindlich auf die betreffende Substanz reagierende Organismus. Die Homöopathie ist ein hochentwickelte Behandlungsmethode, mit deren Hilfe nicht nur Häufigkeit und Schwere der Allergiesymptome reduziert werden, sondern auch die allgemeine gesundheitliche Verfassung des Betreffenden wesentlich verbessert werden kann. Obwohl weitere Forschungsarbeiten über die homöopathische Behandlung von Allergien erforderlich wären, ist ein Versuch damit allemal lohnend. Zu verlieren haben Sie nur Ihren Schnupfen, Ihre Verdauungsprobleme, Ihre Kopfschmerzen.

9 Chronische Krankheiten:
Die homöopathische Alternative

Alle paar Monate wird in den Zeitungen und im Fernsehen über einen Erfolg bei der Bekämpfung einer weiteren Krankheit berichtet. Dennoch mußte Lewis Thomas, Leiter des renommierten Sloan-Kettering Institute, zugeben: «Die Wahrheit ist, daß es bei weitem nicht so viele Fortschritte gibt, wie man das Publikum glauben machen will.»[1]

Wenn all die Berichte über medizinische Großtaten in den Medien wahr wären, müßten wir mittlerweile in der Lage sein, fast jede Krankheit zu heilen. Leider ist das nicht der Fall. Die Medien berichten meist über die Anfangserfolge bestimmter medizinischer Verfahren. Wenn diese Methoden später dann gründlicher getestet werden, stellt sich meist heraus, daß sie nicht so effektiv sind wie ursprünglich angenommen oder gar mehr Schaden anrichten als nutzen. Berichte darüber gelten dann allerdings nicht als interessante Neuigkeiten.

Ein klassisches Beispiel für dieses Phänomen stellt die konventionelle Krebsbehandlung dar. Während der vergangenen Jahrzehnte haben das National Cancer Institute und einige andere Krebsforschungszentren immer wieder behauptet, *die Medizin werde den Krebs bald besiegen* – wenn nur der Staat und die Bevölkerung sie weiterhin mit riesigen Geldsummen unterstützen würden. Krebsforscher haben ständig über ihre «eindrucksvollen» Fortschritte berichtet, dabei aber die Statistiken in moralisch fragwürdiger Weise manipuliert. Ein kürzlich erschienener umfassender Report über Krebsforschung im *New England Journal of Medicine* gab zu: «Wir verlieren den Kampf gegen den Krebs.»[2]

Dieser Bericht enthüllte, daß die moderne Krebstherapie die Zahl der Patienten nicht verringern konnte und auch nicht in der Lage war, die Überlebensrate von fünf Jahren angemessen zu steigern.

Das National Cancer Institute schätzt, daß sich in den USA jährlich 200 000 Patienten einer Chemotherapie unterziehen. Ein Artikel im *Scientific American* drückt seine Besorgnis aus über die hohe Zahl und stellt fest: «Für eine Therapie, die gefährlich ist und ein so hohes Maß an technologischer Genauigkeit und Perfektion erfordert, sind das beunruhigende Zahlen, vor allem, da ihr Nutzen im Hinblick auf die meisten Krebserkrankungen noch bewiesen werden muß. Zudem kann die Anzahl der Geheilten kaum mehr als einige wenige Prozent der Behandelten betragen.»[3] Trotz dieser bedrückenden Analyse der gegenwärtigen Krebstherapie hat man der Öffentlichkeit ein völlig anderes Bild vermittelt. Wie Dr. D. S. Greenberg im *New England Journal of Medicine* feststellte, «ist die Presse recht leichtgläubig, was Nachrichten über ‹Fortschritte› auf dem Gebiet der Krebsbehandlung betrifft»[4].

Diese Art von Berichten über einen bevorstehenden Sieg über den Krebs erinnert an vergleichbare Äußerungen amerikanischer Generäle während des Vietnamkriegs, die ebenfalls stets behaupteten, der endgültige Sieg stünde kurz bevor, wenn nur die Regierung den Rüstungsetat erhöhen würde. Der Journalist Peter Barry Chowka führte diese Analogie weiter und stellte fest, daß der Krebspatient heute «einer Vietnamisierung des Körpers» unterliegt. Er wird mit chirurgischen Angriffen überzogen, und toxische Chemikalien verbrennen und vergiften ihn, während sich der schwer faßbare Feind in den meisten Fällen zurückzieht, um bald in noch tödlicherer Form anderswo wiederaufzutauchen. Um sein Leben zu retten, zerstören die Ärzte den Körper des Patienten.[5]

Während die moderne Medizin große Erfolge bei der Behandlung akuter Krankheiten und Notfälle für sich in Anspruch nimmt, wird im allgemeinen zugegeben, daß sie Patienten mit chronischen Leiden wenig zu bieten hat. Die Therapien wirken hier in erster Linie palliativ, das heißt lindernd, und selten heilend.

So ist es denn auch kein Zufall, daß die US-Bürger jährlich 20 000 Tonnen Aspirin konsumieren – das sind 225 Tabletten pro Kopf der

Bevölkerung. Aspirin vermag zwar vorübergehend schmerzlindernd zu wirken, aber es beeinflußt nicht die zugrunde liegenden Prozesse, die den Schmerz in erster Linie verursachen.

Weiter ist es kein Zufall, daß 20 Prozent der Patienten, die aus dem Krankenhaus entlassen werden, innerhalb von zwei Monaten wieder hospitalisiert werden müssen, und in der Regel wegen *derselben* Krankheit wie bei der ersten Einweisung![6] Die Linderung und Unterdrückung von Symptomen ist nicht nur medizinisch wertlos, sondern diese Behandlungsweise kann auch zu ernsten Symptomen oder sogar zum Tod führen.

Es ist kein Zufall, daß konventionelle Medikamente ernste Nebenwirkungen hervorrufen. Ein kürzlich im *Journal of the American Medical Association* veröffentlichter Artikel teilte mit, daß die Food and Drug Administration (Lebensmittel- und Medikamenten-Prüfstelle der Regierung) jedes Jahr Tausende von Berichten über negative Reaktionen auf Medikamente erhält. So erhielt die FDA 1984 30 000 solcher Berichte, und 1985 waren es bereits fast 40 000.[7]

Kein Zufall ist auch die Tatsache, daß die überwiegende Zahl der Medikamente, die im *Physician's Desk Reference* aufgeführt sind, nur zehn Jahre später nicht mehr in dieser Liste zu finden sind. Konventionelle Mediziner nennen so etwas «Fortschritt». Meist bedeutet dies, daß neue Medikamente von zweifelhafter Wirkung die alten, wirkungslosen ersetzt haben und selbst bald wieder neuen werden weichen müssen. Konventionelle Medikamente können möglicherweise schmerzlindernd wirken, aber leider heilen sie die eigentliche Krankheit in den seltensten Fällen, und allzuoft richten sie mehr Schaden an, als sie nutzen.

Um alles noch schlimmer zu machen, befinden sich die chronischen Krankheiten auf dem Vormarsch. Während um die Jahrhundertwende viele Leute an akuten Infektionskrankheiten starben, stirbt heute eine beträchtliche Anzahl an chronischen Leiden – und das nicht etwa, weil wir länger leben; es gibt genug Belege dafür, daß immer mehr jüngere Menschen schon mit chronischen Krankheiten geschlagen sind.

Dem National Center for Health Statistics zufolge hat sich die Anzahl der Personen unter 17 Jahren, die aufgrund chronischer

Leiden in ihrem Handlungs- und Bewegungsspielraum eingeschränkt sind, von 1967 bis 1979 um 86 Prozent erhöht.[8] Bei den 17- bis 44jährigen beträgt der Prozentsatz 21.[9] Was die Häufigkeit von Herzkrankheiten angeht, liegen die USA an der Weltspitze; und obwohl diese Krankheit während des letzten Jahrzehnts sehr zurückgegangen ist, hat die Anzahl der Menschen unter 45, die an Bluthochdruck leiden, im Vergleich zu den späten sechziger Jahren beträchtlich zugenommen.

Für die Zunahme der chronischen Krankheiten gibt es eine ganze Reihe von Ursachen. Ein Faktor ist die Tatsache, daß die konventionelle Medizin kaum über Therapieformen verfügt, die zu einer echten Heilung führen. Im Gegenteil: Viele ihrer Behandlungsweisen fördern regelrecht die Entwicklung ernster gesundheitlicher Probleme. Eine 1981 im *New England Journal of Medicine* erschienene Studie zeigte, daß 36 Prozent der Patienten eines angesehenen Universitätskrankenhauses wegen einer iatrogenen, das heißt vom Arzt verursachten Krankheit eingeliefert worden waren.[10]

Die konventionelle medizinische Behandlung von Herzleiden liefert uns ein ausgezeichnetes Beispiel für eine Therapie von fragwürdiger Wirkung. Wenn die Herzkrankheitsrate im letzten Jahrzehnt auch zurückgegangen ist, so muß doch festgestellt werden, daß sie in den siebziger Jahren derart hoch war, daß sie einfach zurückgehen *mußte*. Immer noch sterben jährlich 600 000 Menschen in den Vereinigten Staaten an einer Herzkrankheit – das ist etwa die Hälfte der Zahl der gemeldeten Geburten.

Fast 90 Prozent der herzkranken Amerikaner haben ein Herzkranzgefäßleiden, eine Störung, bei der die Arterien des Herzens zum Teil nicht mehr durchlässig sind, was eine verminderte Sauerstoffzufuhr zum Herzen zur Folge hat. Eines der am häufigsten verschriebenen allopathischen Mittel dagegen ist *Propranolol* (Inderal). Es senkt den Sauerstoffbedarf des Herzens, indem es seine Pumpleistung herabsetzt. Dadurch wird jedoch auch die Fähigkeit des Herzens, auf Bewegung zu reagieren, herabgesetzt. Bei manchen Patienten kann es Lungenkrankheiten verschlimmern oder Herzversagen, Erschöpfung, Depressionen und Impotenz verursachen.

Ärzte wenden verschiedene medikamentöse Therapien bei Bluthochdruck an, und im allgemeinen wird davon ausgegangen, daß die Patienten diese Medikamente so lange nehmen müssen, wie sie unter Bluthochdruck leiden – das bedeutet normalerweise, für den Rest ihres Lebens, da eigentlich nichts unternommen wird, um die dem Hochdruck zugrundeliegenden Ursachen zu behandeln. Der Gebrauch solcher Medikamente im Alter bringt aber zusätzliche gesundheitliche Risiken mit sich. Beim alternden Menschen ist die Blutzufuhr zum Gehirn reduziert. Eine weitere Verminderung der Blutzufuhr als Folge einer medikamentösen Therapie kann daher verschiedene physische und psychische Störungen verschlimmern.[11]

Die Bypass-Operation ist ein Eingriff, bei dem eine Vene aus dem Bein des Patienten entfernt und an eine Koronararterie angefügt wird, um so eine Art Umleitung für das Blut zu schaffen, das wegen einer Arterienblockierung nicht mehr durchfließen kann. Obwohl die Herzerkrankungen abgenommen haben, hat sich die Anzahl der Bypass-Operationen astronomisch vervielfacht. Während es 1977 noch 50 000 waren, wurden 1986 über 200 000 durchgeführt. Es muß festgehalten werden, daß dieser Eingriff die Schmerzen verringert, es aber noch nicht genügend Belege dafür gibt, daß er lebensverlängernd wirkt. Da Menschen mit Herzkranzgefäßleiden neben physischen auch zahlreiche psychische Symptome zeigen, verschreiben die Ärzte außerdem oft Valium und Librium, um Angst und Unruhezustände zu mildern.

Sie verordnen darüber hinaus Medikamente, die die Blutplättchen-Verklumpung herabsetzen, um so einem weiteren Arterienverschluß vorzubeugen, und setzen Arzneimittel ein, die Spasmen der Herzkranzgefäße verhindern sollen.

Diese medikamentösen und chirurgischen Therapien sind klassische Beispiele für eine Behandlungsweise, die sich mit den Symptomen einer Krankheit und nicht mit ihrer zugrundeliegenden Ursache beschäftigt. Da der Körper eines Menschen seine Symptome über mehrere Jahre oder gar Jahrzehnte hinweg entwickelt, kann sich eine Veränderung der komplizierten physiologischen Prozesse des Herzens mittels starker Medikamente verheerend auswirken. Wenn man den Blutdruck senkt, ohne sich mit den verschiedenen möglichen Ursachen zu befassen, derentwegen der Körper diese Störung entwickelt hat, verursacht man unvermeidlich Nebenwirkungen, die nicht einfach «Neben»wirkungen sind, sondern direkte Folgen einer medikamentösen Therapie.

Diese Medikamente und chirurgischen Maßnahmen können lebensrettend sein, aber es gibt immer mehr Hinweise darauf, daß es ungefährlichere Methoden gibt, dem lebensbedrohlichen Charakter der Herzkrankheit beizukommen. Dr. I. Hjermann und mehrere seiner Kollegen berichteten in der Zeitschrift *Lancet* über eine Untersuchung, die 1200 Männer zwischen 40 und 49 Jahren umfaßte, die ein hohes Risiko trugen, an Herzkranzgefäßleiden zu erkranken. Bei diesen Männern sank die Rate der Herzanfälle und Herztode um 47 Prozent, nachdem sie ihren Konsum an Zigaretten und tierischen Produkten eingeschränkt hatten.[12]

Julian Whitaker, Verfasser des Buchs *Reversing Heart Disease*, schätzt, daß 80 Prozent der Bypass-Operationen überflüssig würden, wenn die Ärzte ihre Patienten über weniger radikale Behandlungsmöglichkeiten informierten, wie beispielsweise eine vernünftige Ernährungsweise und ausreichende körperliche Bewegung.[13]

Die Homöopathie stellt eine risikoarme Behandlungsweise für Menschen mit Herzkrankheiten und anderen chronischen Leiden dar. Um zu verstehen, was die Homöopathie zu bieten hat, ist es notwendig, die homöopathische Auffassung von der Natur chronischer Krankheiten zu begreifen.

Die chronischen Krankheiten aus homöopathischer Sicht

Die überwiegende Mehrheit der Überlebenden von Hiroshima und Nagasaki starb an Leukämie, manchmal fünf, zehn, fünfzehn oder sogar zwanzig Jahre später. Die Tatsache, daß sie überlebten, ohne von Anfang an Symptome zu zeigen, bedeutet aber nicht, daß sie völlig gesund waren, bevor Leukämie diagnostiziert wurde.

Leukämie scheint, wie viele andere Krebsarten auch, keine vorwarnenden Symptome zu besitzen, und wenn die Krankheit schließlich festgestellt werden kann, ist es oft schwer, sie noch erfolgreich zu behandeln. Da ein Krebs sich gewöhnlich über viele Jahre, eventuell Jahrzehnte hinweg entwickelt, kann seine Wirkung auf den Körper, bevor die Erkrankung diagnostisch erfaßt ist, sehr subtil sein.

Die Homöopathie ist ein System der Arzneimittelwahl auf der Grundlage der Totalität der subtilen und offen zutage tretenden Symptome des Körpers und der Psyche. Ohne unbedingt wissen zu müssen, warum jemand an Verstopfung leidet, nach dem Genuß bestimmter Nahrungsmittel Blähungen bekommt, überempfindlich auf Kälte reagiert, sich beim Aufwachen matt fühlt, an Depressionen leidet, wenn er allein ist, oder sonst irgendein anderes individuelles, eigentümliches Symptom zeigt, verordnen Homöopathen die potenzierte Gabe eines Arzneimittels, das die Eigenschaft hat, einen ähnlichen Komplex an subtilen oder offenkundigen Symptomen hervorzurufen. Aus welchem Grund auch immer der Körper seine Symptome entwickelt, das passende homöopathische Mittel wird seine Fähigkeit, eine Krankheit abzuwehren oder sich selbst zu heilen, stärken.

Homöopathen sind davon überzeugt, daß Symptome Ausdruck der Selbstheilungsbestrebungen der körpereigenen Abwehr sind. Auf einer ersten Abwehrebene wird ein *Ausscheidungsvorgang* eingeleitet, bei dem die Organsysteme des Körpers auf Streß oder Infektion reagieren, indem sie ihre Abwehrkräfte intensivieren, was oft in ganz subtiler Weise geschieht, ohne daß der Mensch dies bewußt wahrnimmt. Alle Systeme des Organismus – der Magen-Darm-Trakt, der Atmungstrakt, das Kreislaufsystem, das Lymphsystem, das Drüsensystem und der Urogenitaltrakt – werden angeregt, um die Homöostase, das Systemgleichgewicht, wiederherzustellen.

Hat diese Abwehranstrengung einen gewissen Grad erreicht, beginnt man, die Reaktionen des Körpers zu spüren, und nimmt *sensorische Veränderungen* wahr. Der Philosoph Descartes hat den Sinn dieses innewohnenden Überlebensmechanismus treffend beschrieben: «Der große Baumeister des Universums hat den Menschen so vollkommen wie möglich geschaffen, und er konnte kein besseres Mittel für seine Erhaltung erfinden, als ihn mit einem Schmerzempfinden auszustatten.»

Die dritte Abwehrebene ist eine *funktionelle*. Bestimmte Körperfunktionen sind eingeschränkt oder laufen nicht mehr optimal ab.

Die Organsysteme werden in Mitleidenschaft gezogen und neigen im Zuge ihrer Heilungsversuche bisweilen entweder zu einer Überfunktion oder zu einer Unterfunktion aufgrund eines Erschöpfungszustands oder von Störungen anderer Organsysteme. Die Probleme, die der Körper bei seinen Versuchen, Stoffwechselprodukte und Schlacken auszuscheiden, hat, können dann zu lokalen oder Allgemeinsymptomen führen. Der Zwischenzellraum (die Umgebung der Zellen) läßt die normale Zellernährung nicht mehr zu, und wenn die Ausscheidungsprozesse nicht richtig funktionieren, kommt es zu *funktionellen* Störungen. Jemand, der zum Beispiel an Verdauungsstörungen leidet, wird nun Schwierigkeiten haben, größere Essensmengen zu verdauen, und erlebt Symptome wie Übelkeit, Erbrechen oder Durchfall. Bei einem Patienten mit starker Kongestion der Atemwege verschlechtert sich die Sauerstoffversorgung der Zellen, und er gerät deswegen leicht außer Atem.

Wenn der Belastungsfaktor oder die Infektion, die jene Abwehrreaktionen hervorruft, besonders stark oder anhaltend ist, wenn der Körper des Betreffenden aus welchem Grund auch immer geschwächt ist oder wenn die Abwehrversuche des Körpers unterdrückt werden (wie meistens beim Einsatz allopathischer Medikamente), dann ist der Körper nicht immer in der Lage, sich selbst zu heilen. Die sensorischen und funktionellen Symptome werden dann *chronisch*.

Chronische Symptome belasten den Körper, sie schwächen dessen Fähigkeit, neue Belastungsfaktoren oder Infektionen zu verkraften, und setzen die Funktionsfähigkeit des Organismus herab. Beim Versuch, mit den chronischen Symptomen fertig zu werden und sich an diese anzupassen, greift der Organismus wiederum auf eine ganze Reihe von Maßnahmen und Verhaltensweisen zurück, um sich zu verteidigen und zu heilen. Diese führen nun zum Auftreten von *pathologischen* und *strukturellen Gewebsveränderungen*.

Eine solche Entwicklung von einer ursprünglichen Belastung bis zum Auftreten pathologischer Gewebsveränderungen wollen wir am Beispiel eines Menschen, der an Verstopfung leidet, veranschaulichen. Zu Beginn mag es vielleicht nur ganz geringe, kaum merkliche Veränderungen in der Darmfunktion geben. Später treten dann sensorische Veränderungen stärker in den Vordergrund, und der Betreffende verspürt möglicherweise ein Unwohlsein im Abdomen und vermehrte Schwierigkeiten beim Stuhlgang. Als nächstes treten funktionelle Symptome auf: Die Energie läßt vielleicht nach, und es kommt neben den Verdauungsbeschwerden auch zu anderen körperlichen und psychischen Symptomen. Die chronisch gewordenen funktionellen Störungen bereiten den Weg für pathologische Gewebsveränderungen. Zu Beginn dieser Entwicklung könnten zum Beispiel Hämorrhoiden auftreten, als zweite Phase dann eine Divertikulose (eine Ausstülpung der Dickdarmwand aufgrund einer Schwäche der Muskelschicht derselben) und die dritte und Endphase dieser Entwicklung könnte ein Darmkrebs sein.*

In jedem Krankheitsstadium versucht der Körper, sich entsprechend seiner gegebenen Möglichkeiten zu verteidigen und zu heilen. Das Ergreifen bestimmter therapeutischer Maßnahmen (die Verabreichung von Hormonen bei mangelnder Hormonsekretion; die Verordnung von Abführmitteln bei Verstopfung; der Einsatz von Antihistaminika, um die Schleimhautabsonderungen zu stoppen) lenkt den Körper bisweilen ab von der selbständigen Entwicklung angemessener Heilungsstrategien. In der Tat bewirken diese Maßnahmen, die etwas *für* den Körper tun sollen, hauptsächlich eine Unterdrückung der Fähigkeit des Körpers, unabhängig zu reagieren, und führen oft zu einer Abhängigkeit oder Sucht. Sie können aber auch eine Gegenreaktion hervorrufen, so daß die bekämpften Symptome noch heftiger wiederauftreten und die Krankheit sich dadurch erheblich verschlimmert.

Nach Ansicht der Homöopathie ist die suppressive Natur der konventionellen allopathischen Therapie einer der Hauptgründe dafür, daß es heute so viele chronisch kranke Menschen gibt.

Obwohl diese suppressive Behandlungsweise zur Entstehung chronischer Krankheiten beiträgt, ist sie nicht die einzige Ursache. Hahnemann war seiner Zeit nicht nur als Arzt voraus, sondern auch als Umweltforscher. Er erkannte, daß bestimmte toxische Minerale und

---

* Weitere Informationen über die verschiedenen Phasen der Krankheit finden sich bei Hans-Heinrich Reckeweg, *Homötoxikologie. Ganzheitsschau einer Synthese der Medizin* (Baden-Baden: Aurelia, ⁶1981).

chemische Verbindungen in der Umwelt für bestimmte Krankheiten verantwortlich sind, und er behauptete, daß die Heilung in solchen Fällen eine unvollständige sei, solange diese «Hindernisse» weiterbestünden.

Hahnemann und die meisten Homöopathen seither haben auch die Bedeutung von Erbfaktoren bei chronischen Krankheiten anerkannt. Hahnemann bezeichnete den sogenannten «miasmatischen» Zustand, eine grundsätzliche Empfänglichkeit, als die Hauptursache für die Mehrzahl der akuten und chronischen Krankheiten.

Hahnemanns Theorie der Miasmen ging von drei Hauptmiasmen aus. Das erste nannte er «Psora», und die eigentliche Bedeutung dieses Begriffs ist seit Hahnemann in der Homöopathie viel diskutiert worden. Er bezeichnet im wesentlichen einen zugrundeliegenden Mangelzustand und eine Empfänglichkeit für Krankheiten. Hahnemann nannte die Psora die «Mutter der chronischen Krankheiten» und meinte damit einen grundsätzlichen Zustand der Schwäche, der für eine Vielzahl chronischer Krankheiten empfänglich macht. Die zwei anderen Miasmen standen in Zusammenhang mit den Geschlechtskrankheiten Gonorrhöe und Syphilis. Hahnemann vertrat die Ansicht, daß die unwirksame, meist suppressive Behandlung von Gonorrhöe und Syphilis zu einem chronischen Miasma führt, das nicht nur eine ganze Reihe von schweren chronischen Krankheiten zu verursachen vermag, sondern auch als Belastungsfaktor genetisch an die Nachkommenschaft weitergegeben werden kann.

Nicht alle Homöopathen haben Hahnemanns Miasmenlehre akzeptiert, und die meisten konventionellen Ärzte lehnten sie als baren Unsinn ab. Im Rahmen unseres neuen Verständnisses von Genetik und Physiologie erscheint die Miasmentheorie jedoch in einem neuen Licht. Zum einen wissen wir zum Beispiel, daß in der Zeit vor 1940 die Allopathie verschiedene Quecksilberpräparate bei der Syphilisbehandlung einsetzte. Obwohl diese Behandlung bisweilen den Schanker reduzierte, hat sie die Syphilis häufig nicht geheilt. Der Betreffende starb zwar nicht sofort an der Krankheit, sondern lebte noch einige Jahre weiter, wobei jedoch schwere neurologische Störungen und Anomalien des Skelettsystems oft lange vor dem Tod in Erscheinung traten. Im Zeitraum zwischen Ausbruch der Krankheit und Tod haben diese Kranken auch Nachkommen gezeugt. Ein solches Kind muß nicht notwendigerweise an Syphilis im eigentlichen Sinn erkranken, kann jedoch die Auswirkungen dieser Krankheit bei Vater oder Mutter als Belastungsfaktor erben.

Es ist gut möglich, daß ein ähnlicher Vorgang sich abspielt, wenn Vater, Mutter oder ein anderer Vorfahre eine Gonorrhöe durchgemacht hat, die nicht erfolgreich behandelt wurde und deren Auswirkungen als genetischer Belastungsfaktor weitergegeben wurden.

Es ist ebenfalls möglich, daß es andere Krankheiten innerhalb der Familien gibt, die in der Vergangenheit nicht erfolgreich oder suppressiv behandelt wurden und so den Gesundheitszustand der Nachkommenschaft beeinflussen. Man weiß inzwischen, daß die DNS bestimmter Viren in das genetische Material der Zellen eingebaut und so an zukünftige Generationen weitergegeben werden kann. Möglicherweise schaffen wir durch die unwirksame, suppressive Behandlung vieler heutiger Krankheiten neue Miasmen für unsere Nachkommen.

An dieser Stelle sollte angemerkt werden, daß die Miasmen nicht immer zu spezifischen Krankheiten, sondern häufig zu einer bestimmten Konstitution führen, die die Art und Weise, in der der Betreffende Krankheiten durchmacht, wesentlich beeinflussen. Homöopathen haben zum Beispiel herausgefunden, daß Menschen, die durch das gonorrhöische Miasma belastet sind, Symptome von übermäßigem Gewebswachstum aufweisen (Organvergrößerungen, Tumore, Warzen, fibröse Geschwulste oder Zysten, Übergewicht) sowie Schleimansammlungen und Störungen, welche den Beckenbereich und die Geschlechtsorgane betreffen.* Die Symptome dieser Menschen tendieren zur Besserung nach dem Auftreten von Absonderungen aller Art und verschlechtern sich, wenn Absonderungen und Ausscheidungen unterdrückt werden. Die Symptome von Patienten mit diesem Miasma verschlechtern sich auch bei kaltem, nassem Wetter. In vielen Fällen handelt es sich um unruhige (in

---

* In der Homöopathie wird das gonorrhöische Miasma «sykotisches Miasma» genannt, in Anlehnung an die Bezeichnung für Feigwarzen, die auf Gewebsneubildungen hinweisen.

körperlicher und psychischer Hinsicht), reizbare, vergeßliche, egoistische und auch boshafte Menschen.

Im Gegensatz dazu neigen Personen mit dem syphilitischen Miasma zu Geschwürbildungen verschiedener Art (Magen, Zwölffingerdarm, Schleimhäute), zu Knochen- und Gewebsverformungen (vorstehende Stirn, große Lippen, Mißbildungen der Nägel, Haarausfall), zu Gewebszerstörung, die zu Blutungen und Störungen des Bluts führt, sowie zu Krampfadern. Diese Menschen erleben meist eine Verschlimmerung ihrer Symptome nachts und nachdem sie geschwitzt haben. Im Gegensatz zum sykotischen Miasma fühlen sie sich nicht besser nach Absonderungen. Es sind geistig stumpfe, schwerfällige, halsstarrige und mürrische Menschen. Sie neigen zu Alkoholismus und Gewalttätigkeit, und in extremen Fällen entsteht der Wunsch, Dinge zu zerstören, andere zu töten oder Selbstmord zu begehen.

Es sollte allerdings nicht vergessen werden, daß diese Skizzierungen nur grobe Verallgemeinerungen von sehr komplexen Typologien sind. Ausführliche Beschreibungen dieser miasmatischen Typologien finden sich in Hahnemanns *Chronische Krankheiten*, in *Art of Cure* von Roberts sowie in den *Vorträgen zur homöopathischen Philosophie* von Kent, in Allens *Chronic Miasms* oder den *Anmerkungen zu den Miasmen* von Ortega.[14]

Die Miasmentheorie sieht die chronischen Krankheiten in einem Kontext von Erbfaktoren. Die homöopathische Behandlung chronischer Leiden erfordert eine wesentlich umfassendere Kenntnis der Homöopathie als die Behandlung akuter Krankheiten. Während Homöopathen ihre Patienten oft ermuntern, sich bei einfachen, akuten Krankheiten oder Verletzungen selber zu behandeln, sind sie sich darüber einig, daß die Behandlung von chronischen Krankheiten dem erfahrenen homöopathischen Therapeuten vorbehalten sein sollte.

Der Miasmentheorie zufolge sind akute Symptome bisweilen die Folge des miasmatischen Zustandes des einzelnen. Wenn jemand sich anläßlich einer akuten Störung selbst behandelt, die Störung jedoch bestehen bleibt oder immer wiederkehrt, kann man davon ausgehen, daß eine tieferwirkende homöopathische Arznei – auch «miasmatisches» Mittel genannt – erforderlich ist, und zwar entweder ein antipsorisches, ein antisykotisches oder ein antisyphilitisches Mittel. Solche Fälle gehören in die Obhut eines erfahrenen homöopathischen Therapeuten.

Abgesehen von der Miasmentheorie zum Verständnis und zur Behandlung chronischer Krankheiten, kann die Kenntnis anderer Grundprinzipien der Homöopathie oft helfen, verschiedene Faktoren, die zur Entstehung bestimmter Krankheiten beitragen, aufzuspüren. Ein Beispiel hierfür ist die Alzheimer-Krankheit, eine Form von Altersdemenz, welche die vierthäufigste Todesursache bei 65jährigen und noch älteren Menschen darstellt. In den Vereinigten Staaten leiden gegenwärtig zwei Millionen an dieser Krankheit. Autopsien von vielen, aber nicht allen Alzheimer-Patienten haben erhöhte Aluminiumkonzentrationen in den Gehirnzellen ergeben. Da die allopathischen Ärzte krankheitsauslösende Faktoren in der Regel nur dann anerkennen, wenn sie in *fast jedem Fall* vorzufinden sind, hat das Aluminiumproblem noch nicht hinreichend Beachtung gefunden. In einem Ärzterundbrief hieß es, daß «das Vorhandensein von Aluminium genausogut die Folge der Krankheiten wie ihre Ursache sein könnte»[15].

Was immer der Grund für die erhöhte Aluminiumkonzentration in den Gehirnzellen mancher Menschen sein mag – es ist auf jeden Fall ratsam, sich so wenig wie möglich von diesem Stoff einzuverleiben. Daher ist die Verwendung von Aluminiumtöpfen ebenso abzulehnen wie die Einnahme bestimmter aluminiumhaltiger allopathischer Medikamente gegen überschüssige Magensäure.

Die Homöopathen warnen seit über hundert Jahren vor der Verwendung von Aluminiumkochgeschirr, weil sie die Wirkungen von Aluminiumüberdosierungen sehr genau kennen. Ein englischer Homöopath hat vor kurzem bei einem Vergleich zwischen den primären Symptomen der Alzheimer-Krankheit und den Hauptaspekten einer homöopathischen Arzneimittelprüfung mit Aluminium eine frappierende Übereinstimmung festgestellt.[16]

Die gegenwärtige Haltung der Wissenschaft gegenüber dem Zusammenhang zwischen der Alzheimer-Krankheit und Aluminium erinnert an die Situation vor einigen Jahrzehnten, als es noch nicht «eindeutig bewiesen» war, daß Rauchen Lungenkrebs verursacht. Die gegenwärtigen Belege sprechen dafür, daß Aluminium ein Hauptfaktor bei der Entstehung der Alzheimer-Krankheit ist, und wenn die Menschen weiterhin einen großzügigen Gebrauch von Aluminiumtöpfen und aluminiumhaltigen Antazida machen, wird die Alzheimer-Epidemie sich weiter ausbreiten.

Durch ein Studium der verschiedenen homöopathischen Arzneimittellehren können wir sehr viel darüber lernen, was verschiedene Pflanzen, Minerale, tierische und chemische Substanzen bei Überdosierung hervorrufen können. Diese homöopathischen Schriften sind wahre Schatzkammern an Information.*

Es ist offensichtlich, daß unsere jetzige Betrachtungsweise der chronischen Krankheiten nicht die therapeutischen Erfolge zeitigt, die sich Arzt und Patient wünschen. Anstatt mit noch höherem Einsatz an Forschungsmitteln und menschlicher Arbeit auf dem eingeschlagenen Weg fortzuschreiten, wäre es an der Zeit, an eine Richtungsänderung zu denken – und sich ernsthaft mit der homöopathischen Medizin zu befassen.

Homöopathische Behandlung chronischer Krankheiten

«Das immer aufgeschlagene Buch der Natur ... erschließt sich uns Seite für Seite, Wort für Wort und Buchstabe für Buchstabe in Gestalt lebendiger Menschen, die wir als Patienten zu bezeichnen belieben», schrieb J. Compton Burnett in seinem Buch *Diseases of the Veins*. Eine detaillierte Anamnese der vielfältigen, offenbaren und subtilen körperlichen, emotionalen und psychischen Symptome muß erstellt werden. Diese Symptome müssen ans Tageslicht geholt werden, ohne sie dem Patienten einzureden. Der Homöopath muß das Vertrauen seines Patienten gewinnen, selbst Intuition und

---

* Nur wenige Menschen werden durch die toxische Wirkung einer einzelnen Substanz krank. Versteht man jedoch, warum einige erkranken, so führt dies bisweilen zu einem umfassenderen Verständnis der Krankheits- und Heilungsvorgänge im allgemeinen.

Scharfblick entwickeln und psychisch und emotional ausgeglichen sein, um die erhaltene Information aufzunehmen und zu interpretieren. Eine gute und verständnisvolle Beziehung zum Patienten aufzubauen ist schwer, doch wer die Homöopathie anzuwenden versteht, findet hier eine lohnende Aufgabe.

Im 19. Jahrhundert beruhte die Popularität der Homöopathie auf den Erfolgen, die sie bei der Bekämpfung von epidemischen Krankheiten erzielte. Heute gründet sich ihr guter Ruf auf die wirkungsvolle Behandlung chronischer Leiden. Zwei Jahrhunderte klinischer Erfahrung haben die Effektivität der Homöopathie hinlänglich bewiesen. Zudem haben einige gute Doppelblindversuche ihre Wirksamkeit bei chronischen Krankheiten belegt. 1980 veröffentlichte das *British Journal of Clinical Pharmacology* das Ergebnis einer Doppelblindstudie, die die eindrucksvolle Wirkung homöopathischer Mittel bei Patienten, die an rheumatoider Arthritis erkrankt waren, dokumentierte. Es wurde festgestellt, daß sich der Zustand von 82 Prozent der Patienten, denen homöopathische Arzneien verabreicht worden waren, gebessert hatte, während nur 21 Prozent derjenigen, die ein Placebo bekommen hatten, über eine ähnliche Wirkung berichten konnten.[17]

Der Tatsache, daß die Homöopathie eine wirksame und risikoarme Therapie bei rheumatoider Arthritis anbietet, ist von besonderer Bedeutung. Rheumatoide Arthritis gilt nämlich als eine Autoimmunkrankheit – das heißt als eine Erkrankung, bei der das Immunsystem die eigenen Körperzellen anzugreifen beginnt. Die gut verträgliche, wirksame homöopathische Behandlung dieser Form von Arthritis legt den Schluß nahe, daß homöopathische Arzneimittel das Immunsystem des Körpers beeinflussen.

Wenn das stimmt – und viele Homöopathen sind davon überzeugt –, ist das Potential der Homöopathie bei der Behandlung der verschiedenartigsten akuten und chronischen Störungen ungeheuer groß, da das Immunsystem eine entscheidende Rolle im Heilungsprozeß spielt.

Es wurden ähnliche Doppelblindversuche zur homöopathischen Behandlung von Heuschnupfen[18] und Fibrositis (eine rheumatische Störung)[19] durchgeführt. Beide Studien haben gezeigt, daß der Gesundheitszustand der Patienten durch homöopathische Arzneien gebessert werden kann.*

Neben diesen wissenschaftlichen Untersuchungen bietet die homöopathische Literatur eine ungeheure Fülle von Fallgeschichten aus der Praxis homöopathischer Ärzte, die ein außerordentlich breites Spektrum von chronischen Krankheiten erfolgreich behandelt haben. Auch wenn diese Fallgeschichten die Wirkung der Homöopathie an sich nicht «beweisen», so legt die Tatsache, daß Hunderttausende von Ärzten und Millionen von Patienten die positive Wirkung homöopathischer Mittel selbst erfahren haben, doch die Ansicht nahe, daß diese Mittel in der Tat einen Wert besitzen.

Selbstverständlich kann die Homöopathie nicht das Unmögliche möglich machen. Sie kann zum Beispiel niemanden heilen, dessen Immun- und Abwehrsystem infolge eines Langzeitgebrauchs von suppressiv wirkenden Medikamten ernsthaft geschädigt ist. Sie kann keine Heilung erzielen, wenn die Krankheiten hauptsächlich das Ergebnis einer besonders streßreichen Lebensweise oder schädlicher Umweltfaktoren sind, welche die Betroffenen nicht ändern wollen oder können.

Trotz dieser verständlichen Einschränkungen bedeutet die homöopathische Behandlung eine wirkungsvolle Hilfe für die vielen chronisch kranken Menschen heute. Die Homöopathie bietet die Möglichkeit einer *echten* Heilung. Sachgemäß verordnete homöopathische Mittel wirken als Katalysatoren eines Gesamtheilungsvorgangs im Organismus, der eine höhere Ebene von Ordnung und eine Verbesserung aller wesentlichen Funktionen schafft. Als Folge dieser vermehrten Integrität kommt es nicht nur zur Heilung chronischer Krankheiten, sondern die so behandelten Patienten berichten häufig von einem besseren körperlichen und psychischen Allgemeinbefinden.

* Weitere Forschungsarbeiten wären in der Tat nützlich, um Angehörige der Heilberufe und das breite Publikum über den Wert der Homöopathie zu informieren. Es sei auf Teil III dieses Buches verwiesen, wo Adressen von Organisationen zu finden sind, die neue homöopathische Forschungsprojekte fördern und Informationen über bereits vorliegende Forschungsergebnisse zur Verfügung stellen.

Es geschieht in der Tat recht häufig, daß Personen, die ein nach den Regeln der Homöopathie individuell verordnetes Einzelmittel erhalten haben, ihrem Therapeuten berichten, daß sie sich noch nie so wohl gefühlt haben. Es kommt ebenfalls häufig vor, daß man sich nach der Einnahme eines solchen *lege artis* verordneten Einzelmittels auf einmal in der Lage fühlt, wichtige Entscheidungen hinsichtlich Arbeit, Familie, Partner oder Lebensentwurf im allgemeinen zu treffen. Es passiert auch gelegentlich, daß der Einnahme eines individuell verordneten Mittels persönlich bedeutsame Träume oder Vorahnungen folgen.

Obwohl es unbestritten Fälle gibt, die einen chirurgischen Eingriff erfordern, kann die Einnahme eines homöopathischen Mittels aber auch sehr oft eine Operation überflüssig machen. Hierzu gehören zum Beispiel Zysten der Brust und der Eierstöcke, fibroide Gebärmuttertumoren, Schilddrüsenvergrößerungen, Nierensteine, Gallensteine, chronisch geschwollene Mandeln und Fälle von chronischer Gebärmutterblutung, bei denen eine Gebärmutterentfernung nur allzuoft die Therapie der Wahl ist. Jeder von diesen sowie auch andere potentielle chirurgische Fälle bedürfen einer gründlichen fachlichen Bewertung durch einen erfahrenen Homöopathen, um festzustellen, ob die Homöopathie helfen kann. Da die Chirurgie eine radikale Therapieform ist, kann man den Wert von konservativeren Methoden wie der Homöopathie bei einer umfassenden gesundheitlichen Fürsorge gar nicht hoch genug einschätzen.

In der Homöopathie hört man immer wieder den Satz, daß es «keine unheilbaren Krankheiten, sondern nur unheilbare Menschen gibt». Damit meinen Homöopathen, daß es nicht die spezifische Krankheit ist, welche die Grenzen dessen, was heilbar ist, festlegt, sondern die Abwehrkraft des einzelnen und die Fähigkeit des Therapeuten, das richtige Mittel zur Anregung jener Abwehrkräfte zu finden.

Die meisten Menschen können nicht nach der Einnahme eines Mittels als «geheilt» aus der homöopathischen Behandlung entlassen werden. Viele Patienten erleben signifikante Fortschritte nach der Einnahme einer Arznei, doch ist meist eine Reihe von individuell verordneten Einzelmitteln im Laufe einiger Monate, in manchen

Fällen über Jahre hinweg, erforderlich, um eine tiefgreifende, nachhaltige Heilung zu erzielen.

Es gibt verschiedene Faktoren, bekannte wie unbekannte, die eine präzise homöopathische Verordnung bei manchen Menschen außerordentlich erschweren. Bei Patienten, die über lange Zeit allopathische Medikamente eingenommen haben oder zum Zeitpunkt der Behandlung einnehmen, sind die eigentlichen Symptome durch die Medikamentenwirkungen «maskiert», wie man in der Homöopathie sagt. Es gibt auch Patienten, deren Medikamente schwer oder gar nicht abgesetzt werden können, vor allem Diabetiker und Epileptiker. Auch bei der Behandlung dieser Krankheiten hat die Homöopathie Erfolge erzielt, doch müssen diese Kranken sorgfältig überwacht werden. Es kommt allerdings selten vor, daß auf Insulin vollständig verzichtet werden kann, doch läßt sich die erforderliche Menge bisweilen reduzieren, und in manchen Fällen kann die Homöopathie den Allgemeinzustand des Diabetikers verbessern und Komplikationen dieser Krankheit vorbeugen.

Bei Menschen, die auf bestimmte Stoffe in der Umwelt und auf viele Medikamente hypersensibel reagieren, gestaltet sich die Behandlung ebenfalls schwierig. Homöopathen haben festgestellt, daß solche Patienten oft auch auf homöopathische Mittel so überempfindlich reagieren. In manchen Fällen kann eine homöopathische Therapie helfen, in anderen Fällen jedoch scheint die Behandlung die Symptome nur zu verlagern, ohne den Betreffenden wirklich zu heilen.

Schließlich gibt es auch Menschen, die aus unbekannten Gründen schwer zu heilen sind. Damit sind nicht notwendigerweise Schwerkranke gemeint, sondern Fälle, in denen sich das homöopathische Mittel einfach nicht finden läßt. Es kann sich dabei zum Beispiel um chronische Kopfschmerzen, ein hartnäckiges Hautleiden oder eine unangenehme Verdauungsstörung handeln. Wenn möglich wird ein Homöopath solche Patienten an einen Kollegen überweisen, in der Hoffnung, daß dieser neue Einblicke in die Person gewinnen kann, um dann eine erfolgreiche Arzneimittelwahl zu treffen. Im übrigen verfahren Homöopathen ganz wie die Vertreter andererer Heilberufe auch und überweisen den Kranken entweder an einen allopathischen Spezialisten oder an einen naturheilkundigen Kollegen.

Wir wollen an dieser Stelle noch einmal festhalten, daß Homöopathen keine «Gegner» konventioneller Behandlungsmethoden sind, sondern daß sie als Therapeuten zunächst lieber weniger einschneidenden Maßnahmen den Vorzug geben.

Ein Fall von chronischen abdominellen Schmerzen

Im Alter von neunzehn Jahren traten bei meiner Schwester Dyan täglich scharfe Schmerzen im rechten unteren Abdomen auf. Trotz gründlicher Untersuchung durch fünf Spezialisten und trotz eines explorativen chirurgischen Eingriffs konnte weder eine Diagnose gestellt noch eine erfolgreiche Behandlung durchgeführt werden. Der Zustand dauerte unvermindert zwei Jahre an.

Zu diesem Zeitpunkt interessierte ich mich bereits für die Homöopathie und andere Naturheilverfahren, ein Interesse, das meine Schwester nicht zu teilen vermochte. Da unser Vater ein allopathischer Kinderarzt ist, zog sie es vor, seinem Rat zu folgen.

Einige Monate nach dem erfolglosen explorativen chirurgischen Eingriff schlug ich ihr vor, einen Versuch mit der Homöopathie zu machen. Als ich ihr sagte, daß sie nichts zu verlieren und keine Nebenwirkungen zu befürchten habe und gleichzeitig in allopathischer Behandlung bleiben könne (die zu dem Zeitpunkt lediglich aus Abwarten bestand), willigte sie schließlich ein.

Bei meiner homöopathischen Fallaufnahme konnte ich nähere Einzelheiten zu den abdominellen Schmerzen und den verschiedenen anderen Symptomen, die bei meiner Schwester auftraten, feststellen. Sie erzählte mir, daß die Schmerzen zum Rücken hin ausstrahlten und daß sie nachließen, wenn sie die Stelle schlug oder sich auf die linke Seite legte. Sie berichtete von häufig auftretenden Krämpfen in den Beinen vor dem Einschlafen und daß sie oft im Schlaf mit den Zähnen knirschte. Ich erfuhr, daß sie eiskalte Getränke («je kälter, desto besser») und Süßigkeiten liebte und nach Kohlgenuß eine Verschlimmerung der Schmerzen eintrat. Zwei charakteristische Merkmale ihrer Persönlichkeit kamen aus homöopathischer Sicht als Symptome in Betracht: Sie war leicht beleidigt und ziemlich halsstarrig. Ihr offensichtliches Übergewicht wurde ebenfalls bei der Arzneimittelwahl berücksichtigt.

Obwohl ein Laie sicher keinen Zusammenhang zwischen diesen Symptomen sehen würde, fügen sie sich für jemanden mit homöopathischen Kenntnissen in ein identifizierbares Muster ein. Das Mittel, das ich ihr verordnete, war *Calcium carbonicum C200* (Calciumcarbonat oder Kalk). *Calcium carbonicum* ist ein sehr häufig eingesetztes Mittel bei Übergewichtigen, was nicht heißen soll, daß eine individuelle Bewertung der Totalität der Symptome nicht erforderlich wäre, um eine genaue Arzneimittelwahl zu treffen. Die anderen Symptome, die oben angeführt wurden, passen ebenfalls zu *Calcium carbonicum*.

Nach zwei Wochen rief ich meine Schwester an, um mich nach etwaigen Fortschritten zu erkundigen. Sie könne noch nichts berichten, lautete die Antwort. Auf die Frage, ob es *irgendwelche* Veränderungen hinsichtlich der abdominellen Schmerzen gebe, schwieg sie. Als ich meine Frage wiederholte, sagte sie, die Schmerzen wären von allein verschwunden, sie habe sich offensichtlich selbst geheilt. Ich gab ihr damit recht, fügte jedoch hinzu, daß das Mittel wohl etwas dazu beigetragen habe. Sie blieb jedoch dabei, daß das Mittel nichts damit zu tun hätte.

Eine weitere Befragung ergab, daß ihre Wadenkrämpfe ebenfalls verschwunden waren; sie knirschte jedoch immer noch mit den Zähnen, und von ihrer Halsstarrigkeit hatte sie auch nichts eingebüßt.

Zwei Jahre später gab sie schließlich zu, daß das homöopathische Mittel wahrscheinlich doch gewirkt haben mußte. Seit der Zeit hat sie sich stets homöopathisch behandeln lassen.

Besonders wichtig bei diesem Fall ist die Tatsache, daß homöopathische Mittel mit oder ohne klinische Diagnose erfolgreich verordnet werden können. Da homöopathische Mittel auf der Grundlage der individuellen Symptome verschrieben werden und nicht aufgrund von diagnostischen Kategorien oder Annahmen bestimmter organischer Ursachen, besitzt die Homöopathie ein echtes Potential, jene Riesenlücke zu schließen, die dort in der Therapie klafft, wo die Allopathie keine eindeutige Diagnose zu stellen vermag.

Dieser Fall lehrt außerdem, daß der Glaube an die Homöopathie keine notwendige Voraussetzung für die Wirkung der Mittel ist. Zweifelsohne ist ein solcher Glaube bei jeder Form von Behandlung nützlich, doch gehört er nicht zu den notwendigen Komponenten des Heilungsvorgangs bei einer homöopathischen Therapie.

Eine «Nebenwirkung» der erfolgreichen Behandlung meiner Schwester war eine Änderung der Einstellung meines Vaters zur Homöopathie. Da er sich darüber im klaren war, daß meine Schwester trotz der eindrucksvollen Wirkungen nicht an die Homöopathie glaubte, kam er zu dem Schluß, daß etwas an der Sache dran sein könnte. Obwohl manche Leute annehmen, daß die Familie eines Homöopathen der Homöopathie eher aufgeschlossen gegenübersteht, ist das Gegenteil ebensooft der Fall, aus offensichtlichen Gründen des Widerstands und der Familiendynamik. Bei einer nicht repräsentativen Befragung meiner homöopathischen Kollegen konnte ich mich davon überzeugen, daß es im allgemeinen schwieriger ist, die Einstellung der eigenen Familie zu ändern als die von fremden Menschen. Nachdem ich diese Herausforderung erfolgreich bewältigt habe, befasse ich mich nun mit der zweitschwierigsten Gruppe – meinen Nachbarn.

Zusammenfassung

Die Homöopathie vermag einen enormen Beitrag zum Verständnis und zur Behandlung von chronischen Krankheiten zu leisten. Es ist traurig, daß die meisten Ärzte im Grunde genommen nichts von Homöopathie verstehen und daher nicht einmal entscheiden können, ob sie Gebrauch von ihr machen wollen oder nicht. Besonders traurig stimmt die Tatsache, daß die meisten Ärzte der Homöopathie so feindlich gegenüberstehen, daß sie ihren Patienten meist nicht glauben, wenn diese ihnen berichten, daß sie durch eine homöopathische Behandlung von ihren chronischen Leiden geheilt worden sind. So bleibt der Zyklus der Ignoranz ungebrochen. Die Standardantwort, die ähnlich einem Pawlowschen Reflex erfolgt, lautet, daß es sich bei diesen Heilungen um «Spontanremissionen» gehandelt haben muß oder daß das Medikament «nur ein Placebo» gewesen sei.

Wenn Sie es also leid sind, den Nebenwirkungen konventioneller allopathischer Medikamente ausgesetzt zu sein und durch eine «Spontanremission» oder eine «Placebowirkung» geheilt werden möchten, sollten vielleicht auch Sie einen Versuch mit der Homöopathie wagen.

10 Sportmedizin:
Leistungsfähiger und gesünder mit homöopathischen Heilmitteln

Einige Ärzte halten es für wichtig, daß man sich gründlich untersuchen läßt, bevor man anfängt, Sport zu treiben. Denkt man jedoch an den Nutzen und den Wert körperlicher Bewegung und die Probleme, die mit einer sitzenden Lebensweise verbunden sind, scheint es mir angebrachter, sich medizinisch betreuen zu lassen, wenn man *keinen* Sport treibt.

Es gibt genug Gründe, regelmäßig Sport zu treiben. Die Herztätigkeit und der Kreislauf werden angeregt, die Knochen gekräftigt und die Muskeln entwickelt. Man kann dabei abnehmen, bekommt eine bessere Kondition und hält den Körper fit. Sport kann die geistigen Fähigkeiten fördern und zu einem besseren seelischen Befinden führen. Und nicht zuletzt treiben viele Menschen deshalb Sport, weil es ihnen einfach viel Freude macht. Der Weltklasse-Marathonläufer Ian Thompson drückt es so aus: «Ich brauche bloß daran zu denken, meine Laufschuhe anzuziehen, und schon spüre ich dieses wunderbare Gefühl, das ich beim Langlaufen erlebe.»

Aus welchen Gründen auch immer man sich sportlich betätigt, fest steht, daß gewisse Risiken damit verbunden sind. Verletzungen sind nur allzu häufig, nicht nur im Wettkampfsport, sondern auch bei einfachen Disziplinen wie Jogging. In der Tat machen Jogger allein 85 Prozent der Klientel der Sportärzte aus. Der Durchschnittsjogger hat 2½ Verletzungen jährlich und muß verletzungsbedingt an 7½ Tagen im Jahr pausieren.[1] Laut *Runner's World* ziehen sich zwei von drei Läufern im Jahr Verletzungen zu.[2] Geht man davon aus, daß 25

Millionen Amerikaner joggen, so kann man potentiell mit 50 Millionen verletzter Beine, Knie oder Knöchel pro Jahr rechnen.

Nicht nur beim Joggen gibt es eine hohe Verletzungsquote; das gleiche gilt auch für die immer populärer werdenden Aerobic-Übungen. Eine neuere Studie spricht von einer alarmierenden Verletzungsrate von 75,9 Prozent unter den Aerobic-Lehrern.[3]

Eine Untersuchung von John Pagliano, Facharzt für Fußleiden, und Douglas Jackson, orthopädischer Chirurg (beide aus Südkalifornien), über Art und Häufigkeit von Sportverletzungen brachte folgendes Ergebnis: 45 Prozent sind Fuß-, 25 Prozent Knie- und 13 Prozent Unterschenkelverletzungen.[4]

Die übliche Behandlung unmittelbar nach einer Verletzung sieht so aus: Ruhe, Eis, Kompressen und Hochlagern. Diese Therapie hilft meistens, aber die Sportler suchen oft nach zusätzlichen Methoden, um die Schmerzen zu mindern und den Heilungsprozeß zu beschleunigen. Da eine Verletzung für den Profisportler eine Unterbrechung oder gar das Ende seiner Karriere bedeuten kann und auch den Durchschnittsamateur an der Ausübung seines Sports hindert, ist es verständlich, wenn diese Menschen alles tun, um möglichst schnell wieder «auf die Beine» zu kommen.

Manche von ihnen greifen zu gängigen allopathischen Schmerzmitteln, die in der Regel auch zuverlässig schmerzstillend wirken, aber nicht den Heilungsprozeß vorantreiben. In Wirklichkeit überdecken alle Medikamente nur den Schmerz und geben das – falsche – Gefühl, man sei gar nicht verletzt, das heißt, man neigt dazu, die Verletzung zu ignorieren, und so wächst die Gefahr einer Verschlimmerung.

Ein gutes Beispiel hierfür – oder vielmehr ein schlechtes – ist der Einsatz von schmerzstillenden Mitteln bei der Behandlung von Verletzungen und Entzündungen der am Schienbein verlaufenden Muskulatur. Diese Verletzungen gehören zu den häufigsten Problemen von Joggern und Aerobic-Anhängern und werden meist durch Laufen auf zu hartem Boden verursacht. Wenn man diese Verletzung nicht beachtet oder den verletzten Körperteil weiterbeansprucht, besteht die Gefahr einer Streßfraktur. Bei richtiger Behandlung heilt eine Schienbeinverletzung in einem Zeitraum zwischen einer und mehreren Wochen, während sie sich durch eine unsachgemäße Therapie jahrelang hinziehen kann. Der Einsatz von schmerzstillenden Mitteln kann hier also vorübergehend Erleichterung bringen, aber ebenso längerfristig Probleme schaffen.

Manche Leute verwenden gern Aspirin als schmerzstillendes Mittel, aber bei Verletzungen ist es völlig wirkungslos. Dagegen lindert es Muskelschmerzen (als Folge von intensivem Training), weswegen manche Athleten schon vorher Aspirin einnehmen. Das Mittel führt jedoch zu vermehrtem Schwitzen und Wasserlassen und erhöht die Gefahr der Dehydration. Ebenso kann es die Gerinnungsfähigkeit des Blutes herabsetzen und zu inneren Blutungen verschiedener Organe sowie zu äußeren Blutungen aus Schnittwunden führen, was beides problematisch für Sportler werden kann. (Die homöopathische Alternative zu Aspirin werden wir weiter unten in diesem Kapitel vorstellen.)

Manche Athleten greifen auf kortikosteroidhaltige Medikamente wie zum Beispiel Kortison oder Prednison zurück, um verletzungsbedingte Entzündungen zu behandeln. Diese Mittel sind sehr stark und bei richtigem Gebrauch besonders wirkungsvolle schmerzstillende und heilende Substanzen. Doch wie bei so vielen herkömmlichen allopathischen Medikamenten gilt auch hier, daß sie sehr gefährlich sein können, vor allem wenn sie zu oft angewendet werden. Lokal können sie eine Schwächung der Muskelfasern verursachen, wenn sie häufig injiziert werden. Die Wirkung auf das Allgemeinbefinden wird bei einer einzelnen Gabe minimal sein, aber wiederholte Injektionen können das Immunsystem ernsthaft schädigen.

Zahlreiche zusätzliche therapeutische Maßnahmen bei Sportverletzungen werden von Sportärzten, Chiropraktikern, Physiotherapeuten, Masseuren, Akupunkteuren, Heilpraktikern oder anderen Angehörigen der Heilberufe angeboten. Dazu gehören Massagen, Wärmeanwendungen, Streckverbände, Heilgymnastik, Ultraschall, Elektrotherapie, Manipulationen der Gelenke, Haltungstherapie (Spezialanfertigung zur Stützung des Fußgewölbes), Selbsthypnose, Akupunktur, Akupressur und natürlich die Homöopathie.

Homöopathie und Sportmedizin

Football-Superstar O. J. Simpson, der ehemalige Yankee-Baseball-Werfer Jim Bouton, der Basketballspieler Bob Macadoo, der 1972 von der National Basketball Association zum Newcomer des Jahres gewählt wurde, Trainer Pat Reilly von der Basketballmannschaft Los Angeles Lakers, die Profi-Golferin Sally Little und zahlreiche Olympiateilnehmer schwören auf die Homöopathie. Alle diese Sportler haben homöopathische Arzneimittel eingenommen nach Verletzungen oder zur Verbesserung ihres gesundheitlichen Allgemeinzustands und zur Steigerung ihrer Leistungsfähigkeit. Da in manchen Sportarten ein außerordentlich harter Konkurrenzkampf herrscht, können homöopathische Mittel in vielen Fällen jenen kleinen Wettbewerbsvorteil ausmachen, der so wichtig ist, um Spitzenleistungen zu erzielen.

Kathy Schmidt, zweifache Bronzemedaillengewinnerin im Speerwerfen, meint: «Mit Homöopathie kann man fast alles erfolgreich behandeln, von den chirurgischen Fällen einmal abgesehen.» Besonders vor und nach dem Training würde sie zu homöopathischen Mitteln greifen: «Ich habe festgestellt, daß die Homöopathie mir zu einem erfolgreichen Training verhilft, denn ich kann durch sie meine körperlichen Möglichkeiten besser ausschöpfen. Außerdem mindert oder verhindert sie sogar die typischen Muskelschmerzen nach dem Training.»

Homöopathische Arzneimittel beschleunigen nicht nur den Heilungsprozeß bei Verletzungen, sie verbessern auch das körperliche Allgemeinbefinden. Diese Kräftigung des Körpers senkt das Verletzungsrisiko und, was ebenso wichtig ist, beschleunigt im Krankheitsfall die Heilung, was wiederum den gesamten Funktionen des Organismus zugute kommt.

Ronald Lawrence, Assistant Clinical Professor an der UCLA School of Medicine und Berater des Olympischen Komitees der Vereinigten Staaten, stellt fest: «Viele Sportler leiden, wie andere Menschen auch, unter Infektionen der Atemwege, Verdauungsbeschwerden, Störungen des hormonellen Gleichgewichts und anderen Erkrankungen. Ich habe selbst erlebt, daß homöopathische Arzneimittel hierbei in hervorragender Weise den Heilungsprozeß beschleunigen und die Athleten so in die Lage versetzen, effektiver zu trainieren, früher wieder aktiv zu werden und ihr Leistungsniveau zu erhöhen.»

Auf den ehemaligen Werfer der Baseballmannschaft New York Yankees, Jim Bouton, machte seine Erfahrung mit der Homöopathie einen tiefen Eindruck: «Ich litt an schwerem Asthma und konnte kaum mehr atmen. Normalerweise hätte ich damit ins Krankenhaus gemußt. Da empfahl mir ein Freund einen Homöopathen, der mir ein Mittel verschrieb, das in unglaublich kurzer Zeit wirkte. Innerhalb von 24 Stunden hatte ich keine Atembeschwerden mehr und stand schon am nächsten Tag wieder auf dem Feld – als der siegreiche Werfer.»

Die Behandlung von Verletzungen mit homöopathischen Mitteln ist verhältnismäßig einfach. Denn während bei chronischen Erkrankungen eine individuelle Medikation erforderlich ist, sind die Mittel, die bei Verletzungen helfen, meist für alle Patienten die gleichen.

Bevor ich näher auf die Besonderheiten der homöopathischen Sportmedizin eingehe, möchte ich feststellen, daß homöopathische Ärzte ihre Patienten keineswegs nur mit homöopathischen Arzneimitteln behandeln. Manchmal wenden sie ähnliche nichtmedikamentöse Therapien an wie andere Sportmediziner, oder sie überweisen ihre Patienten an Vertreter anderer Heilberufe. In der Regel werden sie aber natürlich nicht so viele konventionelle Mittel verschreiben, sondern sich, soweit möglich, auf die Heilkraft der Homöopathie verlassen.

Laien können ebenfalls lernen, sich bei vielen einfachen Verletzungen selbst zu behandeln. Während chronische Krankheiten einen erfahrenen Therapeuten erfordern, staunen Laien oft darüber, wie gut sie sich selbst mit homöopathischen Mitteln helfen können.

Arnica (Arnika, Bergwohlverleih) ist das gebräuchlichste homöopathische Arzneimittel in der Sportmedizin. Es wird eingesetzt, um dem ersten Schock und Trauma bei Verletzungen zu begegnen, ist oft von großem Nutzen bei der Behandlung von überstrapazierten, schmerzenden Muskeln und hilft, wenn sonst wenig beanspruchte Muskeln nach einer Übung weh tun. Man kann *Arnica* vor und nach dem Training einnehmen. Aufgrund dieser Eigenschaften wird es auch das «homöopathische Aspirin» genannt.

Whit Reeves, ein Akupunkteur und Sportmediziner aus New Mexico, der homöopathische Mittel einsetzt, betrachtet Homöopathie für Marathonläufe als unersetzlich: «*Arnica* hält nicht nur die Muskelschmerzen in Grenzen, es verringert auch die Gefahr von Krämpfen, Schwellungen und Gewebsverletzungen. Da es ja nicht möglich ist, während eines Marathonlaufs Akupunktur anzuwenden, gebe ich den Athleten, die ich betreue, eine Dosis *Arnica*, wenn sie an die Verpflegungsstellen kommen.»

Arnica kann eingenommen oder äußerlich als Salbe, Lotion oder auf Mineralölbasis angewendet werden. Eine der Geheimwaffen des britischen Radfahrerteams, das an der Olympiade 1984 in Los Angeles teilnahm, war die Homöopathie. Jim Hendry, Rennleiter der British Cycling Federation, gab an: «Ich lernte *Arnica*-Salbe zuerst durch einen Trainer kennen, der sie seinen Turnern gab, die dauernd mit ihren Beinen gegen den Barren schlugen. Da ich mit den Anfangserfolgen von *Arnica* zufrieden war, beschloß ich, das Mittel bei allen Nationalmannschaften einzuführen.»[5]

Bart Flick, orthopädischer Chirurg mit eigener Praxis in Ville Platte, Louisiana, bemerkt: «Je schneller ich jemandem mit einer Bänderverletzung oder Quetschung des weichen Gewebes *Arnica* verabreichen kann, desto schneller ist der Fall erledigt. *Arnica* verkürzt die Heilungszeit um die Hälfte oder noch mehr.» Dr. Flick fügt hinzu: «Ich habe Patienten erlebt, deren Schmerzen durch die Anwendung von *Arnica*-Lotion sehr schnell nachließen; doch eine Schwierigkeit kann hierbei auftauchen, und zwar wenn der Patient seine Schmerzen vergißt und zur täglichen Routine übergeht. Bei der Körperpflege kann dann die *Arnica*-Lotion versehentlich abgewaschen werden, und die Schmerzen kehren zurück, bis man das Mittel erneut aufträgt. Ich bin davon überzeugt, daß jeder Orthopäde, ja jeder Arzt in naher Zukunft *Arnica* verwenden wird.»

Wenn eine Muskelverletzung oder jede andere Art von Verstauchung oder Zerrung in Verbindung mit einem Hämatom (eine Ansammlung von Blut im Gewebe) vorliegt, verordnen Homöopathen *Bellis perennis* (Gänseblümchen). Wenn der Patient sich den Fuß verstaucht hat und sich eine blutunterlaufene Schwellung bildet, ist *Ledum* (Sumpfporst) das Mittel der Wahl. Wenn der Patient noch Schmerzen hat, nachdem dieses Blut vom Körper absorbiert worden ist, wird *Arnica* gegeben.

Manche Sportler, besonders Gewichtheber, haben nach hartem Training brennende Muskelschmerzen. Diese werden mit *Apis* (zerstoßene Honigbiene) oder *Arnica* erfolgreich behandelt.

Rhus tox (Giftsumach) ist eines der Hauptmittel bei Verstauchungen, besonders bei solchen, deren Schmerz mit fortgesetzter Bewegung nachläßt. Fuß- oder Handgelenksverstauchungen, Entzündungen der Achillessehne und Plantarfasciitis (Entzündung des Gewebsbandes unter dem Fußgewölbe) sprechen besonders gut auf *Rhus tox* an. *Anacardium* (Ostindische Elefantenlaus) ist ein weiteres Mittel bei Entzündungen der Achillessehne, vor allem wenn der Patient keine Verschlimmerung durch Bewegung erfährt, wie es für *Rhus tox* typisch ist.

Bryonia (Zaunrübe) wird bei Verstauchungen gegeben, wenn jede Bewegung des verletzten Teils Schmerzen verursacht. Verstauchungen, die nur langsam heilen, sollten mit *Zincum* (metallisches Zink) behandelt werden.

Eines der wirkungsvollsten homöopathischen Mittel bei Verletzungen und Zerrungen der Kniesehnenmuskulatur ist *Ammonium muriaticum* (Ammoniumchlorid).

Ruta (Weinraute) hilft ausgezeichnet bei Periostverletzungen (Verletzungen der Knochenhaut), insbesondere von Knie und Ellbogen. Es wirkt gut bei Tennis- und Golferellenbogen, obwohl es heißt, daß eine Tennis- oder Golfstunde hier oft auch Abhilfe schaffen kann.

Ruta wird auch bei Schienbeinverletzungen verordnet. *Rhus tox* ist ein weiteres Mittel, das bei Entzündungen und Verletzungen der Schienbeinmuskulatur angewendet wird, vor allem wenn der Patient stärkere Schmerzen nach dem Lauf als während des Rennens hat. Janet Zand, Homöopathin und Akupunkteurin aus Los Angeles, hat festgestellt, daß *Nux vomica* (Brechnuß) und *Carbo vegetabilis* (Holzkohle), abwechselnd eingenommen, ebenfalls bei Schienbeinverletzungen hilfreich sind. Diese beiden Mittel werden in der Homöopathie wegen ihrer Wirksamkeit bei der Behandlung von Verdauungsstörungen geschätzt und im allgemeinen nicht im Zusammenhang mit Verletzungen und Entzündungen des Scheinbeins eingesetzt. Dr. Zand hat jedoch festgestellt, daß der Magenmeridian (die Tibia) am Schienbein entlang verläuft, was vielleicht erklärt, warum Mittel, die den Verdauungsprozeß stabilisieren, auch anderen Teilen des Körpers zugute kommen.

Chondromalazie (eine Knorpelerweichung), gemeinhin als «Läuferknie» bekannt, kommt häufig bei Joggern und Aerobic-Anhängern vor und ist eine Reizung oder Entzündung der Unterfläche der Kniescheibe. Die Homöopathie kann diese Störung mit Hilfe einer ganzen Reihe von Mitteln beheben, die dabei individuell eingesetzt werden müssen. Die am häufigsten verwendeten sind *Arnica, Rhus tox, Rhododendron* sowie *Ruta*.

Arnica kommt im Anfangsstadium zum Einsatz, wenn das Läuferknie noch nicht chronisch ist, die Schmerzen einer Überstrapazierung der Beinmuskulatur zuzuschreiben sind und es sich um einen leichten Fall handelt. *Rhus tox* ist das Mittel der Wahl, wenn der wiederkehrende Schmerz sich zu Beginn der Bewegung verschlimmert, während *Rhododendron* im umgekehrten Fall verordnet wird. *Ruta* ist wertvoll bei Fällen von echter Chondromalazie, bei der die Knie des Betreffenden sowohl beim Gehen wie beim Laufen nachgeben. Patienten, die *Ruta* benötigen, erleben eine merkliche Verschlimmerung, wenn sie die Treppe hinuntergehen. Neben *Ruta* sind in diesem Fall Maßnahmen zur Haltungskorrektur des Fußes, Ruhe und spezielle Übungen für eine optimale Therapie erforderlich.

Ein weiteres Mittel, das gelegentlich beim Läuferknie angewendet wird, ist *Apis* (Honigbiene). Es wirkt besonders gut in Fällen, wo die Knieentzündung mit einem ausgeprägten Hitzegefühl einhergeht und die Schmerzen durch Wärme verschlimmert, durch Kälte jedoch gebessert werden. Dr. Zand fand heraus, daß die abwechselnde Einnahme von *Apis* und *Ruta* bei der Behandlung des Läuferknies besonders wirkungsvoll ist. Sie empfiehlt, jedes dieser Mittel viermal täglich drei Tage lang einzunehmen. *Apis* sollte zuerst eingenommen werden, eine Stunde später gefolgt von *Ruta*.

Schließlich empfiehlt Dr. Zand *Calcium phosphoricum* (Calciumphosphat), falls die beiden anderen Mittel nicht anschlagen sollten.

Auch wenn die Homöopathie das Läuferknie im allgemeinen sehr erfolgreich behandeln kann, ist manchmal ein chirurgischer Eingriff nötig. Wer häufig darunter leidet, sollte einen Sportmediziner und/ oder einen orthopädischen Chirurgen aufsuchen.

Magnesium phosphoricum (Magnesiumphosphat) ist angezeigt bei verspannter Muskulatur und Muskelkrämpfen, die durch Hitze gebessert werden, während *Colocynthis* (Koloquinte) für einen ähnlichen Zustand verschrieben wird, der durch Druck gebessert wird. Diese beiden Mittel helfen auch bei Ischiasschmerzen, es gibt jedoch eine Reihe anderer homöopathischer Mittel, die hier vorzuziehen sind. (Patienten mit Ischiasbeschwerden sollten sich immer in die Behandlung eines erfahrenen Homöopathen begeben.) *Cuprum metallicum* (metallisches Kupfer) ist ein weiteres häufig angewendetes Mittel bei Krämpfen, vor allem in den Fußsohlen und Waden.

Bei Verletzungen mit schießenden Schmerzen ist *Hypericum* (Johanniskraut) das Mittel par excellence. Solche Zustände weisen auf eine Nervenverletzung hin, und *Hypericum* wirkt rasch schmerzmindernd und heilend zugleich. Das Mittel wird auch oft für Verletzungen an den Zehen verschrieben, da ja viele Nerven dort enden. Weiter wird es bei verletzungsbedingten Rückenschmerzen mit schießenden Schmerzen eingesetzt.

Homöopathische Mittel können zur Heilung von Rückenschmerzen beitragen, auch Massagen, physikalische Therapie und chiropraktische und osteopathische Manipulationen können hilfreich sein. *Rhus tox* ist angezeigt, wenn eine Verschlimmerung zu Beginn einer Bewegung oder bei kaltem, feuchtem Wetter eintritt, eine Besserung dagegen durch ständige Bewegung. *Arnica* ist wertvoll bei einem Zerschlagenheitsgefühl im Rücken als Folge einer Muskelzerrung durch sportliche Betätigung oder schweres Tragen. Andere homöopathische Mittel sollten hier aber ebenfalls in Erwägung gezogen werden.

Symphytum (Beinwurz) ist bei gewöhnlichen Knochenbrüchen äußerst wertvoll, während *Silicea* (Kieselsäure) angezeigt ist, wenn kleine Knochensplitter nach einem Bruch zurückbleiben. *Bryonia* wird bei Rippenbrüchen gegeben, da es eine Affinität zum Brustraum im allgemeinen besitzt.

Neben den zahlreichen ernsten Verletzungen, die die Homöopathie erfolgreich behandeln kann, ist sie auch bei einem weitverbreiteten Problem von Nutzen, mit dem sich viele Sportanfänger herumschlagen müssen: Blasen! *Calendula* (Ringelblume) als Salbe, Lotion oder auf Mineralölbasis ist da höchst wirkungsvoll. Man trägt *Calendula* entweder direkt auf die Blase auf oder punktiert sie zuerst mit einer sterilen Nadel, entfernt die Flüssigkeit, ohne die Haut einzureißen oder zu entfernen, und wendet dann *Calendula* an.

Das Mittel ist auch wirksam bei der Behandlung verschiedener Schnittwunden, Abschürfungen und sogar bei Verbrennungen. Das organische Jod dieser Pflanze verhindert Infektionen, und ihre anderen Nährstoffe unterstützen den Heilungsprozeß.

Trotz der vielen Möglichkeiten, sich homöopathisch selbst zu behandeln, gibt es Fälle, wo die Konsultation eines erfahrenen homöopathischen Arztes notwendig ist. Das empfiehlt sich, wenn verletzungsbedingte Symptome ständig wiederkehren oder wenn man sich leicht verletzt (wenn man zum Beispiel zu Fußverstauchungen neigt oder schon nach der geringsten Anstrengung Muskelschmerzen bekommt; so etwas weist auf eine innere Störung hin und nicht bloß auf eine Verletzung). So können zwar einige homöopathische Arzneien vorübergehend die Schmerzen lindern, während eigentlich ein tieferwirkendes Mittel nötig wäre, um eine wahre Heilung herbeizuführen.

Der Sportmediziner Hans Kraus stellte fest, daß fünfzehn Minuten körperlicher Betätigung das Herz 100–120mal pro Minute schlagen läßt, was eine nachweislich größere entspannende Wirkung auf den Organismus hat als 400 Milligramm des besten Tranquilizers.[6] Da viele gern von all den Vorteilen des Sports profitieren möchten, ist es gut zu wissen, daß uns die Homöopathie von damit verbundenen Verletzungen und unerwünschten Nebeneffekten heilen kann.

Sherrie Moore, Inhaberin einer Weltbestzeit im Radfahren der Damen, ist eine weitere Sportlerin, die von der Effektivität der homöopathischen Arzneien, die sie genommen hat, beeindruckt ist: «Die Mittel bewirken eine sofortige Heilung vieler der gängigen Verletzungen. Ich habe keine Ahnung von Homöopathie oder davon, *wie* die Mittel wirken, aber ich weiß, daß sie wirken und unschädlich sind.»

Der Fußorthopäde und Sportmediziner Steven Subotnick hat in Zusammenarbeit mit *Runner's World* zwei Bücher über sein Fachgebiet verfaßt. Zu diesem Zeitpunkt kannte er die Homöopathie noch nicht, so daß er meist konventionelle Medikamente empfahl, weil er der Meinung war, es gäbe keine Alternative dazu. Heute hingegen stellt Dr. Subotnick fest: «Ich verordne praktisch allen meinen Patienten homöopathische Mittel. Sie wirken so unglaublich gut, und ich wünschte nur, ich hätte sie schon viel früher gekannt.»

Ob man nun Wettkampfsport betreibt oder nicht – die Homöopathie hilft einem zu siegen und macht den Weg zum Ziel wesentlich weniger schmerzvoll.

11 Psychische Störungen:
Geist und Körper bilden ein Ganzes

Charles Frederick Menninger, der Gründer der berühmten, nach ihm benannten Nervenklinik, war eigentlich homöopathischer Arzt. Er trat dem American Institute of Homeopathy 1894 bei und wurde kurze Zeit später Vorstand der homöopathischen Vereinigung am Ort. Dr. Menninger war ein glühender Verfechter der Homöopathie und sagte einmal: «Die Homöopathie ist vollkommen in der Lage, den therapeutischen Anforderungen unserer Zeit besser gerecht zu werden als jedes andere medizinische System.»[1]

In den Schriften zur Geschichte der Psychologie wird Samuel Hahnemann nicht erwähnt, und ebensowenig zollt ihm die moderne Psychologie Anerkennung. Und doch leistete er, noch bevor er die Homöopathie entwickelte, einen wichtigen Beitrag zur Behandlung von Geisteskrankheiten.

Im späten 18. Jahrhundert wurde Geisteskrankheit mit Besessenheit gleichgesetzt. Die Kranken wurden als wilde Bestien betrachtet, und die «Therapie» hatte im wesentlichen Strafcharakter. Hahnemann gehörte zu den wenigen Ärzten, die Geisteskrankheit als einen Zustand begriffen, der einer humanen Behandlung bedurfte. Er wandte sich gegen die Praxis, die Patienten anzuketten, brachte ihnen Respekt entgegen, achtete ihre Menschenwürde und empfahl einfach Ruhe und Entspannung. Diese Art des Umgangs mit psychisch Kranken mag uns heute als selbstverständlich erscheinen, zur damaligen Zeit aber war sie revolutionär.

Medizinhistoriker und Psychiater unserer Tage geben zu, daß die

Behandlung von Geisteskranken in der Vergangenheit oft barbarisch war. Die Experten beziehen sich dabei nicht nur auf das 18. und 19. Jahrhundert – auch die Psychiatrie der vergangenen Jahrzehnte ist wahrlich kein medizinisches Ruhmesblatt. Die Kranken wurden mit Malaria infiziert in der Hoffnung, daß das Fieber ihren Wahn «ausbrennen» würde. Schizophrenen spritzte man Insulin, auch wenn die Symptome nur dann zurückzugehen schienen, wenn die Dosis sehr hoch war – und manchmal war sie tödlich. In den fünfziger Jahren wurden zwischen 40- und 50 000 präfontale Lobotomien durchgeführt (bei dieser Operation wird der frontale Lappen des Gehirns inzidiert, was den Patienten normalerweise in einen zombie-ähnlichen Zustand versetzt).[2] Neuroleptika wurden und werden häufig – manchmal allzu häufig – psychotischen Patienten verabreicht. Diese Mittel können schwere, akute Muskelkrämpfe hervorrufen, es kommt zu bizarren Verrenkungen, und sie können sogar zum Parkinson-Syndrom führen.

Diese Therapien sind heute entweder aufgegeben oder modifiziert worden – trotzdem ist es mehr als fraglich, ob es mit der modernen Psychiatrie wirklich zum besten steht.

Die moderne psychiatrische Behandlung

Die Therapie psychisch Kranker hat zwar in den letzten Jahrzehnten einige Fortschritte gemacht, trotzdem fällt es nicht schwer zu behaupten, daß manche der heutigen Behandlungsformen in ferner oder sogar naher Zukunft als barbarisch gelten werden.

Psychische Störungen und Geisteskrankheiten gehören zu den größten gesundheitlichen Problemen unserer Zeit. Das National Institute of Mental Health schätzte 1984, daß jeder fünfte Amerikaner an einer psychischen Störung leidet.[3] Die gleiche Studie stellte fest, daß im Zeitraum eines halben Jahres 8,3 Prozent der Amerikaner an Angstzuständen litten (Phobien eingeschlossen), 6,4 Prozent Alkohol- oder Drogenmißbrauch trieben und 6 Prozent an einer manisch-depressiven Psychose erkrankt waren.

Lange Zeit hatten Psychiater und Psychologen große Schwierigkeiten zu definieren, was eine Geisteskrankheit eigentlich ist und was die einzelnen Arten von Geisteskrankheiten voneinander unterscheidet. Im Jahr 1980 veröffentlichte die American Psychiatric Association die dritte Auflage des *Diagnostic and Statistical Manual of Mental Disorders*, gewöhnlich zitiert als *DSM-III*. Dieses Werk ist zum offiziellen Handbuch für die Einordnung von psychischen Störungen in Krankheitskategorien geworden. Obwohl das *DSM-III* die genaueste derzeit verfügbare Informationsquelle zum Thema Geisteskrankheiten ist, merkt Jerrold Maxmen, Psychiater an der Columbia University, an: «*DSM-III* zeigt, wie wenig Psychiater im Grunde über psychische Störungen wissen... Da es über viele dieser Störungen an verläßlichem Material fehlt, wirft *DSM-III* ein grelles Licht auf die großen Lücken in unserem Wissen um Geisteskrankheiten.»[4]

Die diagnostischen Fortschritte, die die Psychiater und Psychologen gemacht haben, sind nicht immer gleichzusetzen mit einem größeren Verständnis der psychischen Störungen, aber nur dann könnte ein Weg zur Heilung dieser Störungen gefunden werden.[5] Es reicht eben nicht, wie manche Ärzte – laut Kant – zu glauben scheinen, der Krankheit einfach nur einen Namen zu geben.

Im vergangenen Jahrhundert hat man versucht, sich über die Natur der Geisteskrankheiten klarzuwerden. Man fragte: In welchem Maße sind sie biologisch und organisch bedingt und in welchem Maße psychosozial? Bis vor kurzem neigte man entweder ausschließlich zu einer biologistischen oder psychosoziologischen Auffassung. Heute jedoch herrscht unter Psychiatern ein Konsens darüber, daß, vereinfacht ausgedrückt, biologische Faktoren für den *Typ* psychischer Störungen verantwortlich sind (zum Beispiel Wahnvorstellungen oder Schlaflosigkeit), während psychosoziale Faktoren vor allem den *Inhalt* und die *Bedeutung* dieser Symptome bestimmen.

Psychiater neigen dazu, Medikamente zu verordnen, um mit der biologischen Komponente psychischer Erkrankungen fertig zu werden, während Psychotherapien für die psychosoziale Seite der Störung als zuständig gelten. Für welches Medikament sie sich entscheiden, ist abhängig von ihrem Verständnis der Gehirnfunktion. Nervenzellen übermitteln Botschaften, indem sie sich untereinander elektrische Impulse und chemische Verbindungen senden, die man Neurotransmitter nennt. Diese Aktivität veranlaßt andere Nervenzellen, ebenfalls zu «senden» oder die Übermittlung zu hemmen, je nach Frequenz und Intensität der Impulse und der Empfänglichkeit der Rezeptoren der Nervenzellen.

Psychopharmaka haben einen Einfluß auf diese Funktionen. Bei Schizophrenen hat man zum Beispiel festgestellt, daß die Rezeptoren ihrer Nervenzellen auf bestimmte Neurotransmitter überempfindlich reagieren und daß diese Zellen zu leicht erregt werden. *Chlorpromazine* (Thorazine), *Trifluoperazine* (Stelazine) und *Haloperidol* (Haldol) sind einige der antipsychotischen Medikamente, die Schizophrenen verordnet werden, um diese Hypersensibilität herabzusetzen und die Patients ruhigzustellen.

Nach Ansicht der modernen Psychiatrie könnten schwere Depressionen die Folge einer verminderten Empfänglichkeit für bestimmte Neurotransmittersubstanzen sein. Sogenannte trizyklische Antidepressiva, meist *Amitriptyline* (Elavil) und *Imipramine* (Tofranil) sollen hier anregend wirken. Monoamino-oxydase-Hemmer werden ebenfalls bei Depressionen verordnet, teilweise weil sie den Abbau bestimmter Neurotransmittersubstanzen verhindern und zum anderen weil sie die Symptome depressiver Patienten offensichtlich lindern. Amphetamine werden immer noch bei Depressionen verordnet, besonders älteren Menschen; es ist jedoch festgestellt worden, daß die Zellen eine Toleranz für diese Substanzen, die ebenfalls süchtig machen, entwickeln, so daß immer stärkere Dosen benötigt werden, um die gewünschte Wirkung zu erzielen.

Trotz der Einfachheit dieser Erklärungen, warum bestimmte Psychopharmaka verordnet werden, ist die Natur nicht immer so eindimensional wie unsere Erklärungen. Neurotransmitter haben nicht nur eine Wirkung auf die Nervenfunktion, sondern auch einen direkten Einfluß auf die Hormone. Durch ihren Eingriff in das sensible Gleichgewicht der biochemischen Vorgänge des Gehirns können solche Medikamente erhebliche physiologische Störungen hervorrufen. Man könnte zum Beispiel annehmen, daß der Körper während einer schweren Depression auch in physiologischer Hinsicht zur Unteraktivität neigt. In Wirklichkeit werden die Nebennieren überaktiv und schütten übermäßige Mengen von Kortisol, dem wichtigsten «Streß»-Hormon des Körpers, aus. Die meisten Antidepressiva rufen eine Reihe von Nebenwirkungen im Nerven- und Herz-/Kreislaufsystem sowie im Verdauungstrakt hervor, und es kommt zu allergischen Symptomen und Veränderungen des Blutbilds.

Die Monoamino-oxydase-Hemmer können derartige Störungen im Körper hervorrufen, daß viele gewöhnliche Nahrungsmittel und Getränke (reifer Käse, Joghurt, Bier, Schokolade, Rosinen, Kaffee, Hefeprodukte und anderes) vom Speiseplan gestrichen werden müssen, da sie Bluthochdruck hervorrufen und manchmal sogar zum Tod führen können.[6]

Es gibt etwa 10 Billionen Gehirnzellen, die die Sinnesfunktionen und das Denken regulieren.[7] Trotz der verschiedenartigen Funktionen der unterschiedlichen Gruppen von Nervenzellen stellt ihre gegenseitig abhängige und synergistische Natur ein hochkomplexes funktionelles Ganzes dar, das in seiner Gesamtheit zu verstehen praktisch unmöglich ist. Angesichts dieser Tatsache ist es wenig verwunderlich, daß die Versuche, Störungen bestimmter Teilfunktionen zu «normalisieren», ohne die biochemischen Funktionen des Gehirns und die physiologischen Vorgänge direkt zu stören, nur in begrenztem Umfang erfolgreich waren.

Der amerikanische Autor Lyall Watson hat einmal bemerkt: «Wenn das Gehirn so einfach wäre, daß wir es verstehen könnten, wären wir so einfach, daß wir es nicht verstehen könnten.» In bezug auf die Komplexität des Gehirns und des menschlichen Verhaltens sagte Einstein: «Wie kompliziert es ist! Um wieviel schwieriger ist doch die Psychologie, verglichen mit der Physik.»

Trotz der Tatsache, daß Psychopharmaka schwere Nebenwirkungen haben, vor allem wenn sie über längere Zeit hinweg eingenommen werden, und obwohl sie außerdem nicht in der Lage sind, psychische Störungen wirklich zu heilen, erfüllen sie immer noch eine wichtige Funktion. Da schätzungsweise 15 Prozent der Menschen, die an schweren Depressionen leiden, Selbstmord begehen,[8] werden Mittel und Wege, die Depression zu lindern und die Selbstmordgefahr zu verringern, gewiß benötigt. Wenn es jedoch Alternativen zu diesen Methoden gibt, ist es sicher weise, diese in Betracht zu ziehen. Charles Frederick Menninger betont, daß es «absolut notwendig ist, die Möglichkeiten der homöopathischen Heilkunst *voll* auszuschöpfen, bevor man sich einer anderen Therapieform zuwendet, wenn wir die bestmöglichen Heilerfolge erzielen wollen».[9]

Das homöopathische Verständnis von psychischen Störungen

Das homöopathische Verständnis von Gesundheit ist eng verbunden mit der homöopathischen Sicht der Psyche im allgemeinen. Die Homöopathen trennen Psyche und Physis nicht, wie allgemein üblich, sondern gehen davon aus, daß Körper und Geist in dynamischer Weise miteinander verbunden sind und sich gegenseitig beeinflussen. Dieses ganzheitliche Verständnis ist nicht bloß ein vages, rein theoretisches Konzept. Homöopathische Ärzte legen bei praktisch jeder Verschreibung eines Mittels die physischen und psychischen Symptome des Patienten zugrunde. Psychische Symptome spielen oft sogar die Hauptrolle bei der Wahl des richtigen Mittels.

Der Versuch, festzulegen, ob nun der psychische Zustand eines Menschen seine körperlichen Beschwerden verursachte, oder umgekehrt, ist selten hilfreich, wenn man die angezeigte homöopathische Arznei ermitteln will. Meistens ist eine solche Festlegung strittig. Statt dessen versucht der Homöopath, ein Mittel zu finden, das die Totalität der physischen und psychischen Symptome des Patienten abdeckt, unabhängig von der Frage, was zuerst da war.

Die «Was war zuerst da»-Fragestellung ist komplexer und trügerischer, als man zunächst annehmen möchte. Die meisten von uns haben vermutlich schon Kopfschmerzen oder andere Symptome gespürt, nachdem sie sich geärgert hatten, sich deprimiert fühlten oder ängstlich waren, und dann gemeint, diese Gefühle hätten den Kopfschmerz «verursacht». Die emotionale Belastung kann jedoch auch nur der sprichwörtliche Tropfen sein, der das Faß zum Überlaufen bringt bzw. die Kopfschmerzen hervorruft. Dieses Überlaufen wurde nicht notwendigerweise durch den einen Tropfen verursacht, sondern weil das Faß ohnehin schon bis zum Rand gefüllt war – das heißt, weil wir gleichzeitig unter verschiedenen körperlichen, umweltbedingten und anderen Streßfaktoren litten.

Allzuoft gehen wir davon aus, daß etwas, das zu der Zeit geschieht, da wir Symptome entwickeln, die «Ursache» unserer Beschwerden ist. Es ist jedoch immer einfacher, nach den Wirkungen von Ursachen Ausschau zu halten als nach den Ursachen von Wirkungen. In Wirklichkeit ist das, was wir als «Ursache» vermuten, nichts als eine weitere Auswirkung oder ein zusätzlicher Streßfaktor. Die «Ursache» eines Phänomens ist nicht so simpel und bleibt vielleicht für immer unbekannt. Der griechische Philosoph Demokrit wußte das sehr wohl, als er sagte, daß er lieber eine Ursache wahrhaft erfassen würde, als König von Persien zu sein.

Der zeitgenössische Psychologe Lawrence LeShan hat ebenfalls den Wert des Bemühens bezweifelt, die «wahre Ursache» einer psychischen Störung zu finden. «Man löscht keinen Waldbrand, indem man das Zündholz ausbläst, das ihn verursacht hat», sagt er.

Die homöopathische Alternative zur Behandlung psychischer und physischer Erkrankungen besteht darin, von der unleugbaren Verbundenheit von Psyche und Körper auszugehen und auf der Basis der Totalität der Symptome des Patienten ein potenziertes Mittel individuell zu verordnen. Nach homöopathischer Auffassung ist das Überhandnehmen psychischer Leiden in unserer Gesellschaft nicht nur das Ergebnis einer hektischen, streßreichen Lebensweise, sondern es rührt auch daher, daß unser Gesundheitswesen zahlreiche Krankheiten des Körpers «erfolgreich» unterdrückt hat. Homöopathen argumentieren, daß die konventionelle Medizin die Symptome einer Krankheit maskiert, indem sie diese als «Ursachen» und nicht als «Wirkungen» behandelt, ohne den zugrundeliegenden Krankheitsprozeß zu heilen. Sie sind der Ansicht, daß die Unterdrückung von Symptomen die Krankheit tiefer in den Organismus hineintreibt, so daß diese sich dann in noch schwereren pathologischen Zuständen und psychischen Störungen manifestiert.

Sowohl Homöopathen wie auch Biologen sind der Auffassung, daß lebende Organismen in einer Weise auf Belastungen reagieren, die ihrem Überleben dient. Daher schützen Organismen ihre wichtigsten

Funktionen zuerst. Homöopathische Ärzte gehen davon aus, daß die psychische Verfassung eines Menschen lebenswichtig ist, da sie den Bewußtseinszustand bestimmt, der darüber entscheidet, wie der Mensch auf belastende oder lebensbedrohliche Situationen reagiert. Der Organismus wird die tiefste psychische Schicht besonders verteidigen und zunächst Symptome auf anderen, weniger tiefgehenden Gefühlsebenen bilden. Ebenso werden auf der körperlichen Ebene bestimmte Organe, besonders Gehirn und Herz, vorrangig vor anderen Organen geschützt werden.

Die homöopathische Arbeitshypothese lautet, daß der Organismus die nach seinen augenblicklichen Möglichkeiten beste Antwort auf alle denkbaren Belastungen, denen er ausgesetzt ist, gibt. Da Homöopathen Symptome als Anpassungsreaktionen des einzelnen auf Belastungen und Infektionen betrachten, gehen sie davon aus, daß Bemühungen, diese Reaktionen zu kontrollieren oder zu unterdrücken, nur zu noch ernsteren Symptomen führen können. Den Beweis für diese Annahmen kann man in jedem pharmakologischen Text, der die Nebenwirkungen von Medikamenten aufführt, finden. Es wird sofort deutlich, daß die Nebenwirkungen von Medikamenten oft ernster sind als die Störung, die sie behandeln sollen. Ebensowenig überrascht es, daß zu diesen Nebenwirkungen auch verschiedene akute und chronische psychische Symptome gehören. Ein klassisches Beispiel hierfür ist der Gebrauch von kortiko-steroidhaltigen Mitteln (Kortison und Prednison) zur Unterdrückung von Hautausschlägen und Asthmaanfällen. Zusätzlich zu den zahlreichen bekannten Nebenwirkungen dieser Medikamente weiß man, daß kortikosteroidhaltige Mittel zu schweren Depressionen und sogar Psychosen führen können, die zurückgehen, wenn die Dosis reduziert oder abgesetzt wird.

Auch psychische Symptome werden von der Homöopathie als Versuche des Betreffenden aufgefaßt, mit bestimmten biologischen und psychosozialen Belastungen fertig zu werden. Diese Symptome sollten nur dann unterdrückt werden, wenn es medizinisch notwendig ist. Statt dessen sollte man ein homöopathisches Mittel individuell auf der Basis der Totalität der Symptome verschreiben. Die richtige Arznei wird einen Heilungsprozeß in Gang setzen, durch den auch der Allgemeinzustand des Patienten gebessert wird. Ergänzend dazu werden gute Homöopathen für eine begleitende psychotherapeutische Behandlung auf der Grundlage homöopathischer Prinzipien sorgen, auf die weiter unten eingegangen wird. Sicher werden Homöopathen im gegebenen Fall den Patienten auch an Vertreter anderer Heilberufe verweisen.

Die homöopathische Behandlung von psychischen Störungen

Einige psychologische Schulen teilen die Menschen in bestimmte psychologische oder Charaktertypen ein. Angehörige anderer Heilberufe wiederum, die auf dem medizinischen, genetischen oder sportlichen Sektor tätig sind, haben Kategorien für verschiedene «Körpertypen» entwickelt. Homöopathen dagegen gehen von «psychosomatischen Persönlichkeitsbildern» aus. Sie treffen ihre Mittelwahl auf der Grundlage der *Konstellation* der körperlichen und psychischen Symptome.

Die Wahl des richtigen homöopathischen Mittels ist ein strikt systematisches Verfahren, das zugleich ein hohes Maß an Intuition erfordert. Edward C. Whitmont, einer der Gründer des New York Jungian Training Center und praktizierender Homöopath seit den vierziger Jahren, hat sehr anschaulich über die psychosomatischen Persönlichkeitsbilder der Homöopathie geschrieben. In seinem Buch *Psyche und Substanz. Essays zur Homöopathie im Lichte der Psychologie C. G. Jungs* stellt Dr. Whitmont zwölf homöopathische Hauptmittel vor. Er beschreibt die Rolle, die jede dieser Substanzen in der Natur spielt, die chemische Zusammensetzung und die Eigenschaften der Substanzen, ihre spezifische Wirkungsweise, die Symptome, die eine toxische Dosis bei Menschen hervorruft, und das psychosomatische Persönlichkeitsbild, das sie zu behandeln und zu heilen vermögen.[10]

Ähnlich aufschlußreich ist das Buch *Porträts homöopathischer Arzneimittel* von Catherine Coulter, Homöopathin in Washington, D.C. Die Autorin veranschaulicht die psychosomatischen Persönlichkeitsbilder am Beispiel bekannter Persönlichkeiten aus Geschichte und Literatur oder auch anhand von Figuren aus Cartoons und Comicstrips.[11]

Um einen Eindruck von einigen Besonderheiten dieser homöopathischen Typologie zu geben, werde ich zwei Mittel beschreiben, und zwar *Arsenicum album* (Weißes Arsenik) und *Nux vomica* (Brechnuß). Wer über meine knappe Zusammenfassung hinaus weitere Informationen wünscht, dem empfehle ich die Bücher von Whitmont und Coulter, Artikel von Vithoulkas[12] und die verschiedenen Arzneimittellehren.

Der Patient, der *Arsenicum album* benötigt, ist ein überängstlicher, rastloser, furchtsamer und perfektionistischer Persönlichkeitstyp. Diese Menschen wirken gehetzt und leiden unter einer geschäftigen Pedanterie, was sie zu sehr angespannten und nervösen Individuen macht. Im allgemeinen neigen sie zu dem Glauben, daß die Welt von feindlichen Kräften beherrscht wird und daß sie aufgerufen sind, diese wachsam zu bekämpfen. Sie leiden unter einer tief sitzenden Unsicherheit, aus der eine Abhängigkeit von anderen und eine selbstsüchtige Besitzgier gegenüber Dingen und Menschen resultiert. Sie leiden unter intensiv erlebten Angst- und Unruhezuständen und neigen zu zahlreichen Ängsten, insbesondere wegen ihrer Gesundheit, ihrer Zukunft und ihrer finanziellen Lage. Alle diese Ängste sind stärker, wenn sie allein sind, und lassen in Gesellschaft nach. Damit nichts schiefgeht, sind diese Menschen übertrieben gewissenhaft in allem, außerordentlich anspruchsvoll und heikel.

Äußerlich gesehen ist der *Arsenicum album*-Typ gewöhnlich ein dünner Mensch mit feinem Haar und empfindlicher Haut mit blassem oder alabasterfarbenem Teint. Er schwitzt leicht und sehr stark und ist äußerst sensibel gegenüber Umwelteinflüssen. Er reagiert besonders empfindlich auf Kälte und fühlt sich besser durch jede Art von Wärme. Er neigt zu brennenden Schmerzen, die durch warme Anwendungen gebessert werden, und wenn es sich dabei um Magenschmerzen handelt, schaffen warme Getränke Erleichterung. Milch, Früchte, Eis und Alkohol können Verdauungs- und andere Beschwerden verschlimmern. In der Regel zeigen sich die physischen und psychischen Symptome besonders deutlich um Mitternacht und kurz danach.

Die Symptome, die *Arsenicum album* charakterisieren, werden häufig bei Menschen beobachtet, die unter Schlaflosigkeit leiden. Da die *Arsenicum album*-Symptome spätnachts schlimmer sind und diese Menschen zum Perfektionismus neigen, muß für sie in der Regel alles «ganz genau stimmen», damit sie überhaupt einschlafen können. Ihre Hypersensibilität gegenüber äußeren Faktoren drückt sich unter anderem in einer Empfindlichkeit gegen jede Art von Lärm aus.

Die Angst um ihre Gesundheit ist Ausdruck ihrer übertriebenen Gewissenhaftigkeit. Menschen, die *Arsenicum* benötigen, sind häufig Hypochonder. Sie leiden unter unzähligen Beschwerden, und selbst wenn sie diese schon lange haben, erwarten sie, daß der Arzt sie umgehend davon befreit. Als Folge dieser Angst um die Gesundheit suchen sie viele Ärzte auf und probieren meistens alle möglichen alternativen Therapien aus. Diese Menschen neigen auch zur Abhängigkeit von Schmerzmitteln oder anderen Medikamenten, die ihnen vorübergehend Erleichterung verschaffen. Ebenso können sie zu Alkohol und Drogen greifen, um ihre von Ängsten geplagte und rastlose Natur zu dämpfen und sich zu entspannen.

Arsenicum wird auch gern Patienten mit einer Tendenz zur Magersucht gegeben. *Arsenicum*-Patienten neigen dazu, sich Sorgen um die Nahrungsmittel zu machen, die sie zu sich nehmen, und bilden sich manchmal ein, daß alle Lebensmittel giftig sind und sie am besten gar nichts essen sollten. Ein anderer Teil ihrer Persönlichkeit, der der Magersucht Vorschub leistet, ist ihr Perfektionismus, der eine immer schlankere Taille höchst erstrebenswert erscheinen läßt.

Zwischen *Nux vomica* und *Arsenicum* gibt es einige Ähnlichkeiten, aber die ausgeprägten Unterschiede überwiegen. Patienten, die *Nux vomica* benötigen, sind, wie die *Arsenicum*-Typen, gehetzt und impulsiv, aber *Nux vomica*-Menschen neigen mehr zu Reizbarkeit, Zorn und Boshaftigkeit. Auch solche *Nux vomica*-Typen, die gelernt haben, ihre Wut zu beherrschen, tendieren zu übertriebener Reizbarkeit und Zorngefühlen, die sich Luft machen wollen. Sie sind mürrisch, selten zufrieden, gegenüber anderen übertrieben kritisch, ungeduldig und eifersüchtig. Sie sind sehr ehrgeizig. Sie werden sich auch bei bestimmten Spielen oder im Beruf geradezu zwanghaft

ehrgeizig verhalten, selbst wenn ein solches Verhalten nicht angemessen ist.

Nux vomica-Typen sind, wie *Arsenicum*-Menschen auch, übertrieben ordentlich. Während letztere jedoch immer unruhiger und ner-
vöser werden bei ihrem Versuch, ihr Unbehagen über Unordnung zu
unterdrücken, reagieren *Nux vomica*-Typen zunehmend gereizt und
sichtlich zornig auf einen Mangel an Ordnung und Sauberkeit.*

Menschen, die *Nux vomica* brauchen, neigen zu extremer Selbstsi-
cherheit, was sie deutlich von den *Arsenicum*-Typen unterscheidet.
Sie neigen dazu, Leistung so sehr überzubewerten, daß die Arbeit ihr
Leben beherrscht. Sie laden sich mehr Verantwortung auf, als sie
verkraften können, und werden immer reizbarer und anspruchsvol-
ler.

Nux vomica-Typen sind klassische Beispiele für die sogenannte
«autoritäre Persönlichkeit»[14]. Sie möchten anderen ihren Willen auf-
zwingen. Um ein Gefühl von Sicherheit zu bekommen, nehmen sie
eine betont autoritäre Haltung ein und verlangen von ihren Unterge-
benen, sich ihnen zu unterwerfen. Whitmont beschreibt sie als die
perfekten Bürokraten. Sie haben auch strenge Moralvorstellungen
und verurteilen alle, die diesen nicht entsprechen. Sie unterdrücken
ihre eigenen, gesellschaftlich nicht geduldeten Neigungen und proji-
zieren sie auf andere.

Nux vomica-Typen haben jedoch auch eine weiche Seite. Sie sind
sentimental und können zu Tränen gerührt sein, wenn sie eine bestimmte Musik hören oder schöne Dinge betrachten. Trotz eines
robusten Äußeren halten sie nicht den kleinsten Schmerz aus. Es
kommt vor, daß sie nach einem Wutanfall weinen. Da sie nicht den
geringsten Widerstand ertragen, weinen sie oft auch aus Frustration.
Trotz dieser gelegentlichen Neigung zu Tränenausbrüchen gibt es
auch einige *Nux vomica*-Patienten, die überhaupt nicht weinen können.

---

* Selbstverständlich erkennen Homöopathen an, daß ein Mensch auf gesunde Weise
  sauber, methodisch und ordentlich sein kann. Wenn sich die Homöopathie darauf
  als Symptom bezieht, ist damit gemeint, daß ein Individuum übertriebene Vorstellungen von Sauberkeit und Ordnung hat.

Menschen, die *Nux vomica* benötigen, können entweder stämmig, kräftig und muskulös oder mager, vornübergebeugt und ausgetrocknet sein. Sie reagieren mit körperlicher und psychischer Reizbarkeit auf Kälte, Zugluft, Lärm und Licht. Ihre schlechteste Tageszeit ist die Zeit kurz nach dem Aufwachen, und sie brauchen meistens etwa eine Stunde, um munter zu werden. Oft spüren sie das Bedürfnis nach einem Nickerchen. Wenn sie dabei gestört werden, reagieren sie außerordentlich gereizt. Sie können unter Schlaflosigkeit leiden, weil ihr beweglicher Geist ständig über die vielen Eisen nachgrübelt, die sie im Feuer haben.

Sie neigen dazu, zuviel zu essen, und haben ein Verlangen nach fetten und stark gewürzten Speisen, nach Fleisch sowie nach Milch und Kaffee. Oft leiden sie an zahlreichen Verdauungs- und nervösen Symptomen, die sich nach dem Genuß dieser Nahrungsmittel verschlimmern. Normalerweise leiden sie an Verstopfung und Blähungen.

Typisch für Menschen, die *Nux vomica* brauchen, ist, daß sie ihre Hyperaktivität durch Kaffeetrinken, Alkoholgenuß und die Einnahme verschiedener Aufputschmittel aufrechterhalten. Sie neigen deshalb zu Alkoholismus, Drogenmißbrauch und ungesunder Ernährung. In nüchternem Zustand sind sie meist freundlich, aber wenn sie betrunken sind oder unter Drogeneinfluß stehen, neigen sie dazu, beleidigend, grausam und gewalttätig zu werden. Sie machen andere lächerlich und verhöhnen sie und tendieren zum Familientyrannen. Sie haben ein starkes sexuelles Verlangen und fordern viel von ihrem Sexualpartner. Ihre starken sexuellen Bedürfnisse können *Nux vomica*-Männer zur Vergewaltigung treiben. Sie können jedoch impotent werden, wenn sie zuviel getrunken oder zu viele Drogen genommen haben, wobei dieser Zustand auch dann anhält, wenn die Wirkung dieser Reizmittel nachgelassen hat.

Menschen, die *Nux vomica* benötigen, legen ein klassisches «Typ A»-Benehmen an den Tag. Sie sind oft Workaholics und verlangen von anderen die gleiche Hingabe an die Arbeit. Als Folge davon neigen sie zu Bluthochdruck und sind deshalb anfällig für Herzkrankheiten.

Arsenicum und *Nux vomica* sind zwei der vielen homöopathischen

Mittel, die bei der Therapie von psychischen und physischen Störungen eingesetzt werden. Homöopathen behandeln in der Regel Patienten mit akuten und chronischen psychischen Störungen, darunter Depressionen, Angst- und Unruhezustände, Phobien sowie emotionale und psychische Verwirrungszustände. Die Behandlung von Alkoholikern und Drogenabhängigen gehört ebenfalls zum Aufgabengebiet der Homöopathie.

Jack Cooper war siebzehn Jahre lang Chefpsychiater am Westchester County Prison and Jail im Staate New York. Obgleich er nicht von Anfang an bei seiner Arbeit im Gefängnis homöopathische Mittel einsetzte, war er sehr beeindruckt von den Ergebnissen, als er schließlich damit begonnen hatte. Er stellte fest, daß seine homöopathisch behandelten Patienten besser mit dem Alkohol- und Drogenentzug fertig wurden. Er beobachtete auch, daß die Zahl der Selbstmorde sank, während es vor der homöopathischen Ära und nach seinem Ausscheiden jedes Jahr zu mehreren Selbstmorden kam. Dr. Cooper war Zeuge der dramatischen Wirkungen, die homöopathische Mittel auf die körperliche und psychische Gesundheit der Gefangenen hatten, und erlebte die persönliche Genugtuung, daß seine Arbeit nicht mehr frustrierend, sondern lohnend und der Mühe wert war.

Auch außerhalb des Gefängnisses behandelte Dr. Cooper viele Alkoholiker. Er führte eine informelle Studie über die Behandlung von Alkoholikern mit homöopathischen Mitteln durch. Um die Wirkung der Mittel objektiv feststellen zu können und eine Beeinflussung der Patienten durch seine Persönlichkeit auszuschließen, sprach Dr. Cooper in den meisten Fällen nicht mit dem Kranken selbst. Statt dessen unterhielt er sich mit einem Nahestehenden oder Verwandten, der eine genaue Kenntnis der körperlichen und psychischen Symptome des Alkoholikers besaß. Bei 50 Prozent der etwa 30 Patienten dieser Studie stellte Dr. Cooper eine Heilung fest, die er wie folgt definierte: erheblich vermindertes Verlangen nach Alkohol und die Fähigkeit, in Gesellschaft trinken zu können, ohne übertriebene körperliche und psychische Symptome zu zeigen.[15]

Tatsächlich kann die Homöopathie auf eine lange Geschichte erfolgreicher Behandlung verschiedener psychischer Störungen zurückblicken. Bereits 1894 wurde die erste öffentliche Einrichtung zur homöopathischen Behandlung psychisch Kranker im Staat New York eröffnet: das Middletown Asylum for the Insane, später umbenannt in State Homeopathic Hospital in Middletown. Vergleicht man die Anzahl der Entlassungen aus konventionellen und homöopathischen Nervenkliniken in den Jahren zwischen 1883 und 1890, dann zeigt sich, daß in den konventionellen Häusern durchschnittlich 30 Prozent der Patienten entlassen wurden, während es bei den homöopathischen Einrichtungen 50 Prozent waren. Man kann zwar diese Statistiken aus dem einen oder anderen Grund bekritteln, viel schwieriger ist sicherlich die Tatsache wegzudiskutieren, daß die Sterblichkeitsrate in den konventionellen Nervenkliniken um 33 Prozent höher lag als in den homöopathischen.[16]

Im Jahr 1899 gab es in sieben US-Bundesstaaten eine öffentliche Nervenklinik unter homöopathischer Leitung und in zwei dieser Staaten sogar mehr als eine.[17]

Zwei britische Homöopathen haben 1953 120 Fälle verschiedenartiger neurotischer Störungen ausgewertet. Sie kamen zu dem Ergebnis, daß die Besserungsrate bei Einnahme homöopathischer Mittel nach einem halben Jahr um 79 Prozent lag – eine eindrucksvolle Zahl, wenn man berücksichtigt, daß die meisten ihrer Patienten mindestens ein Jahr, viele davon schon mehrere Jahre lang krank waren.[18]

Psychotherapie: Der homöopathische Ansatz

Nur allzuoft wird angenommen, daß psychische Probleme auch psychologischer Lösungen bedürfen. Da manche psychischen Symptome ihren Ursprung jedoch in physiologischen Prozessen haben (und umgekehrt), ist es wichtig, den kranken Menschen ganzheitlich zu behandeln – und der homöopathische Ansatz ist seinem Wesen nach ein ganzheitlicher.

In vielen Fällen tun Homöopathen jedoch mehr, als das individuell ausgewählte Medikament zu verordnen; sie sprechen mit ihren Patienten über Ernährungsfragen, die richtige Form körperlicher

Bewegung, Methoden zur Streßbewältigung und über gesellschaftliche und umweltbedingte Faktoren, die einen Einfluß auf Gesundheit und Krankheit haben. In vielen Fällen wird ein Homöopath dem Patienten auch Ratschläge geben, wie er mit problematischen emotionalen und psychischen Zuständen besser fertig werden kann.

Die Perspektiven und Methoden vieler moderner Psychoanalytiker haben von ihrem Ansatz her große Ähnlichkeit mit der Homöopathie. Im Gegensatz zu einigen philosophischen Theorien, die davon ausgehen, daß die Natur des Menschen im Wesen zerstörerisch und pervertiert ist, liegt der Homöopathie und vielen psychoanalytischen Schulen die Annahme zugrunde, daß die menschliche Natur im Grunde schöpferisch ist und daß dem Organismus Selbstheilungskräfte innewohnen. Symptome, auch psychische, werden als Versuche der psychosomatischen Einheit «Mensch» verstanden, sich an verschiedene innere und äußere Streßfaktoren anzupassen und mit diesen in einer kreativen Art und Weise fertig zu werden.

Einige sehr einfache psychotherapeutische Vorgehensweisen, die man vom Ansatz her als «homöopathisch» bezeichnen könnte, sind die «paradoxe Intention»[19] und die therapeutische Double-bind-Beziehung[20] die beide darauf abzielen, ein Symptom herauszulösen und so einen Heilungsprozeß in Gang zu bringen. In diesen Fällen *ermutigt* der Therapeut den Patienten, so zu tun, als erlebe er den problematischen emotionalen Zustand. Wenn ein Klient zum Beispiel Angst vor Schlangen hat, soll er sich vorstellen, eine Schlange zu sehen, und die entsprechende Angst erleben, um so nach und nach diese Schlangenangst abzubauen.

Bei einer anderen Form der paradoxen Intention ermutigt der Therapeut den Patienten, das emotionale Problem oder die Verhaltensstörung zu übertreiben. Mit seiner Beschreibung eines Jungen, der hartnäckig am Daumen lutschte, lieferte Milton Erickson ein klassisches Beispiel für diese Vorgehensweise. Anstatt den Versuch zu unternehmen, das Kind von diesem Verhalten abzubringen, brachte Erickson unmißverständlich seine Sorge zum Ausdruck, daß das Kind seine anderen Finger vernachlässigen könnte. Erickson bat den Jungen, doch auch ja diese Finger zu berücksichtigen. Kurze Zeit danach ließ dieser das Daumenlutschen ganz bleiben.[21]

Die Formen von Psychotherapie, die die Bedeutung des Annehmens der eigenen Gefühle anerkennen, sind ganz augenscheinlich ein erster Schritt in Richtung einer Heilung im homöopathischen Sinne. Der zweite Schritt besteht darin, sich mit diesen Gefühlen auseinanderzusetzen und sie zum Ausdruck zu bringen. Die Energie, die durch gewohnheitsmäßige Reaktionen und die Langzeitwirkung traumatischer Erfahrungen blockiert wurde, wird so auf eine kathartische Art und Weise freigesetzt.Die Symptome werden nun im Rahmen einer allgemeinen Revitalisierung der Heilkräfte des Betreffenden transformiert.

Dieser Ansatz stimmt mehr mit der homöopathischen Denkweise überein als jene «Abkürzungsmethoden», die ein bestimmtes Verhalten definieren und den Patienten auffordern, sich entsprechend zu orientieren. Eine einfache, rationale Analyse von emotionalen Prozessen ist ebenfalls keine adäquate Art und Weise, mit Strukturen und Energien umzugehen, die unbewußt und im Menschen tief verwurzelt sind. Strategien zur Verhaltensänderung, die vornehmlich darauf abzielen, das Verhalten des einzelnen zu verändern, ohne die zugrundeliegenden Kräfte, die zu diesem Verhalten geführt haben, zu beeinflussen, sind ganz offensichtlich ein weiteres Beispiel einer «unhomöopathischen» Therapie. Therapeutische Maßnahmen, welche nur eine palliative Wirkung auf extreme Symptome haben, stellen lediglich eine vorübergehende Kompensation von Problemen dar, vermögen aber nicht diese zu heilen.*

Manche Prinzipien der Gestalttherapie sind ebenfalls homöopathisch. Wie der Name selbst schon andeutet (*Gestalt* bedeutet soviel wie «einheitliches Ganzes»), bemüht sich die Gestalttherapie um die Betrachtung eines spezifischen Problems im Kontext der ganzen Persönlichkeit. Anstatt ein gegebenes Problem als etwas zu behandeln, das außerhalb der Person liegt, und dieses nur als solches verändern zu wollen, versuchen Gestalttherapeuten (wie auch Therapeuten verschiedener anderer vergleichbarer Richtungen), ihren

---

* Wenn wir eine bestimmte Art von psychotherapeutischem Vorgehen als «unhomöopathisch» bezeichnen, so ist damit nicht gesagt, daß dieses Vorgehen nicht in besonderen Fällen seine Berechtigung hätte.

Patienten zu helfen, ihrer selbst wirklich bewußt zu werden und ihr Wesen als Ganzes zu transformieren. Bei einem Menschen, der beispielsweise ein sexuelles Problem hat, wird der Gestalttherapeut ebenso wie der Homöopath davon ausgehen, daß es sich dabei nicht nur um ein «sexuelles Problem» handelt, sondern um «ein Problem des ganzen Menschen».

Mit seiner Entdeckung der sublimierten und unbewußten Natur psychischer Störungen und der Art und Weise, in der diese zum Ausdruck kommen, legte Sigmund Freud das Fundament für diese Perspektive. C. G. Jung hat diese Sichtweise erweitert, indem er aufzeigte, daß diese sublimierten psychischen Muster auch symbolische Darstellungen von unbewußtem, transpersonalem Material enthalten. Und Wilhelm Reich zeigte, wie diese Muster sich gleichsam in bestimmten körperlichen Zuständen manifestieren. Im allgemeinen wird der Patient im Rahmen des psychotherapeutischen Prozesses jene unbewußten dynamischen Elemente wiedererleben, die seiner individuellen Pathologie zugrunde liegen. Dieses Wiedererleben oder Nachahmen der ursprünglichen, unbewußt gewordenen Erlebnisse ist homöopathisch im weitesten Sinne.

Das Bewußtsein der dynamischen Komplexität und Vielschichtigkeit der Symptome ist sowohl der Homöopathie als auch der Psychologie eigen. Obwohl die meisten klassischen homöopathischen Texte eine veraltete psychologische Terminologie benutzen, bildet die eigentliche Grundlage der homöopathischen Medizin einen hochentwickelten Rahmen für ein psychosomatisches Verständnis des Menschen. Einige in jüngster Zeit veröffentlichte Texte haben diese Unzulänglichkeiten überwunden*, und die besten Homöopathen sind oft ausgezeichnete Psychotherapeuten.

Dennoch kann die Homöopathie viel von der Psychologie lernen. Nur allzuoft versuchen Homöopathen, sich ein Bild von der psychi-

---

* Siehe Catherine Coulter, *Porträts homöopathischer Arzneimittel. Zur Psychosomatik ausgewählter Konstitutionstypen* (Göttingen: Ulrich Burgdorf-Verlag für homöopathische Literatur, 1988); und Edward C. Whitmont, *Psyche und Substanz: Essays zur Homöopathie im Lichte der Psychologie C. G. Jungs* (Göttingen: Ulrich Burgdorf-Verlag für homöopathische Literatur, 1987).

schen Lage eines Patienten zu machen, indem sie direkte Fragen stellen wie: «Welche Ängste haben Sie? Was macht Sie zornig? Bei welchen Gelegenheiten neigen Sie zum Weinen?» Zweifellos müssen homöopathische Therapeuten nicht nur subtilere Methoden entwikkeln, um solche Informationen in Erfahrung zu bringen, sondern auch bessere Methoden zu ihrer Interpretation und zur Unterscheidung zwischen dem, was zum ursprünglichen, natürlichen Charakter eines Menschen gehört, und den Merkmalen, die dem affekt-orientierten und dem ego-orientierten Charakter zuzuordnen sind.

Natürlich kann die Psychologie auch sehr viel von der Homöopathie lernen. Das Heringsche Gesetz der Heilung ist zur Beurteilung der Fortschritte einer Behandlung von unschätzbarem Wert. Die Verwendung von potenzierten Mitteln in der Homöopathie wird Therapeuten ermutigen, nach der jeweils tiefgreifendsten, individuellen Therapie zu suchen, die keine fortgesetzte, stereotype Wiederholung erfordert, jedoch stark genug ist, um eine signifikante Wirkung zu erzielen. Es lohnt sich, darüber nachzudenken, wie man dieses Ziel im Rahmen einer weiterentwickelten Psychotherapie verfolgen könnte, sowohl in Verbindung mit als auch ohne homöopathische Mittel.

Wenn das homöopathische Ähnlichkeitsgesetz umfassender verstanden und angewandt wird, dann werden Psychologen und Psychiater die Symptome des Patienten automatisch als Anpassungsreaktionen des Organismus erkennen und danach streben, ihren Patienten mit Methoden und Verfahren zu helfen, die die Abwehr- und Selbstheilungskräfte unterstützen, anstatt ihnen entgegenwirken.

12 Zahnheilkunde:
Behalten Sie Ihre Zähne

Porträts unseres ersten Präsidenten zeigen George Washington selten lächelnd, und das aus gutem Grund: Er hatte ein hölzernes Gebiß. Sein Freund, der Schmied Paul Revere, hatte sich zwar viel Mühe mit dem Modellieren gegeben, aber das Ergebnis ließ sich natürlich nicht mit der Vollkommenheit natürlicher Zähne vergleichen.

Die Zahnheilkunde hat sich seit den Zeiten George Washingtons enorm weiterentwickelt, aber es ist immer noch ein langer Weg bis zu dem Ziel, den Zahnproblemen von heute wirklich beizukommen.

Es wird geschätzt, daß 98 Prozent der Amerikaner unter Erkrankungen der Zähne und des Zahnfleischs leiden.[1] Etwa 25 Millionen Amerikaner, oder jeder achte, besitzen überhaupt keine Zähne mehr.[2] Über sechs Millionen Zähne werden jedes Jahr gezogen.[3]

Man mag sich nun fragen, was die Homöopathie damit zu tun hat. Die Zahnheilkunde scheint kein Gegenstand von Kontroversen zu sein – oder doch? Man ist sich zwar einig über die Bedeutung vorbeugender Maßnahmen, aber nicht darüber, wie man Zahnerkrankungen verhindern und auf welche Weise man sie behandeln soll, wenn sie auftreten.

Es wird allgemein anerkannt, daß Karies von Bakterien im Mund verursacht wird, die sich vom Zucker und den raffinierten Nahrungsmitteln nähren, die der Mensch zu sich nimmt. Diese Bakterien produzieren eine schädliche Säure, die den Zahnschmelz auflösen kann. Wenn man die Zähne nicht regelmäßig bürstet und mit Zahnseide reinigt, können Erreger durch den Zahnschmelz in das Zahnbein oder unter das Zahnfleisch eindringen und schwere Schäden anrichten, indem sie Zahnverfall und Zahnwurzelkrankheiten verursachen.

Werden die Bakterien nicht durch Zahnpflege entfernt, verbinden sie sich mit den korrodierenden Abfallprodukten im Mund und setzen sich an Zähnen und Zahnfleisch in Form von Zahnbelag oder Plaque fest. Zahnbelag wiederum zerstört das Bindegewebe zwischen Zähnen und Zahnfleisch und verursacht Zahnfleischentzündung oder Gingivitis. Wenn dieser Krankheitsprozeß fortschreitet, werden die Zähne locker, fallen entweder aus oder müssen gezogen werden.

Im allgemeinen nimmt man an, daß Karies und Zahnfleischerkrankungen das Ergebnis mangelnder Pflege der Mundhöhle sind. Es gibt jedoch auch noch andere Faktoren, die die Entwicklung von Karies beeinflussen. Man stimmt darin überein, daß die Speicheldrüsen im Mund dem Zahnverfall vorbeugen helfen, indem der Speichelfluß die Säure neutralisiert, die die Bakterien produzieren. Das gesunde Funktionieren der Speicheldrüsen hängt jedoch vom gesamten Gesundheitszustand des einzelnen ab.

Das Allgemeinbefinden beeinflußt auch direkt den Zustand des Zahnfleischs. Hormone spielen hier eine besondere Rolle. Wenn die Schilddrüse zuviel oder zuwenig Schilddrüsenhormon absondert, werden die Bänder, die Zähne und Zahnfleisch zusammenhalten, geschwächt und die Durchblutung des Zahnfleischgewebes ist herabgesetzt. Eine Unausgeglichenheit der Sexualhormone kann einen Menschen für Zahn- und Zahnfleischerkrankungen anfälliger machen. Aus diesem Grund haben Frauen während der Pubertät, der Menstruation, der Schwangerschaft und in den Wechseljahren vermehrt mit Zahnproblemen zu tun. Eine Anämie, welche die Sauerstoffversorgung des Zahnfleischs (durch das Blut) reduziert, kann auch für eine erhöhte Anfälligkeit für Zahnfleischerkrankungen verantwortlich sein. Sogar etwas so Alltägliches wie Streß kann die Stärke des Bindegewebes zwischen Zähnen und Zahnfleisch beeinflussen.

Der allgemeine Gesundheitszustand eines Menschen hat auch Einfluß auf die Stärke seiner Zähne. Die Nebenschilddrüse regelt den

Kalziumspiegel des Körpers, und eine Störung in dieser Drüse kann verschiedene Probleme verursachen.

Der Gesundheitszustand ist weitgehend von der richtigen Ernährung abhängig, und ganz sicher wird auch der Zustand der Zähne davon beeinflußt. Zahnärzte haben festgestellt, daß die Zufuhr der richtigen Menge Kalzium und Fluor wichtig ist für die Zahngesundheit. Es herrscht jedoch Uneinigkeit darüber, *wieviel* Fluor nötig ist und in *welcher* Weise die Menschen es zu sich nehmen sollten.

Die Kontroverse über Trinkwasser-Fluoridisierung aus homöopathischer Sicht

Die American Dental Association (ADA) versichert, daß eine Trinkwasser-Fluoridisierung das Vorkommen von Karies um 50 bis 70 Prozent verringern würde.[4] Gegner der Fluoridisierung bezweifeln den Wert dieser Maßnahme für die Zahngesundheit und zitieren zahlreiche Studien, die die toxischen Wirkungen einer Fluoridisierung aufzeigen. Wer hat nun recht?

Die Homöopathie vertritt den Standpunkt, daß Fluor bei der Bekämpfung von Karies wertvoll sein *und* gleichzeitig auch zahlreiche andere Zahnerkrankungen und Gesundheitsprobleme verursachen kann. Das zugrundeliegende homöopathische Prinzip ist, daß eine potenzierte Gabe einer Substanz genau die Symptome zu heilen vermag, welche dieselbe Substanz in größeren Dosierungen verursacht. Fluor ist eine wirkungsvolle Substanz zur Verhinderung von Karies, aber es kann auch die Zähne fleckig machen (kalkweiß oder gelb) und verschiedene andere Symptome hervorrufen.

Das Kernproblem ist also die richtige Fluordosierung, um Karies zu verhindern, ohne jedoch toxisch zu wirken. Diese Frage ist schwieriger zu beantworten, als man denkt. Die Bedürfnisse der Menschen sind verschieden, und was für den einen gut ist, kann dem anderen Schaden zufügen. In einem Artikel, 1982 in *Science* veröffentlicht, wird festgestellt, daß der Fluorzusatz im Wasser im Verhältnis von 1 : 1 Million wahrscheinlich doch zu hoch ist.[5] Der Autor merkt an, daß 28 Prozent der Kinder zwischen elf und dreizehn Jahren, die in

Gemeinden mit Trinkwasser-Fluoridisierung leben, fleckige Zähne bekommen haben.

Als Enzymgift kann Fluor in der Tat zur Reduzierung von bakterieller Säure im Mund beitragen, welche die Zähne angreift. Andererseits kann Fluor – sogar in der gleichen Dosierung – zahlreiche Symptome verursachen, da es Nebenwirkungen auf die körpereigenen Enzyme hat, die wichtig für die Gesundheit sind. Eine neuere im *New Scientist* veröffentlichte Studie liefert starke Belege dafür, daß »Fluor die Enzyme deaktiviert, indem es sie an ihrer schwächsten Stelle angreift – dem empfindlichen Gleichgewicht des Netzes von Wasserstoffbindungen an der aktiven Stelle des Enzyms«.[6] Die Wissenschaftler vermuten, daß Fluor in die Wasserstoffbindung der DNS auf ähnliche Weise eingreift, wie es das bei bestimmten Enzymen tut. Das könnte vielleicht erklären, auf welche Weise Fluor eine solche Vielfalt von Symptomen und Syndromen hervorrufen kann.

Gegner der Fluoridisierung bestreiten nicht, daß das Auftreten von Karies seit der Trinkwasser-Fluoridisierung erheblich zurückgegangen ist. Sie weisen aber darauf hin, daß dies auch dort geschehen ist, wo diese Maßnahme nicht ergriffen wurde.

Der National Academy of Sciences zufolge ist Fluor kein essentieller Nährstoff.[8] Fluormangel ist bei der durchschnittlichen amerikanischen Ernährungsweise außerordentlich selten. Während nun die American Dental Association betont, daß eine Trinkwasser-Fluoridisierung garantiert, daß die Menschen die Fluormenge zu sich nehmen, die Karies verhindert, argumentieren die Gegner, daß wir schon mehr als genug Fluor abbekommen und zusätzliches Fluor in der Nahrung zahlreiche und vielfältige gesundheitliche Probleme mit sich bringen würde. Es gibt Schätzungen darüber, daß Speisen, die mit fluoridisiertem Wasser hergestellt werden, wie zum Beispiel manche Getreide-Trockenprodukte, Instant-Fruchtsäfte, Milchersatz-Produkte für Säuglinge und Babyfertignahrung bis zu zwanzigmal mehr Fluor enthalten als Zubereitungen mit Wasser ohne den Zusatz.[9]

Die Fluorgegner sind als völlig verschrobene Gesundheitsfanatiker abgestempelt worden, die überall eine kommunistische Verschwörung wittern. Selbstverständlich entbehren solche Unterstellungen jeglicher Grundlage, besonders wenn man bedenkt, daß die meisten europäischen Länder ihr Wasser nicht fluoridisiert haben, darunter Frankreich, die Bundesrepublik, Italien, Spanien, die Schweiz, Schweden, die Niederlande, Dänemark, Österreich und Belgien.

Neueste wissenschaftliche Untersuchungen haben die Bedenken der Fluorgegner bestätigt. Der Biochemiker und Fluorgegner John Yiamouyiannis stellte fest, daß eine Verfleckung der Zähne «nichts anderes ist als der Ausdruck von Stoffwechselstörungen in den Zellen des weichen Gewebes», die durch eine Fluor-Überdosis hervorgerufen werden.[10] Die 1983er Ausgabe des *Physician Desk Reference* konstatiert, daß schon ein halbes Milligramm Fluor (eine Menge, die in einem halben Liter Wasser enthalten ist) ausreicht, um bei besonders empfindlichen Menschen Hautprobleme, Magenbeschwerden, Kopfschmerzen und Abgeschlagenheit zu verursachen. Professor J. A. Albright berichtet, daß bereits ein Fluoranteil von 1:1 Mio. Stärke und Elastizität der Knochen beeinträchtigt.[11] Eine Studie im *Journal of Dental Research* wies nach, daß eine Fluorgabe im Verhältnis von 1:1 Mio. bei Tieren zu einer Schwächung des Immunsystems führt.[12]

Forschungen haben weiterhin ergeben, daß Fluorgaben im Verhältnis von ½ bis 1:1 Mio. das Tumorwachstum bei Mäusen um 15 bis 25 Prozent erhöhte.[13] Dieses Ergebnis legt die Vermutung nahe, daß Orte mit fluorangereichertem Trinkwasser eine höhere Krebsrate unter ihren Bewohnern aufweisen als andere. Dr. Yiamouyiannis stellte zusammen mit Dr. Dean Burk, dem ehemaligen Chefchemiker des National Cancer Institute, einen solchen Vergleich an und fand tatsächlich, daß in Orten mit fluorangereichertem Trinkwasser mehr Menschen an Krebs starben als in benachbarten Gemeinden, die auf den Zusatz verzichtet hatten.[14] Eine genaue Analyse dieser Untersuchung, die im *New England Journal of Medicine* veröffentlicht wurde, ergab jedoch, daß sie nicht altersangepaßt war.* Die

---

* Bei altersangepaßten Untersuchungen werden gleiche Altersgruppen miteinander verglichen. Ohne Berücksichtigung dieses Faktors sähe es so aus, als hätten Städte mit einem höheren Anteil an älteren Einwohnern auch durchschnittlich erheblich höhere Sterblichkeitsraten.

Kritik an der Yiamouyiannis-Burk-Studie zeigt, daß ein Zusammenhang zwischen Fluoridisierung und Krebs zumindest nicht *bewiesen* ist.[15]

Es gibt zwar keine definitiven Belege dafür, daß Fluoridisierung zu Krebs führt, aber viele Kliniker haben festgestellt, daß sie verantwortlich sein kann für Durchfall, Muskelschmerzen, extremen Durst und Harndrang, Perioden akuter abdomineller Schmerzen, Hautausschläge und zunehmende Erschöpfungszustände. George Waldbott, ein Allergologe mit über fünfzigjähriger Berufspraxis und Autor von *Fluoridation: The Great Dilemma*, gibt zu bedenken, daß viele Ärzte eine Fluorempfindlichkeit als «Nervenschwäche» fehldiagnostizierten und Medikamente verschrieben, die das Problem letztendlich noch verschlimmerten.[16]

Hinzu kommen neue, in der bedeutenden wissenschaftlichen Zeitschrift *Nature* veröffentlichte Forschungsergebnisse. Sie zeigen, daß beim Kochen mit fluoridisiertem Wasser in Aluminiumtöpfen mehr Aluminium in die Nahrung eindringt als beim Kochen mit unbehandeltem Wasser.[17] Da die Aufnahme von Aluminium mit der Alzheimer-Krankheit in Zusammenhang gebracht worden ist, wäre es wohl angebracht, keine Aluminiumtöpfe zu verwenden, vor allem wenn man fluoridisiertes Wasser benutzt.

Die homöopathischen Verbände haben zwar keinen offiziellen Standpunkt zur Fluoridisierung, doch ist man sich einig darüber, daß manche Menschen hypersensibel darauf reagieren. Die American Dental Association läßt dies nur für eine Minderheit gelten, während die Homöopathen annehmen, daß es wesentlich mehr Leute sind, als die ADA vermutet. Außerdem machen sich die Homöopathen Sorgen über mögliche Langzeitwirkungen von kleinen Fluorgaben.

Zudem wird in homöopathischen Kreisen die Ansicht vertreten, daß die Fluoridisierung des Trinkwassers an Zwangsmedikation grenzt. Auch wer kein Leitungswasser trinkt, nimmt über die Nahrungskette Fluor zu sich. Früchte und Gemüse werden gewässert, später mit Leitungswasser gewaschen, und Tiere trinken fluorhaltiges Wasser. Ralph Nader drückte 1974 ähnliche Bedenken aus, als er feststellte: «Die Fluoridisierung wurde vorangetrieben, ohne dem Verbraucher freie Wahl zu lassen.»[18]

Einige Fluorgegner haben ironisch gefordert, man solle doch Süßigkeiten fluoridisieren, aber auch das ist vielleicht keine gute Idee.

Amalgamfüllungen: Die Kontroverse

Im Jahr 1840 wurde die American Society of Dental Surgeons (ASDS) gegründet, gleichzeitig die erste ärztliche Vereinigung Amerikas, die Berufslizenzen erteilte. Diese Vereinigung forderte von ihren Mitgliedern, zu schwören, daß sie in ihrer zahnärztlichen Praxis keine Stoffe verwenden würden, die Quecksilber enthielten. Einige Jahrzehnte später gab es die ASDS nicht mehr, und deren Konkurrenzorganisation, die ADA, befürwortete Amalgamfüllungen.

Amalgamfüllungen bestehen im wesentlichen aus Quecksilber, Silber, Zinn und Kupfer. Heutzutage meldet eine kleine, aber wachsende Gruppe innerhalb der ADA Bedenken gegen das Amalgam an. Diese Zahnärzte weisen darauf hin, daß die Mundhöhle im allgemeinen der einzige Teil des menschlichen Körpers ist, in den wir körperfremde, unbiologische Stoffe «einbauen». Sie machen darauf aufmerksam, daß die oberen Zähne weniger als zehn Zentimeter vom Gehirn entfernt sind und daß hohe Quecksilberkonzentrationen im Gehirn Verstorbener in Zusammenhang mit Anzahl und Größe ihrer Amalgamfüllungen gebracht wurden.[19] Sie drücken ihre Besorgnis darüber aus, daß die biologische Verträglichkeit dieser Metalle niemals richtig getestet wurde, und halten es nachgerade für Ironie, daß es genaue gesundheitsamtliche Vorschriften gibt, die den Umgang des Zahnarztes mit Quecksilber regeln: Das Metall muß in einem luftdichten Behälter aufbewahrt und die Abfälle gesondert entsorgt werden, und doch sind Zahnärzte nur allzu bereit, diese toxische Substanz in der Mundhöhle ihrer Patienten unterzubringen – 85 Prozent der Amerikaner haben Amalgamfüllungen in den Zähnen.

Joe Graedon, ein angesehener Pharmakologe und Verfasser von *The People's Pharmacy*, drückt seine Besorgnis darüber aus: «Wie wird Quecksilber freigesetzt? Durch Korrosion. Mag so ein Stück Metall im Mund auch noch so unzerstörbar aussehen, es unterliegt ebenfalls einem Korrosionsprozeß. Abgesehen von dem chemischen Milieu der Mundhöhle, zu dem eine ständige Speichelabsonderung gehört, die Zinn auflöst, schafft Amalgam im Kontakt mit anderen Metallen (wie sie zum Beispiel in einer guten Brücke vorkommen) gleichsam eine winzige elektrochemische Zelle, die ganz versessen darauf ist, sich selbst aufzulösen, und die im Verlauf dieses Auflösungsprozesses Quecksilber freisetzt.»[20]

Noch vor kurzem widersprach ADA den Amalgamgegnern mit der Feststellung, daß es keinen Beweis dafür gebe, daß Amalgamfüllungen für Quecksilber oder andere Metallablagerungen im Körper verantwortlich sind. Mit Hilfe neuer Technologien konnte jedoch eben dies in der Zwischenzeit nachgewiesen werden. Untersuchungen haben ergeben, daß Personen mit Amalgamfüllungen feststellbare Mengen von Quecksilberdampf ausatmen.[21] ADA konterte daraufhin, daß Quecksilber im Atem kein Beweis für Quecksilber im Blut sei. Neuere Studien haben aber gezeigt, daß die Quecksilberkonzentration im Blut von Personen mit Amalgamfüllungen wesentlich höher war als bei anderen.[22] Obwohl sich noch nicht genau sagen läßt, welche Symptome daraus resultieren können, hat sich gezeigt, daß bei Personen mit Amalgamfüllungen die Zahl der T-Lymphozyten sinkt, während sie nach Entfernung der Füllungen wieder zunimmt.[23]

Die angesehene Fachzeitschrift *The Medical Forum* hat allerdings, im Gegensatz zu den kritischen Stimmen, Zweifel daran geäußert, daß Amalgamfüllungen für toxische Metallablagerungen im Körper und damit für gesundheitliche Störungen verantwortlich sind – das treffe höchstens für einige wenige zu, die allergisch auf Amalgam reagieren.[24]

Dabei hat *The Medical Forum* nicht die Probleme von Akupunkteuren und anderen Anhängern der chinesischen Medizin angesprochen, die sich nicht nur um die toxische Belastung Sorgen machen, sondern auch darüber, wie die Füllungen die Akupunkturpunkte unter den Zähnen beeinflussen. Nach Aussage der Akupunkteure können die Füllungen als Batterien und Kondensatoren wirken, die Strom erzeugen und elektrische Ladungen speichern. Da jeder Zahn auf einem Meridian liegt, kann eine Füllung für zusätzliche Belastung

sorgen und akute und/oder chronische Symptome bei dafür empfäng-
lichen Menschen erzeugen.

Homöopathen haben beobachtet, daß zahnärztliche Eingriffe wie
Entfernung von Zahnstein und neue Füllungen als Antidot gegen
homöopathische Arzneimittel wirken, möglicherweise weil Akupunkturpunkte unter den Zähnen liegen. Man vermutet, daß einige
zahnärztliche Arbeiten in kurzer Zeit so viele Akupunkturpunkte
stimulieren, daß sie auf die Wirkung homöopathischer Arzneien wie
ein «Kurzschluß» wirken. Weitere Untersuchungen zu diesem
Thema wären sicher lohnend.

Die meisten Homöopathen sind mit der Kontroverse um die Amalgamfüllungen nicht vertraut, aber es hat schon immer einige gegeben, die die Auswirkungen dieser Füllungen auf die Gesundheit
bemerkt haben. Bereits gegen Ende des 19. Jahrhunderts behauptete
Charles Taft, Chirurg an einer homöopathischen medizinischen Fakultät in Chicago, daß manche Patienten mit chronischen Erkrankungen aufgrund ihrer Amalgamfüllungen nicht auf eine homöopathische Behandlung ansprechen würden. Sobald diese entfernt wurden, wirkten die Mittel und die chronische Störung verschwand ganz
oder besserte sich erheblich.[25]

Ähnlich wie bei der Fluoridisierung haben homöopathische Ärzte
festgestellt, daß manche Menschen empfindlicher auf bestimmte Metalle reagieren als andere. Da auch Zahnärzte diesen Sachverhalt
anerkennen, wäre es das Vernünftigste, wenn der Zahnarzt die biologische Verträglichkeit verschiedener Füllungen testen würde, bevor
er sie seinem Patienten zumutet. Es gibt dafür anerkannte immunologische Testverfahren, die allerdings nicht billig sind. Einige Zahnärzte haben festgestellt, daß neue Elektroakupunkturgeräte in der
Lage sind, subtile, aber meßbare Schwankungen in der Meridian-
energie zu taxieren, die Akupunkteure als Ursache für eine Überempfindlichkeit ausgemacht haben.[26] Diese neue Technologie ist
zwar vielversprechend, ihre Ergebnisse sind jedoch noch nicht gesichert. Homöopathen sind auch beunruhigt über die Langzeitwirkung
der Metalle im Körper. In manchen Fällen haben potenzierte Gaben
von *Mercurius* (*mercurius solubilis*) geholfen, aber die Mehrheit der
Homöopathen ist der Ansicht, daß auch hier eine strikt individuelle

Dosierung unerläßlich ist. Weiterhin haben homöopathische Ärzte wie einst Dr. Taft beobachtet, daß die Amalgamfüllungen entfernt werden müssen, um eine Besserung des gesundheitlichen Zustands zu erreichen.

Homöopathische Arzneimittel in der Zahnheilkunde

«For there was never yet a philosopher that could endure the toothache patiently», schrieb Shakespeare in *Viel Lärm um Nichts*. Die Homöopathie vertritt nicht nur einen anderen Standpunkt bei den Themen Trinkwasser-Fluoridisierung und Amalgamfüllungen, sondern sie verfügt darüber hinaus über spezielle Arzneimittel, die bei der Linderung von Zahnschmerzen und bei Zahnerkrankungen unschätzbare Dienste leisten können.

Es muß jedoch als erstes festgestellt werden, daß homöopathische Mittel eine sorgfältige Zahnpflege nicht ersetzen, sondern sie ergänzen. Auch wenn die Mittel den Zahnschmerz erfolgreich bekämpfen, wird es nötig sein, die Ursache des Schmerzes herauszufinden, um das zugrundeliegende Problem behandeln zu können. Wenn die Schmerzen von einem Abszeß herrühren, reicht es nicht, diese zu bekämpfen: Der Abszeß muß behandelt werden.

Einem zahnärztlichen Problem kann die Homöopathie aber auf jeden Fall wirkungsvoll begegnen: Furcht und Erwartungsängsten vor dem Zahnarztbesuch. Ob diese Ängste nun «rational» sind oder nicht – es gibt drei bewährte Mittel dagegen.

Aconitum (Blauer Sturmhut) wird vor allem Kindern gegeben, wenn sie Angst vor dem Zahnarzt haben. Diese Patienten werden wütend, unruhig, zornig (Kinder stampfen oft mit den Füßen auf und treten um sich) und sind besonders berührungsempfindlich. *Gelsemium* (Wilder Jasmin) ist angezeigt bei Patienten, die unter Zittern, Schwächegefühlen (besonders im Magen), Benommenheit, Gedächtnisverlust und Durchfall leiden. Menschen, die *Gelsemium* benötigen, sind eher bewegungsarm (hypokinetisch), im Gegensatz zu den *Argentum nitricum* (Silbernitrat)-Patienten, die sich durch Unruhe (hyperkinetisch) auszeichnen. *Argentum nitricum* ist nützlich bei Patienten, die am ganzen Körper zittern, besonders viel sprechen, sich hastig bewegen und unter einer inneren Unruhe leiden, die sich auf Blase und Darm auswirkt.

Um die geeignete homöopathische Arznei bei Zahnschmerzen zu bestimmen, ist es sinnvoll, die zugrundeliegenden Ursachen zu ermitteln. Handelt es sich dabei um einen Abszeß, werden folgende Mittel gegeben: *Belladonna* (Tollkirsche), *Mercurius* (Quecksilber), *Hepar sulfuris* (Kalkschwefelleber) und *Silicea* (Kieselsäure).

Belladonna ist im Anfangsstadium angezeigt, wenn die Schwellung noch gering ist und Pochen sowie eine starke Rötung gegeben sind. *Mercurius solubilis* ist hilfreich, wenn der Patient einen starken Speichelfluß und Mundgeruch hat und die pulsierenden Schmerzen sich nachts verschlimmern oder wenn sie mit sehr Heißem oder sehr Kaltem in Berührung kommen. *Hepar sulfuris* ist im fortgeschrittenen Stadium eines Abszesses angezeigt, wenn sich bereits Eiter gebildet hat. Der betroffene Zahn ist besonders empfindlich gegen Berührung und Kälte, und das Zahnfleisch blutet leicht. Nach homöopathischer Erfahrung zieht *Hepar sulfuris* den Eiter aus dem Abszeß. *Silicea* wird gegeben, nachdem der Eiter abgeflossen ist; in diesem Stadium beschleunigt das Mittel die Einschmelzung des Abszesses.

Diese Mittel wirken zwar schmerzstillend und manchmal heilend, aber meist ist es notwendig, den Abszeß mittels einer Zahnwurzelbehandlung oder durch eine Extraktion zu drainieren.

Bei Schmerzen und Entzündungen der Weisheitszähne hat die Erfahrung gezeigt, daß *Belladonna* bei klopfenden Schmerzen und *Hepar sulfuris* bei der Eiterabsonderung gute Wirkungen zeigen. *Mercurius solubilis* behandelt erfolgreich pulsierende Schmerzen, die sich bis zu den Ohren ausdehnen und vor allem nachts auftreten. Patienten, die dieses Mittel brauchen, neigen auch zu deutlich vermehrtem Speichelfluß. Manchmal sind auch Spülungen mit *Salvia officinalis* (Salbei) hilfreich.

Schier unerträgliche neuralgische Zahnschmerzen werden oft durch *Chamomilla* (Kamille) geheilt. *Chamomilla*-Patienten reagieren besonders empfindlich auf warme Speisen und Getränke (speziell Kaffee), und ihre Symptome verschlimmern sich nachts. Patienten, die vor Schmerzen nicht schlafen können, die eine Besserung durch *kaltes Wasser oder Eis im Mund erfahren und denen Chamomilla* nicht hilft, brauchen *Coffea* (Kaffee). Zu den häufig verwendeten Mitteln bei Zahnschmerzen, die zu den Ohren ausstrahlen, gehört *Plantago major* (Wegerich). Diese Art Schmerzen geht häufig mit Speichelfluß, Gesichtsneuralgie und Kopfschmerzen einher. Die besten Ergebnisse werden mit der Tinktur oder niedrigen Potenzen erzielt. Ein weiteres Mittel, das Homöopathen in Erwägung ziehen, wenn die Schmerzen zu den Ohren ausstrahlen (außer *Plantago major* und *Mercurius solubilis*), ist *Sulfur* (Schwefel). Die Verschreibung von *Sulfur* oder *Mercurius solubilis* ist aber stets abhängig von der Totalität der individuellen Symptome, und diese Mittel werden auch nie in Tinkturform verabreicht.

Hypericum (Johanniskraut – das Heilkraut) ist das am häufigsten verwendete Mittel gegen neuralgische Schmerzen nach Zahnextraktionen. Ein neuerer Doppelblindversuch hat seine Wirksamkeit nachgewiesen.[27] Diese Studie zeigte, daß Patienten, denen man *Hypericum*, alternierend mit *Arnica* (Arnika, Bergwohlverleih), verabreicht hatte, wesentlich weniger unter Zahnschmerzen litten als solche, denen man ein Placebo gegeben hatte. Übereinstimmend berichteten die Zahnärzte George Baldwin (aus Oakland, Kalifornien), Philip Parsons (aus Keystone Heights, Florida) und Richard Fisher (aus Annadale, Virginia) von eindrucksvollen Behandlungserfolgen mit *Ruta* (Weinraute) bei Personen, die nach zahnchirurgischen Eingriffen unter Schmerzen litten. Die Homöopathie kennt *Ruta* als das Mittel bei Verletzungen des Knochens und des Periosts, der Knochenhaut (siehe auch Kapitel 10 über Sportmedizin). Da in der Anatomie die Zähne in der Tat als Gelenke gelten (sie werden als Kugelgelenke klassifiziert), wird verständlich, daß *Ruta* bei Traumata oder Verletzungen der Zähne wirkungsvoll ist.

Homöopathen berichten auch von Erfolgen bei Blutungen nach Extraktionen, zahnchirurgischen Maßnahmen und unfallbedingten Zahntraumata. Im Anfangsstadium wird *Arnica* zur Blutstillung gegeben. Wenn die Blutung anhält und hellrot ist, zeigt meist *Phosphorus* gute Wirkung. In den seltenen Fällen, in denen Phosphor nicht rasch hilft, ist oft *Ipecacuanha* (Brechwurzel) angezeigt. *Lachesis* (Gift des Buschmeisters) ist wertvoll, wenn das Blut eine dunkle

Farbe hat. Wenn ein Mensch unter chronischen Blutungen leidet, sollt er sich einer konstitutionellen homöopathischen Behandlung unterziehen.

Bei einer Stichwunde im Zahnfleisch infolge eines zahnchirurgischen Eingriffs lindert *Ledum* (Porst) die Schmerzen und fördert die Heilung. Ist es bereits zu einer Entzündung gekommen, ist *Pyrogenium* angezeigt. *Calendula* (Ringelblume) als Tinktur in Verbindung mit einem dieser Mittel ist ebenfalls hilfreich. *Calendula*-Tinktur beschleunigt nicht nur den Heilungsprozeß bei Stichwunden, sie heilt auch das Verletzungstrauma in der Mundhöhle. Es wird besonders gern bei Kindern verwendet, deren Zahnspangen das Zahnfleisch oder den Mund irritieren, sowie bei älteren Menschen, deren Gebiß nicht richtig sitzt. (Eine Neuanpassung der Zahnspange oder des Gebisses kann sich als notwendig erweisen.) Verbrennungen durch zu heiße Speisen und Getränke oder durch Aspirin werden auch durch *Calendula*-Tinktur gelindert. Ringelblumentee ist ähnlich wirkungsvoll, wenn keine *Calendula*-Tinktur zur Verfügung steht.

Viele Menschen leiden nach einer Extraktion unter Schmerzen, wenn das Blut nicht gut gerinnt und Kieferknochen und Nervenenden bloßliegen. Mundspülungen mit *Salvia* (Salbei)-Aufguß* mehrmals täglich helfen da. Weitere Mittel gegen diese Schmerzen sind *Belladonna* bei Rötungen um das Zahnfleisch und pochenden Schmerzen, die schnell kommen und gehen; *Coffea* bei unerträglichen Schmerzen, die den Patienten rastlos machen und vorübergehend durch kaltes Wasser oder Eis im Mund gelindert werden; *Hepar sulfuris* im Fall von Überempfindlichkeit bei Berührung und Kälte und *Silicea* für das letzte Stadium dieses Zustands, wenn ein Blutklumpen, der sich um den Zahn herum gebildet hat, abgestoßen werden soll. Wenn keines der oben erwähnten Mittel angezeigt scheint oder wirkt, sollte *Ruta* gegeben werden.

Ein zahnmedizinisches Problem, das erst in letzter Zeit erkannt wurde, ist das Temperomandibular-Gelenksyndrom (amerikan.: TMJ oder Kiefergelenk-Syndrom).[28] Die Analyse dieser Störung

---

* Ein Aufguß wird hergestellt, indem eine Heilpflanze mit heißem, aber nicht kochendem Wasser übergossen wird, um deren lösliche Inhaltsstoffe zu gewinnen.

hat zahlreiche dentale und andere gesundheitliche Störungen mit einer Fehlstellung des Kiefergelenks (des Temperomandibulargelenks) in Verbindung gebracht. Man schätzt, daß 38 Prozent der Nervenimpulse zum Gehirn im Bereich dieses Gelenks durchlaufen. Man fand heraus, daß eine Fehlstellung des Kiefergelenks verantwortlich ist für so unterschiedliche Symptome wie zum Beispiel Kopfschmerzen, Schwindelgefühl, Klingen in den Ohren, Nebenhöhlenschmerzen, Gehörverlust, Depression und Schmerztic. Harold Gelb, Leiter der TMJ-Klinik an der New Yorker Eye and Ear Infirmary, schätzt, daß 20 Millionen Amerikaner an diesem Syndrom leiden.[29] Einige Zahnärzte vermuten, daß 50 Prozent aller Fälle von Kopfschmerzen darauf zurückzuführen sind.

Wegen der Verschiedenheit der Symptome bei dieser Erkrankung kommen für Homöopathen viele Arzneimittel für die Behandlung in Betracht. Wie bei jeder anderen chronischen Krankheit erfordert der homöopathische Ansatz eine Erfassung der Totalität der Symptome des einzelnen. Die Konsultation eines erfahrenen Homöopathen ist in diesen Fällen unbedingt erforderlich.

Neben der erfolgreichen Behandlung akuter Zahnprobleme kann die Homöopathie auch bei verschiedenen chronischen Zahnkrankheiten von Nutzen sein. Da manche von ihnen auf allgemeinen gesundheitlichen Störungen beruhen, können homöopathische Mittel, die in der Lage sind, den Allgemeinzustand zu bessern, auch die Zahnhygiene verbessern und so bei der Vorbeugung und Behandlung von Zahn- und Zahnfleischerkrankungen eine Hilfe sein.

Das richtige Funktionieren der Speicheldrüsen ermöglicht es dem Körper, die Nahrung zu verdauen und die Säuren zu neutralisieren, die Erreger im Mund erzeugen. Ein gesundes Endokrinium sorgt dafür, daß die Bänder, die Zähne und das Zahnfleisch zusammenhalten, kräftig bleiben, und unterstützt die Blutzufuhr zum Zahnfleisch. Die Nebenschilddrüse spielt eine entscheidende Rolle bei der Regulierung des gesamten Kalziumhaushalts. Da das allgemeine Wohlbefinden im Hinblick auf die Gesundheit der Zähne eine wesentliche Rolle spielt, wird man nicht umhinkönnen, eines Tages die Homöopathie als ein notwendiges Element sowohl der allgemeinen Gesundheitsfürsorge als auch der Zahnheilkunde anzuerkennen.

Es ist sicher ermutigend, daß immer mehr Zahnärzte homöopathische Mittel einsetzen. Laien, die keinen solchen Zahnarzt haben, können lernen, diese Mittel mit großem Erfolg selbst anzuwenden. Um die besten Ergebnisse zu erzielen, rate ich dem Leser, einige Bücher zu erwerben – nicht nur zur Homöopathie und Zahnheilkunde, sondern auch einige Arzneimittellehren, um mehr über die einzelnen Mittel zu erfahren. Wenn möglich, sollte der Leser an Seminaren über homöopathische Zahnheilkunde teilnehmen (siehe Teil III dieses Buches).

Auch in der Zahnheilkunde gilt: Die Homöopathie verfügt über hervorragende Möglichkeiten.

13 Ein ganzheitliches Gesundheitswesen: Ein Modell für das 21. Jahrhundert

Das American Council of Life Insurance ist keine Vereinigung radikaler Utopisten. Es ist vielmehr eine Gruppe konservativer Geschäftsleute, die vor kurzem eine Reihe von Berichten zum Gesundheitswesen des Jahres 2030 abschlossen. Eines der Zukunftsszenarien des Council enthielt folgende Voraussage: «Spezialisten für Knochenchirurgie, Akupunkteure, Masseure, Heilkundige anderer Kulturen und Allopathen [konventionelle Ärzte] werden alle den gleichen Status genießen und etwa das gleiche Einkommen haben.»[1]

Manche werden der Ansicht sein, daß diese Voraussage zu weit geht. Gestützt auf die Tatsachen, die in diesem Buch über Logik und Wirkungsweise der Homöopathie zusammengetragen sind, ist es jedoch ohne weiteres vorstellbar, daß der Wandel, den das Council für das Gesundheitswesen kommen sieht, schon wesentlich früher stattfinden könnte.

Die Revolution in der Medizin findet bereits statt. Die Anzahl der alternativen Entbindungsstationen in den Krankenhäusern hat in den letzten fünfzehn Jahren rapide zugenommen. Sterbekliniken werden von den Krankenhäusern selbst, von bundesstaatlichen Stellen und verschiedenen medizinischen Stiftungen, darunter die American Cancer Society, großzügig unterstützt. Das Interesse an gesunder Ernährung und Fitness war noch nie so groß wie heute, und es scheint sich dabei nicht um eine bloße Modeerscheinung zu handeln, sondern um einen Wandel des ganzen Lebensstils.

Noch vor fünfzehn Jahren galt Biofeedback als Teil einer «alternativen Medizin», während es heute bei vielen Ärzten und Psychologen integrierter Bestandteil ihrer Behandlungsmethode ist und auch von Krankenhäusern angeboten wird. Entspannungs- und Visualisierungsübungen sind nicht einfach nur Zeitvertreib für Mußestunden, in denen man nichts Besseres vorhat, sondern bewußt geplante Aktivitäten, die ihren eigenen besonderen Wert für das Allgemeinbefinden haben. Die Akupunktur findet bei einem immer größeren Teil der Öffentlichkeit Anerkennung und wird von einer ständig wachsenden Zahl von Angehörigen der Heilberufe praktiziert. Und nicht zuletzt erwirbt sich die Homöopathie weltweit immer größeres Ansehen und Respekt, wie dieses Buch deutlich gezeigt hat.

Der Begriff «alternatives Gesundheitswesen» wird allmählich zu einer unkorrekten Bezeichnung. Aus diesem Grund versuchen Prinz Charles und einige führende englische Ärzte und Angehörige der Heilberufe, das Konzept einer «komplementären oder ergänzenden Medizin» zu propagieren. Dieses Konzept kann auf mindestens zwei Arten beschrieben werden: einmal als Synonym oder bessere Bezeichnung für alternatives Gesundheitswesen und zum anderen als ein Zugang, der sich das Beste der konventionellen und alternativen Medizin zunutze macht. In England wurden bereits einige größere Vereinigungen gegründet, zum Beispiel das Research Council for Complementary Medicine und das Institute for Complementary Medicine. Diese Vereinigungen geben Fachzeitschriften heraus und unterstützen Forschungsarbeiten über komplementäre Therapien an den Universitäten.

Genauso nötig wie Organisationen, die daran arbeiten, komplementäre Therapieformen zu legitimieren, sind Anstrengungen und Überlegungen, wie komplementäre und konventionelle Therapieformen für eine optimale Gesundheitsvorsorge miteinander verbunden werden könnten. Bei dem Versuch, festzulegen, auf welche Weise diese Integration stattfinden sollte, ist vor allem wichtig, sich von naiven Vorstellungen von einem perfekten Gesundheitswesen freizumachen.

Diese Integration bedeutet nicht notwendigerweise, daß beide Behandlungsformen gleichzeitig angewendet werden sollen. Vielmehr wird es Zeiten (Fälle) geben, wo nur die konventionelle Therapie angemessen ist, und andere, wo nur die alternativen Methoden gebraucht werden. Die Entscheidung für eine dieser beiden Alternativen wird manchmal einfach und eindeutig, zuweilen jedoch auch außerordentlich schwierig sein. Manche Erkrankungen zum Beispiel legen den Gebrauch starker konventioneller Mittel nahe, die die Schmerzen erheblich verringern, dabei aber auch ernste Nebenwirkungen auf das Immunsystem des Körpers haben können. Da viele der koplementären Therapien das Immunsystem und die Selbstheilungskräfte des Körpers stimulieren, kann es sein, daß sie dem konventionellen Mittel entgegenwirken. In solchen Fällen muß der Patient Risiken und Nutzen beider Therapieformen gegeneinander abwägen.

Wer befugt sein soll, bei Minderjährigen die Entscheidung über die Therapieform zu treffen, ist eine Frage, die vermutlich noch lange heiß diskutiert werden wird. Das gleiche gilt für die Frage, nach welchen Kriterien darüber entschieden werden soll, ob ein Arzt seinen Patienten in angemessener und gründlicher Weise über Risiken und Vorteile der verschiedenen Therapien informiert. Ein größeres berufsethisches Thema wird im 21. Jahrhundert auch weiterhin die Entscheidung darüber sein, wann ein Mensch geistig fähig beziehungsweise unfähig ist, über Maßnahmen, die seine Gesundheit betreffen, selbst zu bestimmen.

Trotz der Schwierigkeiten, die mit der Schaffung eines umfassenden Gesundheitswesens verbunden sind, in dem konventionelle und komplementäre Therapien integriert sind, ist offensichtlich, daß die Vorteile, die ein solches System bietet, größer sind als die unvermeidlichen Probleme. Ein solches Modell

- wird den Menschen ein umfassenderes System der Gesundheitsfürsorge bieten.
- wird diese Fürsorge individueller gestalten können und so die verschiedenartigen Bedürfnisse einer vielfältig strukturierten Bevölkerung besser berücksichtigen.
- wird nichtaggressive therapeutische Maßnahmen anbieten, die das Immunsystem und die Selbstheilungskräfte stimulieren. Extreme therapeutische Eingriffe werden nur wenn wirklich nötig unter-

nommen, und auf diese Weise wird die Anzahl der iatrogenen (vom Arzt verursachten) Krankheiten abnehmen.

- wird sich auch auf die Angehörigen zahlreicher anderer Heilberufe stützen, die zum Wohl des Patienten zusammenarbeiten.
- wird die Patienten dazu ermuntern, eine aktivere Rolle bei der Erhaltung ihrer Gesundheit zu spielen. Dies wird nicht nur eine ökonomische Notwendigkeit sein, sondern auch als ein wesentlicher Bestandteil der Gesundheitsfürsorge anerkannt werden.

Auf dem Weg zu einer neuen medizinischen Wissenschaft

Lewis Thomas, der Leiter des Sloan-Kettering Cancer Center, stellte fest, daß eines der größten Probleme der zeitgenössischen Medizin darin liegt, daß sie nicht wissenschaftlich genug sei.[2] Die Tatsache, daß eine Studie des Office of Technology Assessment des amerikanischen Kongresses bestätigte, daß die Wirksamkeit medizinischer Verfahren lediglich in 10 bis 20 Prozent der Fälle durch kontrollierte Versuche bewiesen ist, wirft ein bezeichnendes Licht auf den Mangel an wissenschaftlicher Überprüfung der zeitgenössischen Medizin.[3]

Zu dem Mangel an klinischen Beweisen für die Wirksamkeit medizinischer Behandlungsformen kommt eine eklatante Unkenntnis darüber, wie und warum Arzneimittel wirken. So verstehen wir beispielsweise trotz aller Forschung immer noch nicht ganz, *warum* Aspirin wirkt.

Abraham Maslow, einer der Begründer der Humanistischen Psychologie, sagte einmal in bezug auf das Ziel der Wissenschaft: «In erster Linie muß Wissenschaft umfassend sein und alles einschließen... Sie muß die Welt, wie sie ist, ‹die Dinge, wie sie sind›, beschreiben und akzeptieren, ob diese nun zu verstehen sind oder nicht, eine Bedeutung haben oder nicht, erklärbar sind oder nicht».[4]

Wissenschaftler sind heute in der Lage zu zeigen, wie ein bestimmtes konventionelles Mittel auf einen bestimmten physiologischen Prozeß einwirkt, und dieses neue, verifizierte Wissen hat sicher einen gewissen Nimbus. Es bleibt jedoch eine bedeutende Lücke in der medizinischen Wissenschaft bestehen, da wir zuwenig darüber wissen, wie ein Mittel auf den ganzen Körper wirkt.

Es gibt in der Homöopathie mehrere Aspekte, die zu einer größeren Wissenschaftlichkeit der Medizin beitragen können. So gehören «Arzneimittelprüfungen» zur homöopathischen Methode. Dabei wird eine Substanz auf die Symptome hin untersucht, die sie hervorruft, wenn man eine Überdosis davon einnimmt. Ist einmal festgestellt worden, was für Symptome eine Substanz hervorruft, dann weiß man, was sie heilen kann, wenn sie in kleinen, besonders behandelten Gaben verabreicht wird. Diese Arzneimittelprüfungen geben dem Homöopathen Auskunft über die Gesamtheit der physischen und psychischen Symptome, die ein Mittel zu heilen imstande ist. Diese Versuche tragen zur Entwicklung der Homöopathie als einer medizinischen Wissenschaft bei, die die oben erwähnten Maslowschen Kriterien erfüllt.

Zugegeben, Homöopathen kennen vielleicht die spezifischen biochemischen Bahnen oder die physiologischen Prozesse nicht, auf die eine Substanz einwirkt. Sie sind aber mit den empirischen Fakten der Arzneimittelprüfung vertraut, die die Syndrome zeigen, welche die Substanz hervorbringt. Homöopathen mögen vielleicht nicht verstehen, warum eine Person Symptome hat, aber sie können entscheiden, welches Mittel für diesen individuellen Fall in Frage kommt. Die homöopathische Methode der Individualisierung erfüllt wiederum die Maslowschen Forderungen.

Ob man nun tatsächlich weiß oder nicht weiß, wie die homöopathischen Mittel wirken, ist unerheblich. Ungenaue Erklärungen des Phänomens der Schwerkraft heben diese nicht auf, und eine exakte Darstellung verstärkt nicht ihre Wirkung. Analog dazu können unpräzise Theorien über die Wirkungsweise der homöopathischen Arzneimittel lediglich die Erläuterung und nicht die Methode diskreditieren.

Das Heringsche Gesetz der Heilung wird auch dazu beitragen, die Medizin wissenschaftlicher zu machen. Wie im ersten Kapitel beschrieben, ist das Heringsche Gesetz der Heilung eine umfassende Methode zur Einschätzung der Tatsache, ob ein Kranker auf dem Weg der Genesung ist oder ob sein Zustand sich verschlimmert.

Gegenwärtig messen wissenschaftliche Studien Besserungen im Gesundheitszustand noch allzuoft in erster Linie daran, ob ein Symptom sich verschlimmert oder gebessert hat. Dies ist ein recht beschränkter Zugang. Im Vergleich dazu ist das Heringsche Gesetz der Heilung eine wesentlich differenziertere Methode zur Feststellung des Heilungsprozesses. Es trägt dazu bei, beschränkte reduktionistische Methodologien zugunsten genauerer ganzheitlicher Auswertungssysteme fallenzulassen.

Von besonderer Bedeutung ist die Tatsache, daß die Homöopathie Ärzten und Wissenschaftlern zu einem besseren Verständnis der Natur des Heilens verhelfen kann. Da die Homöopathie davon ausgeht, daß der menschliche Organismus über fundamentale, ihm innewohnende Selbstheilungskräfte verfügt, hält sie die *vis medicatrix naturae*, die «Heilkraft der Natur», in hohen Ehren. Der Mikrobiologe und Pulitzerpreisträger René Dubos betonte die Bedeutung, die ein wirkliches Verständnis dieser der Natur eigenen Heilkraft hat. In seiner Einführung zu Norman Cousins zukunftsweisendem Buch *Anatomy of an Illness* schreibt Dubos: «Die moderne Medizin wird erst dann zu einer echten Wissenschaft werden, wenn Ärzte und ihre Patienten gelernt haben, die Kräfte des Körpers und des Geistes einzusetzen, die in der *vis medicatrix naturae* wirksam sind.»[5]

Die Homöopathie wird der wissenschaftlichen Medizin zu einer Menge neuer Arzneimittel verhelfen. Abgesehen von den zahlreichen homöopathischen Mitteln, die seit fast zweihundert Jahren in Gebrauch sind, wird die Homöopathie uns eine neue Art des Einsatzes konventioneller Arzneimittel lehren. Der Leibarzt Königin Elizabeths II. von England, Ronald Davey, stellt fest, daß für seine homöopathische Praxis konventionelle Mittel von unschätzbarem Wert seien, allerdings nicht wegen des Gebrauchs, den die meisten konventionellen Ärzte davon machen, sondern wegen ihrer bekannten Nebeneffekte. Dr. Davey meint, daß die konventionellen pharmakologischen Schriften viele Informationen über die Nebenwirkungen von Mitteln enthalten und daß diese Informationen, wie die homöopathischen Arzneimittelprüfungen, zuverlässige symptomatische Hinweise bei der Verschreibung eines Mittels geben. Im Unterschied zu konventionellen Ärzten verwendet Dr. Davey allerdings nur potenzierte Gaben dieser Mittel.

Abschließende Gedanken

Vor wenig mehr als hundert Jahren wurde das National Institute of Health ins Leben gerufen. Vorher gab es in der westlichen Welt nur sehr wenig gesammeltes Wissen und Untersuchungen zum Thema Gesundheit. Da die Homöopathie und zahlreiche andere komplementäre Therapieformen immer größere Anerkennung erfahren, ist es unvermeidlich, daß das National Institute of Health Abteilungen einrichtet, die diese Methoden untersuchen und weiterentwickeln. Da komplementäre Therapieformen nicht nur die Gesundheit wiederherstellen, sondern auch einen hohen Gesundheitsstandard erreichen helfen, wird es im National Institute of Health und in Forschungszentren auf der ganzen Welt besondere Abteilungen geben, die sich mit Themen wie einem gesundheitlichen «Idealzustand» und einer gesundheitlichen «Höchstleistungsform» befassen.

Die Revolution findet bereits statt. Wir wissen, daß die Medizin ihre High-Tech-Seite weiterentwickeln wird. Es ist aber nur eine Frage der Zeit, daß sie auch ihre subtilere Seite entwickeln wird.

Wie oft hat es gedonnert, bis Franklin ein Licht aufging?
Wie viele Äpfel fielen auf Newtons Haupt, bis ihn die Erkenntnis traf?
Die Natur gibt uns ständig Hinweise.
Immer und immer wieder.
Und eines Tages nehmen wir den Hinweis wahr. (Robert Frost).

Achten Sie darauf?

III Quellen homöopathischer Theorie und Praxis

Literatur

Wer nach der Lektüre dieses Buches mehr über Homöopathie wissen möchte, kann aus einem umfangreichen Angebot an Fachliteratur auswählen. Wofür man sich entscheidet, hängt natürlich von der Art des Interesses ab – ob man einfach von der Methode fasziniert ist oder ob man selbst Homöopathie erlernen und praktizieren will, ob man die Behandlung durch einen Homöopathen besser verstehen möchte oder ob man leichtere Krankheiten in der Familie selbst behandeln will.

Die Grundprinzipien der Methode und der homöopathischen Philosophie wurden in diesem Buch vorgestellt. Etwas näher geht George Vithoulkas in seinem Einführungsbuch *Medizin der Zukunft: Homöopathie* darauf ein. Wer sich besonders für die Ideen und die Arbeit der derzeit vieldiskutierten griechischen Homöopathen interessiert, sollte allerdings gleich das umfassendere Lehrbuch von G. Vithoulkas, *Die wissenschaftliche Homöopathie*, lesen. Die Impulse, die weltweit von seinem Buch und seiner Lehrtätigkeit ausgehen, haben den Fortschritt und die zunehmende Ausbreitung der Homöopathie innerhalb des letzten Jahrzehnts beschleunigt.

Da die Homöopathie bis heute wesentlich von den Ideen und Erkenntnissen ihres Entdeckers geprägt wird, zählt Samuel Hahnemanns *Organon der Heilkunst* nach wie vor zur Pflichtlektüre. Es ist keineswegs nur von historischem Interesse, sondern vermittelt auch heute noch ein tieferes Verständnis der homöopathischen Philosophie. Einen ähnlich hohen Rang nehmen die Vorlesungen über

Hahnemanns Organon von James Tyler Kent, *Zur Theorie der Homöopathie*, ein. Kent, einer der profiliertesten Vertreter der «klassischen» Homöopathie, interpretiert Hahnemann aus eigener reichhaltiger Erfahrung. Obwohl seine Vorlesungen bereits im Jahr 1900 gehalten wurden, sind sie in manchen Punkten noch heute der Zeit voraus.

Neben diesen Klassikern gibt es natürlich auch moderne Lehrbücher, die den derzeitigen homöopathischen Wissensstand widerspiegeln. Als Einführung ist besonders die ebenfalls aus einer Vorlesungsreihe entstandene *Methodik der Homöopathie* von Artur Braun zu empfehlen. Ausführlicher und noch stärker an der Praxis orientiert ist Gerhard Köhlers *Lehrbuch der Homöopathie – Grundlagen und Anwendungen*. Es wendet sich speziell an Ärzte und Studenten, die die Homöopathie erlernen und selbst praktizieren wollen.

Wer sich für *Wissenschaftliche Grundlagen der Homöopathie* interessiert, sei auf ein Buch dieses Titels verwiesen, das aus der Zusammenarbeit des Chemikers Viktor Gutmann und des homöopathischen Arztes Gerhard Resch entstand. Darin wird vor allem die Frage der Hochpotenzen untersucht und deren Wirkung auf eine durch den Potenzierungsprozeß veränderte Systemorganisation des Lösungsmittels. Den Stand der *Forschung in der Homöopathie* bis 1987 faßt Marco Righetti in seinem so betitelten Buch zusammen.

Wer selbst homöopathisch behandeln möchte, muß vor allem das Herzstück dieser Methode, die Materia Medica oder Arzneimittellehre, studieren. Das Spektrum reicht dabei vom Taschenbuchformat bis zu zwölfbändigen Werken. Als spannend lesbare Einführung in die Arzneimittelbilder ist dabei nach wie vor E. B. Nashs *Leitsymptome in der homöopathischen Therapie* aus dem Jahre 1898 zu empfehlen (1988 in der 15. Auflage erschienen). Generell empfehlenswert ist zu Beginn das Studium von sogenannten Leitsymptomsammlungen, in denen gewissermaßen das phänomenologische Grundgerüst der einzelnen Arzneien dargestellt wird. Neben dem Buch von Nash ist da ein weiterer Klassiker das Werk *Leitsymptome wichtiger Mittel der homöopathischen Materia* von H. C. Allen. Solche Leitsymptomsammlungen geben ein erstes Bild der Arzneien, an dem man sich orientieren kann, wenn man sie in der Fülle der großen Arzneimittellehren studiert.

Bei der Auswahl von Arzneimittellehren muß man die Unterscheidung in klinische und klassische Homöopathie beachten. Klinische Homöopathen wählen Arzneimittel auch nach physiologischen Wirkprinzipien und nach konventionellen Krankheitsdiagnosen aus, während sich klassische Homöopathen ausschließlich von der Ähnlichkeitsbeziehung von Symptombild und Arzneibild leiten lassen. So beschreibt der Kliniker Walther Zimmermann in seiner *Homöopathischen Arzneitherapie* in Taschenbuchformat neben den wichtigsten Symptomen der Arzneimittel auch deren physiologische Wirkungsrichtung und deren klinische Indikationen. In ähnlicher Weise ist das, allerdings wesentlich umfangreichere, zweibändige Standardwerk von Julius Mezger, die *Gesichtete homöopathische Arzneimittellehre*, aufgebaut. Für die rein klassisch-homöopathische Arbeit eignen sich aber nur solche Arzneimittellehren, die die in den Arzneiprüfungen und der praktischen Anwendung beobachteten Phänomene vollständig aufzeichnen. Zu ihnen gehören die *Arzneimittelbilder* J. T. Kents, Constantin Herings *Kurzgefaßte Arzneimittellehre* oder die sechsbändige *Reine Arzneimittellehre* und der Materia-Medica-Teil der *Chronischen Krankheiten* von S. Hahnemann (die, obwohl bereits vor 150 Jahren entstanden, nach wie vor die Basis der Materia Medica bilden und in ihrer Präzision unübertroffen sind), ebenso das *Handbuch der Materia Medica* von Noack, Trinks und Müller. Ausgezeichnet sind auch die Monographien zu einzelnen Arzneien von Georg von Keller.

In diesem Zusammenhang sind drei Bücher wegen ihrer besonderen Darstellungsweise hervorzuheben. In seinen *Essenzen homöopathischer Arzneimittel* versucht G. Vithoulkas, die Krankheitsentwicklung bestimmter Arzneimitteltypen und deren Beziehung zu charakteristischen psychischen Grundtendenzen aufzuzeigen. Durch diese Art der Betrachtung wird der ganzheitliche, psychosomatische Ansatz der Homöopathie deutlich. Die Arzneimittelbilder der Materia Medica erscheinen dabei als psychophysische Grundmuster der Reaktion, die zu jeweils charakteristischen Krankheitsformen und -verläufen führen können. Bisher sind von seinen Arzneimitteldarstellungen lediglich diese fragmentarischen Nachschriften einiger seiner Vorträge auf deutsch erschienen. Seine sechsbändige Materia Medica ist in Arbeit, und der erste Band wird im Frühjahr 1989 in deutscher Sprache erscheinen.

Daß psychophysische Grundmuster, wie sie Vithoulkas beschreibt, nicht nur im Krankheitsfall, sondern auch beim gesunden Menschen erkennbar sind, zeigt Catherine R. Coulter sehr eindrucksvoll in ihren *Porträts homöopathischer Arzneimittel*. Die psychologischen Merkmale der hier vorgestellten neun homöopathischen Konstitutionstypen wurden bisher wohl kaum so einfühlsam und ausführlich beschrieben. Diese Darstellung psychophysischer Reaktionstypen ist sicher nicht nur für Homöopathen, sondern auch für Psychologen und psychosomatisch interessierte Mediziner und Laien von großem Wert. C. Coulter bezieht sich dabei häufig auf Edward C. Whitmont, der in seinem Buch *Psyche und Substanz* die Homöopathie in Beziehung zu den Archetypen C. G. Jungs, zur Alchemie und zur neuen Physik setzt.

Da selbst bei sorgfältigem und langjährigem Studium der Arzneimittellehren eine erschöpfende Kenntnis der Mittelbilder und Konstitutionstypen kaum je zu erreichen ist, benötigt man in der Praxis als wichtige Hilfsmittel Repertorien. Diese Nachschlagewerke sind nach Symptomen gegliedert, und unter jedem einzelnen Symptom sind alle Arzneimittel aufgelistet, in deren Mittelbild dieses Symptom vertreten ist. Als bestes Werk gilt immer noch J. T. Kents *Repertorium der homöopathischen Arzneimittel*, auf das kaum ein Student oder Praktiker der Homöopathie verzichten kann. In Teilbereichen vollständiger ist ein *Synthetisches Repertorium* von Horst Barthel und Will Klunker, die neuere Erkenntnisse in ihr Werk eingearbeitet haben.

Ähnlich den Repertorien gibt es Nachschlagewerke der klinischen Homöopathie, die nach Krankheitsdiagnosen und Leitsymptomen gegliedert sind. Unter einer klinischen Diagnose findet man dort die in diesem Fall besonders bewährten Homöopathika mit ihren jeweiligen Haupt-Charakteristika und -Modalitäten. Zu dieser Gruppe zählen der 2. Band von G. Köhlers *Lehrbuch der Homöopathie – Praktische Hinweise zur Arzneimittelwahl*, Willibald Gawliks *Homöopathie und konventionelle Medizin* und die *Homöopathische Differentialtherapie* von Werner Quilisch. Diese Bücher erleichtern dem klinisch orientierten Arzt den Einstieg in die Homöopathie und helfen dem homöopathischen Praktiker, unter Zeitdruck kurze Wege zum Arzneimittel zu finden.

Noch weiter reduziert wird das homöopathische Prinzip in den verschiedenen Anleitungen zur homöopathischen Selbstbehandlung. Wer sich für Homöopathie interessiert mit dem Ziel, sich selbst zu helfen, sollte bedenken, daß Homöopathie eine schwierige Heilkunst ist, die viel Erfahrung erfordert. Dies gilt besonders für die Behandlung chronischer, tief sitzender konstitutioneller Leiden.

Bei akuten Leiden und manchen bewährten Indikationen kann jedoch ein Laie mit Hilfe entsprechender Literatur ein wirksames homöopathisches Mittel finden. Die Selbstbehandlung sollte sich auf solche Fälle und auf die Einnahme tiefer homöopathischer Potenzen beschränken.

Mit dieser bedeutsamen Einschränkung sei auf folgende Bücher zur Selbstbehandlung, zur Behandlung von Kinderkrankheiten und zur Behandlung von Haustieren verwiesen: Eberhard Urbans *Kleiner homöopathischer Ratgeber* hält sich besonders genau an die oben abgesteckten Grenzen und eignet sich daher gut für die ersten Versuche mit einer homöopathischen Hausapotheke.

Die *Hausapotheke für den homöopathischen Patienten* von Norbert Enders ist sehr viel umfangreicher; damit wächst allerdings auch die Versuchung, die eigenen Möglichkeiten zu überschätzen.

Der Titel *Hellen Sie Ihre Kinder mit Homöopathie* von E. A. Maúry spricht für sich.

Der sehr empfehlenswerte Eltern-Ratgeber *Kinderkrankheiten natürlich behandeln* von H. M. Stellmann weist neben der homöopathischen Therapie auch auf Teerezepte, Wickel, Diät und andere Hausmittel hin.

Daß homöopathische Arzneien nicht nur über den Placebo-Effekt wirken können, beweisen unter anderen auch die Erfolge in der Tiermedizin. Den Tierfreunden seien die beiden Bücher *Unsere*

Hunde gesund durch Homöopathie und *Unsere Katze gesund durch Homöopathie* empfohlen.

Einen sehr guten Überblick über die Möglichkeiten der Selbstbehandlung bietet dem schon etwas erfahrenen und vorgebildeten Laien Dr. Vogels *Homöopathischer Hausarzt*, der bereits in der 26. Auflage erschienen ist. Die Darstellung medizinischer Erkenntnisse ist allerdings veraltet und eher historisch interessant. Man muß in diesem Fall sowohl aus homöopathischer als auch aus konventionell-medizinischer Sicht seine Grenzen selbst kennen.

Aus- und Weiterbildung

Nach dem Fach Homöopathie sucht man in den Lehrplänen deutscher Universitäten und medizinischen Hochschulen vergebens. Die Homöopathie ist zwar in die Studienordnung der Pharmazeuten, nicht jedoch in die der Mediziner aufgenommen worden. Auf Initiative von Studenten halten jedoch homöopathische Ärzte an folgenden Universitäten Vorlesungen: Berlin, Bochum, Bonn, Düsseldorf, Freiburg, Göttingen, Hannover, Heidelberg, Köln, München, Münster, Tübingen, Ulm und Würzburg. Nähere Angaben erfragt man bei den jeweiligen Fachschaftsvertretungen oder bei den Landesverbänden des Deutschen Zentralvereins homöopathischer Ärzte. Medizinstudenten können auch die Fortbildungsveranstaltungen des Zentralvereins besuchen. Diese Teilnahme wird allerdings nicht auf eine spätere Weiterbildung angerechnet.

Die ärztliche Weiterbildung im Bereich Homöopathie ist erst nach der Approbation möglich und wird durch die Weiterbildungsordnung der Bundesärztekammer geregelt. Um die Zusatzbezeichnung «Homöopathie» führen zu dürfen, müssen Ärzte folgende Voraussetzungen erfüllen:

1. Nachweis einer mindestens 2jährigen klinischen Tätigkeit.
2. Eine theoretische und praktische Beschäftigung mit dem homöopathischen Heilverfahren während der Dauer von mindestens 1½ Jahren oder eine 6monatige Weiterbildung an einem Krankenhaus.

3. Die Teilnahme an 3 Kursen von je einer Woche Dauer mit 40 Stunden oder wahlweise an einem 3monatigen Lehrgang in der homöopathischen Therapie.

Den Anforderungen dieses Weiterbildungsganges entsprechen ausführliche Fortbildungsprogramme des Deutschen Zentralvereins homöopathischer Ärzte, die von den zuständigen Landesverbänden angefordert werden können:

Bayern:	Dr. med. Artur Braun
	Zeppelinstraße 1
	8025 Unterhaching
	Tel.: 089/611 35 22
Hessen/Rheinland-Pfalz/	Dr. med. Hans Leers
Saarland:	Zum Homberg 8
	6640 Merzig-Mondorf
	Tel.: 068 69/10 90
Baden-Württemberg:	Dr. med. W. Hess
	Heinzengasse 12
	7460 Balingen 14 (Frommern)
	Tel.: 074 33/345 24
Niedersachsen:	Dr. med. A. Kammrad-Kempel
	Garkenburgstraße 2
	3000 Hannover
	Tel.: 0511/864 8 22
Berlin:	Dr. med. Dietrich Grunow
	Bergengruenstraße 24
	1000 Berlin 38
	Tel.: 030/89 29 0 52
Nordrhein-Westfalen:	Dr. med. H. Gerd-Witte
	Werseblick 3
	4400 Münster-Handorf
	Tel.: 0251/328 2 92
Hamburg/Bremen/	Dr. med. W. Schweitzer
Schleswig-Holstein:	Bahnhofstraße 7c
	2057 Reinbek/Stormarn
	Tel.: 040/72 22 5 55

Vierteljahreskurse werden in Augsburg und in Celle veranstaltet. Anmeldung und Auskunft bei:

Kursana Residenz
Blumlänger Kirchweg 1
3100 Celle
Tel.: 05141/71314
Dr. med. L. Wecker
Ludwig-Thoma-Straße 25
8905 Mering bei Augsburg
Tel.: 08233/9474

Weitere Kurse und Seminare veranstaltet der Deutsche Zentralverband homöopathischer Ärzte (Adresse s. S. 286) und das

August-Weihe-Institut
für Homöopathische Medizin e. V.
Benekestraße 11
4930 Detmold
Tel.: 05231/34151

Eine Übersicht über die verschiedenen Kurse bietet die

Geschäftsstelle des Fördervereins
für Homöopathie
Friedensstraße 101
7530 Pforzheim
Tel.: 07231/27991

In *Österreich* wird Ärzten ein ähnliches Kursprogramm zur Weiterbildung in Homöopathie wie in Deutschland angeboten durch das

Ludwig-Boltzmann-Institut
für Homöopathie, Wien
Auskunft: Prof. Dr. M. Dorcsi
Mariahilferstraße 110
A-1070 Wien

In der *Schweiz* erfolgt die Ausbildung zum homöopathischen Arzt in viersemestrigen Kursen (3 Wochenstunden das ganze Semester hindurch) an den Universitäten Zürich und Genf mit Abschluß-Examen. Auskunft:

> Frau Dr. E. Huber-Stoller
> Beustweg 8
> CH-8032 Zürich
> Dr. Roland Ney
> Monts-de-Lavaux
> CH-1092 Belmont s/Lausanne

In den Kantonen Appenzell, Baselland und neuerdings Thurgau sind auch Laienhomöopathen zugelassen, deren Status dem deutschen Heilpraktiker entspricht.

Wer in Deutschland ohne Medizinstudium die Homöopathie erlernen möchte, dem stehen in allen größeren Städten zahlreiche Heilpraktiker-Schulen offen, in denen unter anderem auch Homöopathie unterrichtet wird. Da es hier schwierig ist, die Spreu vom Weizen zu sondern, sollte man sich für homöopathische Ausbildung besonders qualifizierte Einrichtungen empfehlen lassen vom

> Fachverband Deutscher Heilpraktiker
> Heilsbachstraße 30
> 5300 Bonn 1

Grundsätzlich ist es aber nicht möglich, während der meist dreijährigen Ausbildung zum Heilpraktiker, in der in erster Linie die medizinischen Kenntnisse vermittelt werden, die zur Ablegung der staatlichen Prüfung erforderlich sind, mehr als Grundlagen der Homöopathie zu erlernen. Um die Homöopathie ausüben zu können, muß man sich 2 bis 3 Jahre intensiv ausschließlich mit ihr befassen.

Es haben sich aus der Initiative homöopathisch arbeitender Heilpraktiker und Ärzte verschiedene Aus- und Fortbildungsmöglichkeiten entwickelt, die gleichermaßen Ärzten wie Heilpraktikern offenstehen und in Wochenend- bis mehrwöchigen Seminaren, die aufeinander aufbauen, Theorie, Arzneimittellehre und praktische Anwendung vermitteln:

> Bad Boller Homöopathie-Woche
> Sekretariat: Frau Evelyn Gerloch
> Steigstraße 4
> 7329 Aichelberg
> Tel.: 07164/4125
> Göttinger und Münchner Intensivkurse für Klassische Homöopathie
> Sekretariat: c/o Ulrich Burgdorf
> Verlag für Homöopathische Literatur
> Tegeler Weg 8
> 3400 Göttingen
> Tel.: 0551/796050
> Gemeinnütziger Verein zur Förderung der Homöopathie e. V.
> Reindlweg 2
> 8110 Seehausen
> Tel.: 08841/2699

Wichtiger Hinweis zu Vorsicht und Zurückhaltung:

Die Behandlung akuter Krankheiten mit homöopathischen Mitteln ist relativ schnell und einfach zu erlernen. In der Praxis ist man jedoch häufiger mit chronischen Leiden konfrontiert, die ein ausführliches Studium der homöopathischen Methode, eine genaue Kenntnis der Materia Medica und reiche Erfahrung unter Anleitung und Supervision erfordern. Auch fertig ausgebildete Mediziner, Psychotherapeuten, Heilpraktiker oder Angehörige anderer Heilberufe können das umfangreiche Heilsystem der Homöopathie nicht in einigen Wochenendseminaren erlernen. Man sollte damit rechnen, einige Jahre studieren zu müssen, bevor man die Methode einigermaßen beherrscht. Dieses Grundsystem wird dann durch die Praxis ein Leben lang vertieft.

Behandlung

Homöopathie ist eine sehr individuelle Form der Therapie, die nicht mit Standarddiagnosen und fertigen Rezepten arbeitet. Der Erfolg einer solchen Behandlung hängt ab von der Wahl des «Similimum», des zu einer bestimmten Person und einer bestimmten Situation am besten passenden Arzneimittels, und damit wesentlich von der Erfahrung und dem Geschick des Homöopathen. Wenn eine homöopathische Behandlung versagt, so liegt dies häufiger am Therapeuten als an der Methode.

Durch die rasch steigende Nachfrage nach homöopathischer Behandlung praktizieren viele Therapeuten schon, bevor sie wirklich kompetent sind, und bringen dadurch nur allzuleicht die Methode in Mißkredit.

Wie aber findet man einen qualifizierten Therapeuten? Bei Ärzten, die die Zusatzbezeichnung «Homöopathie» führen, kann man sicher sein, daß sie sich in der unter «Ausbildung» skizzierten Weise weitergebildet haben. Man sollte jedoch nicht allein auf Titel, sondern auch auf persönliche Empfehlungen, auf den Ruf und vor allem auf den eigenen Eindruck achten.

Will man die Arbeitsweise eines Homöopathen einschätzen, so ist es natürlich sehr nützlich, wenn man selbst möglichst viel über diese Heilmethode weiß. Darüber hinaus sollte man auf folgende Punkte besonders achten:

1. Wieviel Zeit widmet der Therapeut einem Patienten? Der erste Besuch sollte mindestens eine Stunde, weitere Termine etwa 20 bis 30 Minuten dauern. Mit einem geringeren Zeitaufwand ist es im allgemeinen sehr schwierig, die individuell passende Arznei zu finden.
2. Gibt der Therapeut eine einzige Arznei oder mehrere Mittel gleichzeitig? Auch wenn es verschiedene Schulen der Homöopathie gibt, verschreiben besonders erfahrene Homöopathen in der Regel nur ein einziges Mittel zu einem bestimmten Zeitpunkt. Sie verwenden eine Arznei für die Gesamtheit der Symptome eines Menschen und nicht eine Arznei für diese Krankheit, eine zweite für jene usw. Es gibt allerdings Ausnahmen von dieser Regel. Wenn viele Patienten von guten Heilerfolgen eines Homöopathen berichten, der mehrere Arzneien gleichzeitig gibt, so kann dieser spezielle Therapeut offensichtlich besonders gut mit diesem weniger «klassischen» Ansatz umgehen.
3. Fragt der Therapeut nach der Gesamtheit der körperlichen, emotionalen und geistigen Symptome? Wenn er sich nicht nach der psychosozialen Situation erkundigt oder wenn er sich andererseits ausschließlich auf den psychischen Zustand konzentriert, dann sollte man besser einen Homöopathen suchen, der sich für die gesamte Person interessiert.

Wenn es nicht möglich ist, auf persönliche Empfehlung einen Homöopathen zu finden, dann wende man sich an den ärztlichen Kreis- und Bezirksverband des Heimatortes oder -landkreises, oder an den Deutschen Zentralverband homöopathischer Ärzte: 1. Vorsitzender Dr. med. Karl-Heinz Gebhardt, Bahnhofsplatz 8, 7500 Karlsruhe, bzw. an die Landesverbände (siehe unter «Aus- und Weiterbildung»).

Wer einen Heilpraktiker sucht, der auf Homöopathie spezialisiert ist, kann sich an den Fachverband Deutscher Heilpraktiker, Heilsbachstraße 30, 5300 Bonn 1, mit seinen Landesverbänden wenden.

In der *Schweiz* kann man Adressen von Homöopathen über die Sekretärin des Schweizerischen Vereins homöopathischer Ärzte, Madame M. L. Bollier, Pharmacie du Mandement, Satigny, erfahren. In *Österreich* wende man sich an das Ludwig Boltzmann-Institut für Homöopathie, Prof. Dr. M. Dorsci, Mariahilferstraße 110, A-1070 Wien.

Manchmal muß man sogar eine Reise in Kauf nehmen, um einen guten Homöopathen zu erreichen. Dieser «Umstand» kann jedoch oft größere Umstände ersparen.

Dank

Viele gute Freunde und Kollegen haben mir die Ehre erwiesen, meinen Text ihrer unbestechlichen Kritik zu unterziehen.

Randall Neustaedter, C. A., Bernardo Merizale, M. D., und Stephen Cummings, F. N. P., waren mir dabei eine besondere Hilfe, da sie viele Abschnitte des Buches kritisch durchgesehen haben.

Folgende Freunde und Kollegen haben Teile des Buches gegengelesen und wertvolle Informationen beigesteuert, die nun in den Text Eingang gefunden haben: Jacqueline Wilson, M. D.; Bill Shevin, M. D.; Richard Moskowitz, M. D.; Alan Trachtenberg, M. D.; Linda Johnston, M. D.; Harris Coulter, Ph. D.; Jeffrey Gould, M. D., M. P. H.; Ananda Zaren, R. N.; Julian Winston; Harvey Powelson, M. D.; Philip Parsons, D. D. S.; Janet Zand, C. A., N. D.; Marcel Simons, M. D.; Jacques Imbrechts, M. D.; Sandra Chase, M. D.; Jonathan Shore, M. D.; Jeff Baker, N. D.; John George, M. D.; Ben Hole, M. D.; Stev Subotnick, D. P. M.; Bart Flick, M. D.; Penelope Roberts, D. C.; Michael Quinn, R. Ph.; Gregory Manteuffel, M. D.; Sandra McLanahan, M. D.; Dean Ornish, M. D.; Ernest Callenbach; Beverly Chapman; Steve Waldstein; Shandor Weiss, N. D.; Andy Hendrickson und Elizabeth Hallett.

Meinen Kollegen in Großbritannien danke ich für ihre Unterstützung, die mich die geographische Entfernung zwischen uns vergessen ließ. David Taylor Reilly, M. B., M. R. C. P., Morag Taylor, Peter Fisher, M. B., M. R. C. P., und Francis Treuherz haben mir bei einigen wichtigen Beiträgen in diesem Buch geholfen und das Gefühl vermittelt, der internationalen Gemeinschaft der Homöopathen anzugehören.

Mein Dank gilt auch dem Planetree Resource Center in San Francisco, dieser wahren Schatzkammer für medizinische Literatur, seien es Bücher, Zeitschriften oder andere Mitteilungsblätter. Das Center ermöglichte mir den für mich so wertvollen Zugang zu den aktuellsten medizinischen Veröffentlichungen.

Herzlich danken möchte ich den Freunden, deren Leben und Arbeit mich inspirierten. Zu ihnen gehören: Steven Schmidt, Marc Lappé, Ph. D.; Jack Warren Salmon, Ph. D.; Stephen Rosenblatt, Ph. D., C. A.; Kathy Rosenblatt, C. A.; Fritjof Capra, Ph. D.; Mark Satin; Denny Thompson; Betty Boardman; Nalini Chilkov und Allan Solares.

Besonderen Dank schulde ich Patricia Fisher für ihre außerordentliche Unterstützung und David Hoskinson, der mich antrieb, wann immer es nötig war.

Meine Dankbarkeit gilt in besonderem Maß meinem Lektor, Verleger und Freund Richard Grossinger, der unter Einsatz seines ganzen verlegerischen Könnens dafür sorgte, daß dieses Buch das Licht der Welt erblickte.

Meine Assistenten Robert Bruce Moody und Jocelyn Elder-Gray haben mir stets das Arbeiten so leicht wie möglich gemacht. Ihre unerschöpfliche Lebens- und Schaffensfreude haben dazu beigetragen, die tägliche Zusammenarbeit freudig und produktiv zu gestalten.

Meine besondere Anerkennung gilt meinem Vater Sanford Ullman. Sein Fachwissen auf dem Gebiet der Pädiatrie und der Allergologie war eine unschätzbare Hilfe bei der Durchsicht einiger Kapitel dieses Buches. Sein Rat, seine Unterstützung und seine beständige väterliche Liebe bereichern mein Leben.

Anmerkungen

Einleitung
Gesundheit, Krankheit und die Medizin im 21. Jahrhundert

1. Statistisches Bundesamt der Vereinigten Staaten, «Projections of the Population of the United States, by Age, Sex, and Race: 1983-2080,» Series P-25, 952 (Washington D. C.: U. S. Government Printing Office, 1984), S. 7, Tafel E.
2. *Medical Abstracts Newsletter*, 6 (September 1986): 1.
3. Ebd.
4. Clement Bezold, Rick Carlson und Jonathan Peck: *The Future of Work and Health* (Dover, Mass.: Auburn House, 1986). Wurde als ein «Book of the Year» von der Zeitschrift *American Health* ausgezeichnet.
5. Siehe *Advances: Journal of the Institute for the Advancement of Health*, 16 E. 53rd St., New York, N. Y. 10022. Dies ist die wichtigste Zeitschrift auf dem Gebiet der Psychoneuroimmunologie.
6. Harris L. Coulter, *Divided Legacy* (Berkeley: North Atlantic Books, 1975), Bd. 3, S. 460, Nr. 147.
7. Siehe Helen Mathews Smith, «The Rebirth of Homeopathy», *MD Magazine*, April 1985, S. 114–121; *World Homeopathic Directory 1982* (Neu Delhi: World Homeopathic Links, 1982).
8. René Dubos, *The Mirage of Health* (New York: Harper and Row, 1959), S. 161.
9. Siehe Coulter, *Divided Legacy*, Bd. 3; Thomas L. Bradford, *The Logic of Figures or Comparative Results of Homeopathic and Other Treatments* (Philadelphia: Boericke and Tafel, 1900).
10. K. Steele u. a., «Iatrogenic Illness on a General Medical Service at a University Hospital», *New England Journal of Medicine*, 304 (1981): 683–642.
11. Aus einer schriftlichen Mitteilung an den Autor.
12. Der britische Chirurg Michael Baum traf eine ähnliche Feststellung: «Was heute als unwissenschaftlich gilt, kann sehr wohl die Wissenschaft von morgen sein – im

Hinblick darauf müssen beide Richtungen aus ihrer Selbstzufriedenheit aufgerüttelt werden.» («Science vs. Non-Science in Medicine: Fact or Fiction», *Journal of the Royal Society of Medicine*, 80 [Juni 1987]: 336–337).

1 Homöopathische Medizin heute

1. Die Königliche Familie Großbritanniens ist seit 1830 der Homöopathie eng verbunden; damals wandte sich Königin Adelaide ratsuchend an den Homöopathen Dr. Ernst Stapf, einen Kollegen von Dr. Samuel Hahnemann. Für weitere Informationen siehe «Homoeopathy: The Royal Key», *Homoeopathy: Journal of the British Homoeopathic Association*, Februar 1987, S. 18–21. Von Mahatma Gandhi ist folgende Aussage überliefert: «Die Homöopathie heilt mehr Krankheiten als jede andere Behandlungsmethode.» Aus einer Rede vom 30. August 1936, zitiert in *World Homoeopathic Directory 1982* (Neu Delhi: World Homoeopathic Links, 1982, S. 32). John D. Rockefeller sen. wurde mindestens fünfzehn Jahre lang homöopathisch behandelt. Er bezeichnete einmal die Homöopathie als «einen progressiven und aggressiven Schritt in der Medizin» (Allan Nevins, *John D. Rockefeller: The Heroic Age of American Enterprise* (New York: Scribners, 1940), Bd. 2, S. 263).
   Tina Turner hat sich für die Homöopathie ausgesprochen, wie in ihrer Autobiographie *Ich, Tina. Mein Leben* (München: Goldmann, 1987) und in Maureen Orths «Tina», *Vogue*, Mai 1985, S. 318 ff. nachzulesen ist. Yehudi Menuhin ist Präsident der Hahnemann Society, einer der größten homöopathischen Vereinigungen Großbritanniens.
2. Walter B. Cannon, *The Wisdom of the Body* (New York: Norton, 1942).
3. Hans Selye, *The Stress of Life* (New York: McGraw Hill, 1978, durchges. Ausg.), S. 12. (Dt.: *Stress. Bewältigung und Lebensgewinn* (München: Piper, 1988).
4. Ilya Prigogine und Isabelle Stengers, *Dialog mit der Natur. Neue Wege naturwissenschaftlichen Denkens* (München: Piper, ⁴1985); Fritjof Capra, *Wendezeit. Bausteine für ein neues Weltbild* (Bern, München, Wien: Scherz, ¹⁴1987); Erich Jantsch, *Die Selbstorganisation des Universums. Vom Urknall zum menschlichen Geist* (München: dtv, 1982).
5. Matthew Kluger, «Fever», *Pediatrics*, 66 (November 1980: 720-724; ders., «Fever: Effect of Drug-Induced Antipyresis on Survival», *Science*, 193 (16. Juli 1976): 237–239; ders., «Fever and Survival», 188 (11. April 1975): 166–168.
6. Siehe William Boyd, *An Introduction to the Study of Disease* (Philadelphia: Lea and Febiger, 1972), S. 95–110.
7. H. L. DuPont und R. B. Hornick, «The Adverse Effect of Lomotil Therapy in Shigellosis», *JAMA*, 226 (24. Dezember 1971): 1525–28.
8. Emil Adolph von Behring, *Modern Phthisia-Genetic and Phthisia-Therapeutic Problems in Historical Illumination* (New York 1906), Sektion 5; erstmals veröffentlicht in: *Beiträge zur Experimentellen Therapie*, 2 (1906). Siehe auch Otto

E. Guttentag, «Homeopathy in the Light of Modern Pharmacology», *Clinical Pharmacology and Therapeutics*, 7 (1966): 426.

9. Siehe Linn Boyd, *A Study of the Simile in Medicine* (Philadelphia: Boericke and Tafel, 1936).

10. Zitiert in Maesimund Panos und Jane Heimlich, *Homeopathic Medicine at Home* (Los Angeles: J. P. Tarcher, 1980), S. 11. Dt.: *Homöopathische Hausapotheke* (München: Heyne, 1984). Für weitere Stellen aus den hippokratischen Schriften, die sich mit dem Ähnlichkeitsprinzip auseinandersetzen, siehe Harris L. Coulter, *Divided Legacy – The Patterns Emerge: Hippocrates to Paracelsus* (Washington, D. C.: Wehawken, 1975), S. 205–206.

11. Zitiert in Coulter, *Divided Legacy*, Bd. 3, S. 432. Die Signaturenlehre, die auf einer analytischen Interpretation basiert, hat zwar manche Ähnlichkeit mit dem homöopathischen Ähnlichkeitsgesetz, ist aber nicht so genau wie die homöopathische Methode, die Arzneimittelversuche und «Arzneimittelprüfungen» durchführt, um die Symptome zu bestimmen, die die jeweilige Substanz heilt.

12. Steward Brand, *Whole Earth Catalog* (Baltimore: Penguin, 1974), S. 606.

13. K. C. Cole, *Sympathetic Vibrations* (New York: Bantam, 1985), S. 280.

14. Kathleen McAuliffe, «The Mind Fields», *Omni* (Januar 1985): 42–44.

15. James Tyler Kent, *Zur Theorie der Homöopathie. Kents Vorlesungen über Hahnemanns Organon* (Leer: Grundlagen und Praxis,[3] 1985).

16. George Vithoulkas, *The Science of Homeopathy* (New York: Grove Press, 1980), S. 87. (Dt.: *Die wissenschaftliche Homöopathie – Theorie und Praxis naturgesetzlichen Heilens* (Göttingen: Burgdorf, 1986).

17. R. R. Sharma, «Homoeopathy Today: A Scientific Appraisal», *British Homoeopathic Journal*, 75 (Oktober 1986): 231–236.

18. I. Amato, «Molecular Divorce Gives Strange Vibes», *Science News* (1. November 1986): 277–278.

19. Stanley Ries u. a., «Triacontanol: A New Naturally Occurring Plant Growth Regulator», *Science*, 195 (1977): 1339–41.

20. David Perlman, «Chance Discovery of a Magic Fertilizer», *San Francisco Chronicle* (15. November 1977): 1.

21. Francisco X. Eizayaga, *Tratado de Medicina Homeopatica* [Traktat über die Homöopathie], (Buenos Aires: Ediciones Marecel, 1981). Ein Satz englischsprachiger Kassetten mit Dr. Eizayagas Grundkonzepten ist erhältlich bei Homoeopathic Educational Services, 2124 Kittredge St., Berkeley, CA 94704.

22. Edward W. Russell, *Report on Radionics* (Suffolk, England: Neville Spearman, 1973), S. 17.

23. H. D. Kerr und G. W. Yarborough, «Pancreatitis Following Ingestion of a Homeopathic Preparation», *New England Journal of Medicine*, 314 (19. Juni 1986): 642–643.

2 Kurzer historischer Abriß der Homöopathie

1. Sir James George Frazer, *The Golden Bough* (New York: Macmillan, 1922), S. 12–42. (Dt.: *Der goldene Zweig* [Leipzig: Hirschfeld, 1926]).
2. Richard Haehl, *Samuel Hahnemann: His Life and Work* (Neu Delhi: B. Jain, 1971), S. 37.
3. Trevor M. Cook, *Samuel Hahnemann*: The Founder of Homoeopathic Medicine (Wellingborough, England: Thorsons, 1981), S. 71–77; Harris Coulter, *Divided Legacy* (Washington, D. C.: Wehawken, 1977), Bd. 2, S. 310.
4. Samuel Hahnemann, «Versuch über ein neues Prinzip zur Auffindung der Heilkräfte der Arzneisubstanzen, nebst einigen Blicken auf die bisherigen», *Journal der practischen Arzneykunde und Wundarzneykunst*, hrsg. von C. W. Hufeland, 2 (1796): 391-439; 465-561.
5. Thomas L. Bradford, *The Life and the Letters of Dr. Samuel Hahnemann* (Philadelphia: Boericke u. Tafel, 1895), S. 151.
6. Cook, *Samuel Hahnemann*, S. 127.
7. Haehl, *Samuel Hahnemann*, S. 108.
8. Cook, *Samuel Hahnemann*. S. 130.
9. Paul Starr, *The Social Transformation of American Medicine* (New York: Basic, 1982).
10. Cook, *Samuel Hahnemann*, S. 39.
11. Harris L. Coulter, *Divided Legacy* (Berkeley: North Atlantic Books, 1975), Bd. 3, S. 39.
12. Cook, *Samuel Hahnemann*, S. 39.
13. Coulter, *Divided Legacy*, Bd. 3, S. 70.
14. *New York Journal of Medicine*, 5 (1845): 418.
15. Coulter, *Divided Legacy*, Bd. 3, S. 103.
16. Starr, *Social Transformation*, S. 97.
17. Martin Kaufman, *Homoeopathy in America* (Baltimore: Johns Hopkins University Press, 1971), S. 158.
18. Coulter, *Divided Legacy*, Bd. 3, S. 124-126.
19. Kaufman, *Homeopathy in America*, S. 53.
20. Coulter, *Divided Legacy*, Bd. 3, S. 199.
21. Ebd., S. 206–219.
22. William Harvey King, *History of Homeopathy* (New York: Lewis, 1905), Bd. 1, S. 47.
23. Coulter, *Divided Legacy*, Bd. 3, S. 208.
24. Starr, *Social Transformation*, S. 98.
25. Ebd.
26. Ebd.
27. Kaufman, *Homeopathy in America*, S. 89.
28. Coulter, *Divided Legacy*, Bd. 3, S. 208.
29. Ebd. S. 209.
30. Bradford, *Dr. Samuel Hahnemann*, S. 157.

31. Coulter, *Divided Legacy*, Bd. 3,, S. 562.
32. Cook, *Samuel Hahnemann*, S. 158; Thomas L. Bradford, *The Logic of Figures or Comparative Results of Homoeopathic and Other Treatments* (Philadelphia: Boericke and Tafel, 1900), S. 112–146.
33. Rudolf Tischner, *Geschichte der Homöopathie* (Leipzig: Verlag Dr. W. Schwabe, 1939).
34. Erich Haehl, *100 Jahre Deutscher Zentralverein homöopathischer Ärzte. Geschichte des DZVhÄ*. Festschrift (Leipzig: Verlag Dr. W. Schwabe, 1929).
35. Mark Twain, «A Majestic Literary Fossil», *Harpers Magazine* (Februar 1890): 444.
36. Coulter, *Divided Legacy*, Bd. 3, S. 304 und 460; *Transactions of the American Institute of Homoeopathy* (1901): 657–746.
37. King, *History of Homeopathy*, Bd. 2, S. 14.
38. Coulter, *Divided Legacy*, Bd. 3, S. 463.
39. Cook, *Samuel Hahnemann*, S. 142–144.
40. Ebd., S. 148; *New England Medical Gazette* (1869): 291; *Transactions of the American Institute of Homoeopathy* (1908): 128.
41. King, *History of Homeopathy*, Bd. 1, S. 346.
42. Coulter, *Divided Legacy*, Bd. 3, S. 297.
43. King, *History of Homeopathy*, Bd. 2, S. 159–213.
44. Ruth Abrams (Hrsg.), *Send Us a Lady Physician: Women Doctors in America, 1835-1920* (New York: Norton, 1985), S. 100.
45. Starr, *Social Transformation*, S. 117.
46. Abrams (Hrsg.), *Lady Physician*, S. 101.
47. Coulter, *Divided Legacy*, Bd. 3, S. 112.
48. Mary Baker Eddy, *Science and Health* (auch dt.: *Wissenschaft und Gesundheit mit Schlüssel zur heiligen Schrift*), (Boston: Trustees under the Will of Mary B. Eddy, ca. 1952).
49. *Transactions of the Medical Society of New York* (1872): 46.
50. Henry James, *The Bostonians* (New York: Bantam, 1984), S. 315. (Dt.: *Die Damen aus Boston* [Berlin: Ullstein, 1984]).
51. Coulter, *Divided Legacy*, Bd. 3, S. 113.
52. Bradford, *Logic of Figures*, S. 59; Coulter, *Divided Legacy*, Bd. 3, S. 298-305.
53. Bradford, *Logic of Figures*, S. 68 und 113-146; Coulter, *Divided Legacy*, Bd. 3, S. 268.
54. Coulter, *Divided Legacy*, Bd. 3, S. 299 302.
55. *New England Medical Gazette* (1866): 69.
56. *Transactions of the American Institute of Homoeopathy* (1892): 83.
57. Kaufman, *Homoeopathy in America*, S. 58.
58. *Transactions of the American Institute of Homoeopathy* (1893): 52; *Journal of the American Medical Association*, 52 (22. Mai 1909): 1691ff.
59. *Phials*, University of Michigan, 1901.
60. Coulter, *Divided Legacy*, Bd. 3, S. 430.
61. Starr, *Social Transformation*, S. 119; Coulter, *Divided Legacy*, Bd. 3, S. 446.

62. Kaufman, *Homoeopathy in America,* S. 166.

63. Starr, *Social Transformation,* S. 124.

64. Coulter, *Divided Legacy,* Bd. 3, S. 444.

65. Artur Braun, «Deutscher Zentralverein homöopathischer Ärzte», in: A. Braun und B. Ostermayr, *Handwörterbuch der Homöopathie* (Regensburg: Sonntag, in Vorbereitung).

66. Coulter, *Divided Legacy,* Bd. 3, S. 371.

67. E. Richard Brown, *Rockefeller's Medicine Men* (Berkeley: University of California Press, 1979), S. 109-111.

68. Ebd.

69. J. H. Salisbury, «The Subordination of Medical Journals to Proprietary Interests», *Journal of the American Medical Association,* 46 (1906): 1337-38.

70. Bradford, *Dr. Samuel Hahnemann,* S. 304.

71. Hans-Jürgen Rieger, *Lexikon des Arztrechts* (Berlin: Walter de Gruyter, 1984).

72. Bradford, *Dr. Samuel Hahnemann,* S. 304.

73. Rieger, *Lexikon des Arztrechts.*

74. Braun, «Deutscher Zentralverein homöopathischer Ärzte».

75. Trevor Cook, *Samuel Hahnemann, The Founder of Homoeopathic Medicine* (Wellingborough, England: Thorsons, 1981), S. 144.

76. Barnaby J. Feder, «Holistic Medicine in Britain», *New York Times* (9. Januar 1985).

77. «Magic or Medicine», *Which?* (Oktober 1986): 443-447.

78. Richard Wharton und George Lewith, «Complementary Medicine and General Practitioner», *British Medical Journal,* 292 (7. Juni 1986): 1498-1500.

79. «Taking the Alternative Path to Health», *The Times* [London] (13. März 1985).

80. David Taylor Reilly, «Young Doctors' Views on Alternative Medicine», *British Medical Journal,* 287 (30. Juni 1983): 337-339.

81. IFOP Survey, Paris, 1985.

82. «Medécines douches: La revanche de l'homeopathie», *Le Nouvel Observateur* (12. April 1985): 36-41.

83. «Summary Report of the Commission for Alternative Systems of Medicine», in: *Alternative Medicine in the Netherlands,* Den Haag 1981, S. 10-11.

84. Jugal Kishore, «Homoeopathy: The Indian Experience», *World Health Forum,* 3 (1983): S. 107.

85. Ebd., S. 106.

86. Ebd., S. 110.

87. Francisco X. Eizayaga, «Homeopathy in American Spanish-Speaking Countries», A Presentation at the Annual Conference of the National Center for Homeopathy vom 4.-5. Oktober 1985.

88. *World Homoeopathic Directory* (Neu Delhi: Harjeet, 1982), S. 36-37; Eizayaga, «Homeopathy».

89. Ann Chase, «Options: Homeopathy», *Washington Post* (28. April 1983): D5.

90. «Riding the Coattails of Homeopathy», *FDA Consumer* (März 1985): 31.

91. R. L. Avina und L. J. Schneiderman, «Why Patients Choose Homeopathy», *Western Journal of Medicine*, 128 (April 1978): 366-369.

3 Die wissenschaftliche Verifikation der Homöopathie

1. Sir William Osler, «Unity, Peace and Concord – A Farewell Address to the American Medical Profession in 1905», in: *The Collected Writings of Sir William Osler* (Birmingham, Ala.: Classics of Medicine Library, 1985), Bd. 1; Nachdruck von Auszügen im *Journal of the American Medical Association*, 258 (3. Juli 1987): 3.

2. David O'Keeffe und M. F. Khan, «Is Homoeopathy a Placebo Response?» *Lancet* (8. November 1986): 1106-07.

3. David Taylor Reilly, Morag A. Taylor, Charles McSharry und Tom Aitchison, «Is Homoeopathy a Placebo Response?» *Lancet* (29. November 1986): 1272.

4. Office of Technology Assessment, *Assessing the Safety and Efficacy of Medical Technology* (Washington, D. C.: U. S. Gouvernment Printing Office, September 1978), S. 7.

5. Howard P. Bellows, *The Test Drug Proving of the O. O. & L. Society: A Reproving of Belladonna* (Boston: The American Homoeopathic Ophthalmological, Otological, and Laryngological Society, 1906).

6. J. Paterson, «Report on Mustard Gas Experiments», *Journal of the American Institute of Homeopathy*, 37 (1944): 47-50, 88-92.

7. R. M. M. Owen und G. Ives, «The Mustard Gas Experiments of the British Homeopathic Society: 1941-1942», *Proceedings of the 35th International Homeopathic Congress* (1982): 258-259.

8. David Taylor Reilly, Morag A. Taylor, Charles McSharry und Tom Aitchison, «Is Homoeopathy a Placebo Response: Controlled Trial of Homoeopathic Potency, with Pollen in Hayfever as Model», *Lancet* (18. Oktober 1986): 881-886.

9. R. G. Gibson, S. L. M. Gibson, A. D. MacNeil u. a., «Homoeopathic Therapy in Rheumatoid Arthritis: Evaluation by Double-Blind Controlled Trial», *British Journal of Clinical Pharmacology* 9 (1980): 453-459.

10. Peter Fisher, «An Experimental Double-Blind Trial Method in Homeopathy: Use of a Limited Range of Remedies to Treat Fibrositis», *British Journal of Homoeopathy*, 74 (1986): 142–147.

11. Henry Albertini u. a., «Homeopathic Treatment of Neuralgia Using Arnica and Hypericum: A Summary of 60 Observations», *Journal of the American Institute of Homeopathy*, 78 (September 1985): 126–128.

12. C. F. Claussen, J. Bergmann, G. Bertora und E. Claussen, «Homöopathische Kombination bei Vertigo und Nausea», *Arzneim.-Forsch./Drug Res.*, 34 (1984): 1791-98.

13. Pierre Dorfman, Marie Noel Lasserre und Max Tetau, «Préparation à l'accouchement par homéopathie: Expérimentation en double-insu versus placebo», *Cahiers de Biotherapie*, 94 (April 1987): 77-81.

14. M. Shipley, H. Berry, Gill Broster u. a., «Controlled Trial of Homeopathic Treatment of Osteoarthritis», *Lancet* (15. Januar 1983): 97-98.

15. C. Oliver Kennedy, «Homoeopathy», *Lancet* (26. Februar 1983): 482.

16. V. Baumans, C. J. Bol, W. M. T. qude Luttikhuis und A. C. Beynen, «Does Chelidonium 3x Lower Serum Cholesterol?» *British Homoeopathic Journal,* 76 (Januar 1987): 14-15.

17. J. C. Cazin u. a., «A Study of the Effect of Decimal and Centesimal Dilution of Arsenic on Retention and Mobilization of Arsenic in the Rat», *Human Toxicology* (Juli 1987).

18. Christopher Day, «Control of Stillbirths in Pigs Using Homoeopathy», *Veterinary Record*, 114 (3. März 1984): 216; Reprint im *Journal of the American Institute of Homeopathy,* 779 (Dezember 1986): 146-147.

19. Christopher Day, «Clinical Trials in Bovine Mastitis: Use of Nosodes for Prevention», *British Homoeopathic Journal*, 75 (Januar 1986): 11-15.

20. H. Choudhury, «Cure of Cancer in Experimental Mice with Certain Biochemic Salts», *British Homoeopathic Journal*, 69 (1980): 168-170.

21. G. R. Keysall, K. L. Williamson und B. D. Tolman, «The Testing of Some Homoeopathic Preparations in Rodents», in: *Proceedings of the 40th International Homeopathic Congress* (Lyon, Frankreich, 1985), S. 228-231.

22. Adam Sacks, «Nuclear Magnetic Resonance Spectroscopy of Homeopathic Remedies», *Journal of Holistic Medicine*, 5 (Herbst-Winter 1983): 172-175; R. B. Smith und G. W. Boericke, «Changes Caused by Succussion on N. M. R. Patterns and Bioassay of Bradykinin Triacetate (BKTA) Succussions and Dilution», *Journal of the American Institute of Homeopathy*, 61 (November-Dezember 1968): 197-212.

23. Jean Boiron, Jacky Abecassis und Philippe Belon, «The Effects of Hahnemannian Potencies of 7c Histaminum and 7c Apis Mellifica upon Basophil Degranulation in Allergic Patients», *Aspects of Research in Homeopathy* (Lyon: Boiron, 1983).

24. J. Sainte Laudy, D. Haynes und G. Gerswin, «Inhibition of Whole Blood Dilutions on Basophil Degranulation», *International Journal of Immunotherapy*, 2 (1986): 247-250.

25. Elizabeth Davenas, Bernard Poitevin und Jacques Benveniste, «Effect on Mouse Peritoneal Macrophages of Orally Administered Very High Dilutions of Silicea», *European Journal of Pharmacology*, 135 (April 1987): 313-319.

26. L. M. Singh und G. Gupta, «Antiviral Efficacy of Homeopathic Drugs Against Animal Viruses», *British Homoeopathic Journal*, 74 (Juli 1985): 168-174.

27. W. E. Boyd, «The Action of Microdoses of Mercuric Chloride on Diastase», *British Homoeopathic Journal*, 31 (1941): 1-28; 32 (1942): 106-111.

28. David Mock, «What's Going On Here, Anyway? – A Review of Boyd's ‹Biochemical and Biological Evidence of the Activity of High Potencies›,» *Journal of the American Institute of Homeopathy*, 62 (1969): 197.

29. R. L. Jones und M. D. Jenkins, «Comparison of Wheat and Yeast as In Vitro Models for Investigating Homoeopathic Medicines», *British Homoeopathic Journal*, 72 (1983): 143-147.

30. William Steffan, «Growth of Yeast Cultures as In Vitro Model for Investigating Homoeopathic Medicines», *British Homoeopathic Journal*, 73 (Oktober 1984): 198-210.

31. R. D. Baker und C. W. Smith, «Comment on the Paper ‹Growth of Yeast Cultures as In Vitro Model for Investigating Homoeopathich Medicines›», *British Homoeopathic Journal*, 74 (April 1985): 93-95.

32. Jessica Chou, «A Biological Investigation of Successed Serial Microdilutions», *Journal of the American Institute of Homeopathy* 79 (September 1986): 100-105.

33. A. R. D. Stebbing, «Hormesis: The Stimulation of Growth by Low Levels of Inhibitors», *The Science of the Total Environment,* 22 (1982): 213-234.

Weitere Literaturhinweise

Zur weitergehenden Information über homöopathische Forschung siehe insbesondere:

Coulter, Harris L., *Homoeopathic Science and Modern Medicine: The Physics of Healing with Microdoses* (Berkeley: North American Books, 1981).

Resch, Gerhard, und Viktor Gutmann, *Scientific Foundations of Homoeopathy* (Berg: Barthel & Barthel, 1987).

Scofield, A. M. «Experimental Research in Homoeopathy: A Critical Review», *British Homoeopathic Journal*, 73 (Juli-Oktober 1984): 161-180; 211-226.

Ullman, Dana (Hrsg.), *Monograph on Homeopathic Research,* Bd. 1 und 2 (Berkeley: Homeopathic Educational Services, 1981, 1986).

Wenn Sie die homöopathische Forschung unterstützen und darüber auf dem laufenden bleiben wollen, wenden Sie sich bitte an Foundation for Homeopathic Education and Research, 5916 Chabot Crest, Oakland, CA 94618.

4 Schwangerschaft und Geburt: Ein guter Anfang ist wichtig

1. 1986 World Population Data Sheet, Population Reference Bureau (888 14th St., NW, Washington, D. C., 20005).

2. Richard W. Wertz und Dorothy C. Wertz, *Lying-In: A History of Childbirth in America* (New York: Schocken, 1979), S. 137.

3. Ebd., S. 138.

4. Ebd., S. 136.

5. Diana Korte und Roberta Scaer, *A Good Birth, A Safe Birth* (New York: Bantam, 1984), S. 113-137.

6. Ebd., S. 129-130.

7. Ebd., S. 132-133.

8. Ebd., S. 134.

9. Weltgesundheitsorganisation WHO, «Appropriate Technology for Birth», *Lancet*, 8452 (24. August 1985): 436.
10. Zitiert in Herbert H. Keyser, *Women Under the Knife* (New York: Warner, 1984), S. 72.
11. Robert Mendelsohn, *Männermacht Medizin. Wie Ärzte die Frauen beherrschen* (Laer: Mahijiva, 1989).
12. Mark Dowie, «Terata», *Mother Jones* (Januar 1985): 14-21.
13. Pierre Dorfman, Marie Noel Lasserre und Max Tetau, «Preparation à l'accouchement par homéopathie: Expérimentation en double insu versus placebo», *Cahiers de Biotherapie*, 94 (April 1987): 77-81.
14. C. E. I. Day, «Control of Stillbirths in Pigs Using Homoeopathy», *British Homoeopathic Journal*, 73 (Juli 1984): 142-143.
15. Douglas M. Borland, *Homoeopathy for Mother and Infant* (Neu Delhi: B. Jain, o. J.).
16. T. C. Duncan, *Disease of Infants and Children and Their Homoeopathic Treatment* (Chicago: Duncan Brothers, 1880), Bd. 2, S. 492.

Weitere Literaturhinweise

Edwards, Margot, und Mary Waldot, *Reclaiming Birth* (Trumansburg, N. Y.: Crossing Press, 1984).
Fisher, Charles, *A Handbook on the Diseases of Children and Their Homoeopathic Treatment* (Chicago: Medical Century, 1895).
Goer, Henci, «Are Cesareans Saving Babies?: A Review of the Medical Literature», *Childbirth Alternatives Quarterly*, 7 (Sommer 1986): 9-11.
Hamlin, Frederick W., *A Manual of Practical Obstetrics* (New York: Boericke and Runyon, 1908).
Hotchner, Tracy, *Pregnancy and Childbirth* (New York: Avon, 1979).
Isaacs, Janet Ashford, «Trends in World Infant Mortality», *Childbirth Alternative Quarterly*, 8 (Herbst 1986): 13.
Society of Homoeopathic, «Homoeopathy in Childbirth and Childhood», Seminarprotokoll, London, 1. November 1980.
Tyler, Margaret, «Mastitis», *Homoeopathy* 7 (Januar 1938): 3-8.
Yingling, W. A., *The Accoucheur's Emergency Manual* (Neu Delhi: B. Jain, o. J.).

5 Kinderheilkunde: Homöopathische Therapie statt Medikamentenmißbrauch

1. Harris L. Coulter, *Divided Legacy: The Conflict Between Homoeopathy and the American Medical Association*, Bd. 3 (Berkeley: North Atlantic Books, 1973), S. 71.

2. «General Guidelines for the Valuation of Drugs to Be Approved for Use During Pregnancy and for Treatment of Infants and Children.» Ein Bericht des Committee on Drugs, American Academy of Pediatrics, 1974.

3. Clinical Pharmacology Unit, University of Vermont College of Medicine, «Misuse of Antibiotics for Treatment of Upper Respiratory Infections in Children», *Pediatrics for the Clinician* (1975).

4. Robert Mendelsohn, *«Trau keinem Doktor!» Bekenntnisse eines medizinischen Ketzers. Über die enormen Gefahren der modernen Medizin und wie man sich davor schützen kann* (Laer: Mahajiva, 1988).

5. Wayne A. Ray u. a., «Prescribing of Tetracycline to Children Less than 8 Years Old», *Journal of the American Medical Association*, 237 (1977): 2069-74.

6. Annabel Hecht, «What's That Alcohol Doing in My Medicine?» *FDA Consumer*, 18 (1984): 12-16.

7. Coulter, *Divided Legacy*, Bd. 3, S. 114.

8. John S. Haller, jr., «Aconite: A Case Study in Doctrinal Conflict and the Meaning of Scientific Medicine», *Bulletin of the New York Academy of Medicine*, 60 (November 1984): 900.

9. Ebd., S. 898.

10. Karin B. Nelson und Jonas H. Ellenberg, «Prognosis in Children with Febrile Seizures», *Pediatrics* (Mai 1978); Barton D. Schmitt, «Fever Phobia», *American Journal of Diseases of Children* (Februar 1980): 176-186.

11. Gilbert Simon und Marcia Cohen, *Parent's Pediatric Companion* (New York: Marrow, 1985), S. 163.

12. Mendelsohn, *Healthy Child*, S. 3.

6 Frauenleiden: Den weiblichen Körper behandeln, nicht mißhandeln

1. Harris L. Coulter, *Divided Legacy: The Conflict Between Homoeopathy and the American Medical Association*, Bd. 3 (Berkeley: North Atlantic Books, 1973), S. 116.

2. Robert S. Mendelsohn, *Male Practice: How Doctors Manipulate Women* (Chicago: Contemporary Books, 1982), S. 60. (Dt.: Siehe Kap. 4, Anm. 11).

3. Ebd.

4. Editors of Prevention Magazine, *Using Medicines Wisely* (Emmaus, Pa.: Rodale, 1985), S. 94-96.

5. Ebd., S. 95.

6. Elizabeth Wright Hubbard, «Homeopathy During the Menopause», *Journal of the American Institute of Homeopathy,* 54 (März-April 1961): 45-46.

Weitere Literaturhinweise

Keyser, Herbert H., *Women Under the Knife* (New York: Warner, 1984).

Rosenfeld, Isadore, *Second Opinion* (New York: Bantam, 1982).

Smith, Trevor, und Peter Fricke, *Homöotherapie gynäkologischer Erkrankungen* (Regensburg: Sonntag, 1984).

Weiss, Kay (Hrsg.), *Women's Health Care: A Guide to Alternatives* (Reston, Va.: Reston, 1984).

7 Infektionskrankheiten: Es müssen nicht immer Antibiotika sein

1. René Dubos, *Mirage of Health* (New York: Harper and Row, 1959): S. 93-94.
2. Marc Lappé, *When Antibiotics Fail* (Berkeley: North Atlantic Books, 1986): S. xii.
3. William Crook, *The Yeast Connection* (New York: Vintage, 1986).
4. Lappé, *When Antibiotics Fail*, S. xiii.
5. Ebd., S. xvii.
6. «Those Overworked Miracle Drugs», *Newsweek* (17. August 1981): 63.
7. R. B. Sack, «Prophylactic Antibiotics? The Individual Versus the Community», *New England Journal of Medecine*, 300 (1979): 1107-08.
8. Claude Bernard, *Principes de Médicine Expérimentale* (Paris: Presses Universitaires de France, 1947), S. 160-161.
9. Jonas Salk, Mandala Kongreß für ganzheitliche Gesundheit, San Diego, Kalif., September 1976. Tagungsbericht veröffentlicht im *Journal of Holistic Health*, 1976.
10. F. L. von Buchem, «Therapy of Acute Otitis Media: Myringotomy, Antibiotics, or Neither? A Double-Blind Study in Children», *Lancet*, 883 (24. Oktober 1981).
11. J. Thomsen, «Penicillin and Acute Otitis Media: Short and Longterm Results», *Annals of Otology, Rhinology, and Laryngology*, Supplement, 68 (1980): 271.
12. E. M. Mandel u. a., «Efficacy of Amoxicillin with and without Decongestant – Antihistamine for Otitits Media with Effusion in Children», *New England Journal of Medicine*, 316 (19. Februar 1987): 432-437.
13. von Buchem, «Therapy», S. 883-887.
14. Randall Neustaedter, «Management of Otitis Media with Effusion in Homeopathic Practice», *Journal of the American Institute of Homeopathy*, 79 (September-Dezember 1986): 87-99; 133-140.
15. M. Diamant, «Abuse and Timing of Use of Antibiotics in Acute Otitis Media», *Archives of Otolargyngology*, 100 (1974): 226.
16. D. Kilby, «Grommets and Glue Ears: Two Year Results», *Journal of Laryngology and Otology*, 86 (1972): 105; M. J. K. M. Brown, «Grommets and Glue Ear: A Five-year Follow-up of a Controlled Trial», *Journal of Social Medicine*, 71 (1978): 353; T. Lildholdt, «Ventilation Tubes in Secretory Otitis Media», *Acta Otolaryngology*, Supplement, 398 (1983): 1.

17. Alan L. Bisno, «Where Has All the Rheumatic Fever Gone?» *Clinical Pediatrics* (Dezember 1983): 804-805.
18. A. Gastanaduy, «Failure of Penicillin to Eradicate Group A Streptcocci During an Outbreak of Pharyngitis», *Lancet*, 8193 (1980): 498-502; E. Kaplan, «The Role of the Carrier in Treatment Failures After Antibiotic Therapy for Group A Streptococci in the Upper Respiratory Tract», *Journal of Laboratory and Clinical Medicine*, 98 (1981): 326-335.
19. Alan L. Bisno, «The Concept of Rheumatogenic and Nonrheumatogenic Group A Streptococci», in: Read, *Streptococcal Diseases and the Immune Response* (New York: Academic Press, 1980), S. 789-803; Bisno, «Streptococcal Infections that Fail to Cause Recurrences of Rheumatic Fever», *Journal of Infectious Disease*, 136 (1977): 278-285.
20. A. George Veasy u. a., «Resurgence of Acute Rheumatic Fever in the Intermountain Area of the United States», *New England Journal of Medicine*, 316 (19. Februar 1987): 421-426.
21. James W. Bass, «Treatment of Streptococcal Pharyngitis», *Journal of the American Medical Association*, 256 (8. August 1986): 740-743.
22. *Health Facts*, 12 (Mai 1987): 2.
23. René Dubos, *Mirage of Health* (New York: Harper and Row, 1959); Thomas McKeown, *The Role of Medicine* (Princeton: Princeton University Press, 1979).
24. «Life Tables», *Vital Statistics of the United States, 1982* (Hyattsville, Md.: National Center for Health Statistics, 1982), Bd. 2, Abt. 6, S. 13.
25. René Dubos, *Man Adapting* (New Haven: Yale University Press, 1965), S. 346.
26. McKeown, *Role of Medicine*, S. 29-44.
27. Thomas L. Bradford, *The Logic of Figures or Comparative Results of Homoeopathic and Other Treatments* (Philadelphia: Boericke and Tafel, 1900).
28. Ebd., S. 68.
29. Harris L. Coulter, *Divided Legacy: The Conflict Between Homoeopathy and the American Medical Association*, Bd. 3 (Berkeley: North Atlantic Books, 1973), S. 302.
30. Neustaedter, «Management», S. 87.
31. David Castro und George Galvao Nogueira, «Use of the Nosode Meningococcinum as a Preventive Against Meningitis», *Journal of the American Institute of Homoeopathy*, 68 (Dezember 1975): 211-219.
32. L. M. Singh und Girish Gupa, «Antiviral Efficacy of Homoeopathic Drugs Against Animal Viruses», *British Homoeopathic Journal*, 74 (Juli 1985): 168-174.
33. Richard Savage, «Homoeopathy: When No Effective Alternative», *British Homoeopathic Journal*, 73 (April 1984): 75-83.
34. *Transaction of the New York State Homoeopathic Medical Society*, 1867, S. 57-59.
35. «Report of Life Insurance Committee», *Transactions of the American Institute of Homoeopathy* (1897): 53-58; (1898): 81-90.
36. Victor Gong, *Understanding AIDS: A Comprehensive Guide* (New Brunswick, N. J.: Rutgers University Press, 1985), S. 77-89.
37. Matt Clark u. a., «AIDS», *Newsweek* (12. August 1985): 22.

38. *Physicians' Desk Reference* (Oradell, N. J.: Medical Economics Books, 1985).
39. Hans H. Neumann, «Use of Steroid Creams as a Possible Cause of Immunosuppression in Homosexuals», *New England Journal of Medicine,* 306 (15. April 1982): 935.
40. Robert R. Redfield u. a., «Desseminated Vaccinia in a Military Recruit with Human Immunodeficiency Virus (HIV) Disease», *New England Journal of Medicine,* 316 (12. März 1987): 673-676; Neal A. Halsey und D. A. Henderson, «HIV Infection and Immunization Against Other Agents», *New England Journal of Medicine,* 316 (12. März 1987): 684-685.
41. Pearce Wright, «Smallpox Vaccine ‹Triggered AIDS Virus›», *The Times* [London], (11. Mai 1987): 1.
42. Ebd., S. 18.
43. Persönliche Mitteilung an den Verfasser. Für weitere Informationen siehe Michael Strange, «AIDS: What Homoeopathy Can Offer», *The Homoeopath: Journal of the Society of Homoeopaths,* 6 (1987): 117-124.
44. Laurence E. Badgley, «Homeopathy for Acquired Immune Deficiency Syndrome (A.I.D.S.)», *Journal of the American Institute of Homeopathy,* 80 (März 1987): 8-14.
45. Singh und Gupa, «Antiviral Efficacy».
46. R. G. Gibson u. a., «Homoeopathic Therapy in Rheumatoid Arthritis: Evaluation by Double-Blind Clinical Therapeutic Trial», *British Journal of Clinical Pharmacology,* 9 (1980): 453-459.

8 Allergien: Nicht nur auf die Symptome starren

1. Alan Scott Levin und Merla Zellerbach, *The Type 1/Type 2 Allergy Relief Program* (Los Angeles, J. P. Tarcher, 1983), S. 25.
2. Robert Mendelsohn, *How to Raise a Healthy Child... In Spite of Your Doctor* (Chicago: Contemporary Books, 1984), S. 194. (Dt.: Siehe Kap. 5, Anm. 4).
3. Joe Graedon, *The People's Pharmacy* (New York: St. Martin's Press, 1985), S. 307-308.
4. Philip S. Norman, «An Overview of Immunotherapy: Implications for the Future», *Journal of Allergy and Clinical Immunology,* 65 (1980): 87-96.
5. Earl B. Brown, «Reply to Corticosteroid Therapy in Asthma», *Journal of Allergy,* 41 (1968): 60.
6. D. Appel, «Faulty Use of Canister Nebulizers for Asthma», *Journal of Family Practice,* 14 (1982): 1135-39.
7. Levin und Zellerbach, *Type 1/Type 2,* S. 178-181.
8. Jean Boiron, Jacky Abecassis und Philippe Belon (Hrsg.), «The Effects of Hahnemannian Potencies of 7c *Histaminum* and 7c *Apis Mellifica* upon Basophil Degranulation in Allergic Patients». in: *Aspects of Research in Homeopathy* (Lyon: Boiron, 1983), S. 61-67

9. David Taylor Reilly, Morag A. Taylor, Charles McSharry und Tom Aitchison, «Is Homoeopathy a Placebo Response? Controlled Trial of Homoeopathic Potency, with Pollen in Hayfever as Model», *Lancet* 8512 (18. Oktober 1986): 881-886.

9 Chronische Krankheiten: Die homöopathische Alternative

1. Zitiert aus Rick Carlson, *The End of Medicine* (New York: John Wiley, 1975), S. 21.
2. John C. Bailar, III, und Elaine M. Smith, «Progress Against Cancer?» *New England Journal of Medicine*, 314 (8. Mai 1986): 1231.
3. John Cairns, «The Treatment of Diseases and the War Against Cancer», *Scientific American*, 253 (1985): 59.
4. D. S. Greenberg, «Progress in Cancer Reserarch – Don't Say It Isn't So», *New England Journal of Medicine*, 292 (1975): 707.
5. Ron Rosenbaum, «Tales from the Cancer Cure Underground», *New West* (17. November 1980): 29.
6. Laura Reif, «Hospitals: How to Get Out Sooner and Stay Out Longer», *Healthline*, 2 (November 1983): 1-2.
7. G. A. Faich u. a., «National Adverse Drug Reaction Surveillance: 1985», *Journal of the American Medical Association*, 257 (April 1987): 2068.
8. National Center for Health Statistics, «National Health Survey», Series 10 (1979), S. 119 und 137, Tafeln 9 und 14).
9. Ebd.
10. K. Steele u. a., «Iatrogenic Illness on a General Medical Service at a University Hospital», *New England Journal of Medicine* 304 (1981): 638-642.
11. P. A. F. Jansen u. a., in: *Age and Ageing*, 15 (Mai 1986): 151.
12. I. Hjermann u. a., «Effect of Diet and Smoking Intervention on the Incidence of Coronary Heart Disease», *Lancet*, 2 (1981): 1303-10.
13. Julian Whitaker, *Reversing Heart Disease* (New York: Warner, 1985).
14. Zur weiteren Information über Miasmen siehe Samuel Hahnemann, *Chronische Krankheiten* (Berg: Barthel & Barthel, 1983); Herbert Roberts, *The Principles and Art of Cure by Homeopathy* (Essex, England: C. W. Daniel, 1942); James Tyler Kent, *Lectures on Homoeopathic Philosophy* (Berkeley: North Atlantic Books, 1979) [Dt.: Siehe Kap. 1, Anm. 15]; J. H. Allen, *Chronic Miasms* (Neu Delhi: B. Jain, o. J.); Sanchez Ortega, *Anmerkungen zu den Miasmen oder chronischen Krankheiten im Sinne Hahnemanns* (Heidelberg: Karl F. Haug, ³1987).
15. «Can Aluminium Cause Alzheimer's?» *Wellness Letter* (University of California, Berkeley), 3 (Oktober 1986): 1.
16. Andrew Locke, «A Comparison of Alumina – The Drug Picture – and Alzheimer's Disease – The Disease Picture», *British Homoeopathic Journal*, 73 (April 1984): 92-94.
17. Robin Gibson u. a., «Homoeopathic Therapy in Rheumatoid Arthritis: Evalua-

tion by Double-Blind Clinical Trial», *British Journal of Clinical Pharmacology*, 9 (März 1980): 453-459.

18. David Taylor-Reilly, Morag A. Taylor, Charles McSharry und Tom Aitchison, «Is Homoeopathy a Placebo Response? Controlled Trial of Homoeopathic Potency, with Pollen in Hayfever as Model», *Lancet,* 8514 (18. Oktober 1986): 881-886.

19. Peter Fisher, «An Experimental Double-Blind Clinical Trial Method in Homoeopathy», *British Homoeopathic Journal*, 75 (Juli 1986): 142-147.

Weitere Literaturhinweise

Ornish, Dean, *Stress, Diet, and Your Heart* (New York: Signet, 1984).

Preston, Thomas A., *The Clay pedestal* (New York: Scribner's, 1981).

Robin, Eugene, D., *Medical Care Can Be Dangerous to Your Health* (New York: Harper and Row, 1984).

10 Sportmedizin: Leistungsfähiger und gesünder mit homöopathischen Heilmitteln

1. Matthew King, «The Chronic Boom», *City Sports* (Oktober 1986): 45.

2. Steven I. Subotnick, *Cures for Common Running Injuries* (New York: Collier, 1979), S. xi.

3. King, «Chronic Boom», S. 48.

4. Ebd.

5. «Arnica at the Olympics», *Homeopathy Today* (Sommer 1984): 25.

6. Hans Kraus, *Sports Injuries* (Chicago: Playboy, 1981), S. 5.

Weitere Literaturhinweise

Bachmann, David C., und Marilynn Preston, *Dear Dr. Jock . . . The People's Guide to Sports and Fitness* (New York: Dutton, 1980).

Benjamin, Ben E., und Gale Borden, *Listen to Your Pain* (New York: Penguin, 1984).

Priestman, Kathleen Gordon, «Homoeopathic Injury Remedies», *British Homoeopathic Journal*, 48 (Juli 1959): 281-289.

Reuben, Carolyn, «Jock's Traps: Help for Sports Injuries», *L. A. Weekly* (31. Mai 1985): 75.

Schwartz, William H., *Homoeopathic Medical Treatment of Wounds and Injuries* (Neu Delhi: Harjeet, o. J.).

Shangold, Mona, und Gabe Mirkin, *The Complete Sports Medicine Book for Women* (New York: Simon and Schuster, 1985).

Wolpa, Mark E., *The Sports Medicine Guide* (New York: Leisure Press, 1983).

11 Psychische Störungen: Geist und Körper bilden ein Ganzes

1. Charles Frederick Menninger, «Some Reflections Relative to the Symptomatology and Materia Medica of Typhoid Fever», *Transactions of the American Institute of Homoeopathy*, 1897, S. 430.
2. Jonas Robitscher, *The Power of Psychiatry* (Boston: Houghton Mifflin, 1980), S. 282.
3. Jerrold S. Maxmen, *The New Psychiatry* (New York: William Morrow, 1985), S. 42.
4. Ebd., S. 58.
5. Ebd., S. 112.
6. Paul H. Wender und Donald F. Klein, *Mind, Mood, and Medicine* (New York: New American Library, 1982), S. 345.
7. Ebd., S. 197.
8. Maxmen, *The New Psychiatry*, S. 158.
9. Menninger, «Some Reflections», S. 430.
10. Edward C. Whitmont, *Psyche und Substanz: Essays zur Homöopathie im Lichte der Psychologie C. G. Jungs* (Göttingen: Ulrich Burgdorf, 1987).
11. Catherine Coulter, *Porträts homöopathischer Arzneimittel. Zur Psychosomatik ausgewählter Konstitutionstypen* (Heidelberg: Karl F. Haug, 1988).
12. George Vithoulkas und Bill Gray, «Nux Vomica», *Journal of Homeopathic Practice*, 1 (Frühjahr 1978): 36–42; Vithoulkas und Gray, «Arsenicum Album», *Journal of Homeopathic Practice*, 1 (Frühjahr 1978): 43-50. Über homöopathische Arzneimittel siehe auch: Vithoulkas, *Homeopathy: Medicine of the New Man* (New York: Arco 1979).
13. Es gibt viele gute Arzneimittellehren, darunter M. Tyler, *Drug Pictures* (Essex, England: Health Science, 1942); C. E. Wheeler, *An Introduction to the Principles and Practice of Homoeopathy* (Essex, England: Health Science, 1948); J. T. Kent, *Neue Arzneimittelbilder der Materia Medica Homeopathica* (Heidelberg: Karl F. Haug, 1980); und D. M. Gibson, *Studies of Homoeopathic Remedies* (Beaconsfield, England: Beaconsfield, 1987).
14. Theodor W. Adorno, *Studien zum autoritären Charakter* (Frankf. a. M.: Suhrkamp, 1973).
15. Jack Cooper, «The Treatment and Cure of Alcoholism and Related Illnesses on an Outpatient Basis with Homeopathy», *Journal of the American Institute of Homeopathy*, 75 (Juni 1982): 18-21. J. P. Gallavardin, ein französischer Homöopath des 19. Jahrhunderts, berichtet von einer 50prozentigen Heilungsrate durch homöopathische Mittel bei Alkoholismus. Zur weiteren Information siehe J. P. Gallavardin, *How to Cure Alcoholism: The Non-toxic Homoeopathic Way* (Katonah, N. Y.: East-West Arts, 1976).
16. Seldon H. Talcott, «The Curability of Mental and Nervous Diseases Under Homoeopathic Medication», *Transactions of the American Institute of Homoeopathy* (1891): 875-886.

17. Ellen L. Keith, «Progress of the Year in Regard to State Hospital Work», *Transactions of the American Institute of Homoeopathy* (1899): 566-568.
18. D. M. Gibson und B. S. Lond, «Some Observations on Homoeopathy in Relation to Psychoneuroses», *British Homoeopathic Journal*, 43 (1953).
19. Viktor E. Frankl, «Paradoxical Intention: A Logotherapeutic Technique», *American Journal of Psychotherapy*, 14 (1960): 520-525; Frankl, «Paradoxical Intention and Dereflection: a Logotherapeutic Technique», *Psychotherapy: Theory, Research, and Practice*, 12 (1975): 226-237.
20. Gregory Bateson, D. D. Jackson, Jay Haley und John H. Weakland über Schizophrenie-Theorien in G. Bateson, *Ökologie des Geistes. Anthropologische, psychologische, biologische und epistemologische Perspektiven* (Frankf. a. M.: Suhrkamp, 1985); Jay Haley, *Ablösungsprobleme Jugendlicher. Therapie mit Familien junger Erwachsener* (München: Pfeiffer, 1981); Paul Watzlawick, John H. Weakland und Richard Fisch (Hrsg.), *Lösungen. Zur Theorie und Praxis menschlichen Wandels* (Bern: Hans Huber, ³1984).
21. Jay Haley, *Die Psychotherapie Milton H. Ericksons* (München: Pfeiffer, ²1988).

Weitere Literaturhinweise

Riebel, Linda, «A Homeopathic Model of Psychotherapy», *Journal of Humanistic Psychology*, 24 (Winter 1984): 9-48.
Slonim, Daphna, und Kerrin White, «Homeopathy and Psychiatry», *Journal of Mind and Behavior*, 4 (Sommer 1983): 401-410.

12 Zahnheilkunde: Behalten Sie Ihre Zähne

1. Melvin Denholz und Elaine Denholz, *How to Save Your Teeth and Your Money* (New York: Van Nostrand Reinhold, 1977), S. 12.
2. Thomas McGuire, *The Tooth Trip* (New York: Random House, 1972), S. 2.
3. Denholz und Denholz, *Save Your Teeth*, S. 12.
4. J. H. Shaw, *Fluoridation as a Public Health Measure* (Washington, D. C.: American Association for the Advancement of Science, 1954); J. J. Murray, *Fluorides in Caries Prevention* (Bristol, England: Wright, 1976); E. Newbrun (Hrsg.), *Fluorides and Dental Caries* (Springfield, Ill.: Thomas, ²1975).
5. Dennis H. Leverett, «Fluorides and the Changing Prevalence of Dental Caries», *Science*, 217 (2. Juli 1982): 26-30.
6. «How Fluoride Might Damage Your Health», *New Scientist*, 28. Februar 1985, S. 20.
7. Leverett, «Fluorides», S. 29.
8. «Is Fluoride an Essential Element?» in: *Fluorides* (Washington, D. C.: National Academy of Sciences, 1971), S. 66-68. Siehe auch Richard Maurer und Harry Day,

«The Non-Essentiality of Fluorine in Nutrition», *Journal of Nutrition*, 62 (1957): 561-573.

9. Ellen Ruppel Shell, «The New Flap Over Fluoride», *American Health,* Oktober 1984, S. 60-63.

10. John Yiamouyiannis, *Fluoride: The Aging Factor* (Delaware, Ohio: Health Action, 1983), S. 172.

11. J. A. Albright, «The Effect of Fluoride on the Mechanical Properties of Bone», *Transactions of the Annual Meeting of the Orthopedics Research Society*, 98 (1978): 3.

12. D. W. Allmann und M. Benac, «Effect of Inorganic Fluoride Salts on Urine and Tissue 3'5' Cyclic-AMP Concentration in Vivo», *Journal of Dental Research*, 55, Ergänzung B (1976): 523.

13. Alfred Taylor and Nell Carmichael Taylor, «Effect of Sodium Fluoride on Tumor Growth», *Proceedings of the Society for Experimental Biology and Medicine*, 119 (1965): 252-255.

14. John Yiamouyiannis und Dean Burk, «Fluoridation and Cancer: Age Dependence of Cancer Mortality Related to Artificial Fluoridation», *Fluoride*, 10 (1977): 102-123.

15. J. David Erickson, «Mortality in Selected Cities with Fluoridated and Non-Fluoridated Water Supplies», *New England Journal of Medicine*, 298 (18. Mai 1978): 1112-16.

16. George L. Waldbott, A. W. Burgstahler und H. L. McKinney, *Fluoridation: The Great Dilemma* (Lawrence, Kans.: Coronado Press, 1978).

17. Zitiert in Dr. Dean Edells «Medical Journal», *San Francisco Chronicle* (29. April 1987).

18. Zitiert in Yiamouyiannis, *Fluoride*, S. 118.

19. Patrick Stortebecker, *Mercury Poisoning from Dental Amalgams* (Orlando, Fla.: Bio-probe, 1986).

20. Joe Graedon, «Dental Dangers», *San Francisco Chronicle*, 11. Januar 1984.

21. C. W. Svare, L. C. Peterson, J. W. Reinhardt u. a., «The Effect of Dental Amalgams on Mercury Levels in Expired Air», *Journal of Dental Research*, 60 (1981).

22. J. E. Abraham, C. W. Svare und C. W. Frank, «The Effect of Dental Amalgam Restorations on Blood Mercury Levels», *Journal of Dental Research,* 63 (1984): 71-73.

23. D. W. Eggleston, «Effect of Dental Amalgam and Nickel Alloys on T-lymphocytes: Preliminary Report», *Journal of Prosthetic Dentistry*, Mai 1984, S. 517-623.

24. «Mercury in Dental Fillings: Is There a Problem?» *The Medical Forum* (November 1985): 5-7.

25. Charles Taft, «Injurious Effects of Amalgam Fillings», *Medical Advance*, 30 (Juni 1893): 422-430.

26. R. Voll, «Twenty Years of Electroacupuncture Diagnosis», *American Journal of Acupuncture*, (März 1975): 7-17; R. Voll, «Electroacupuncture (EAV) Diagnostics and Treatment Results in Odontogenous Focal Events», *American Journal of Acupuncture*, 9 (Dezember 1981): 293-302.

27. Henri Albertini, William Goldberg, Bernard Sanguy und Claude Toulza, «Homeopathic Treatment of Dental Neuralgia Using Arnica and Hypericum: A Summary of 60 Observations», *Journal of the American Institute of Homeopathy*, 78 (September 1985): 126-128.
28. Denholz und Denholz, *Save Your Teeth*; Irwin Smigel, *Dental Health, Dental Beauty* (New York: M. Evans, 1979).
29. Denholz und Denholz, *Save Your Teeth*, S. 42.
30. Smigel, *Dental Health*, S. 236.

Weitere Literaturhinweise

Fischer, Richard D., «Dentistry and Homeopathy: An Overview», *Journal of the American Institute of Homeopathy*, 78 (Dezember 1985): 140-147.
Lessell, Colin B., *The Dental Prescriber* (London: British Homoeopathic Association, o.J.).
Steinleichner, F., «Homoeopathy in Dentistry», *British Homoeopathic Journal*, 73 (Juli 1984): 145-149.
Ziff, Sam, *Amalgam – Die toxische Zeitbombe* (Glattbrugg: Oesch, 1985).

13 Ein ganzheitliches Gesundheitswesen: Ein Modell für das 21. Jahrhundert

1. American Council of Life Insurance, Trend Analysis Program, *Health Care: Three Reports from 2030 A.D.* (Washington, D.C., Frühjahr 1980), S. 10-11.
2. Lewis Thomas, *The Youngest Science: Notes of a Medicine Watcher* (New York: Viking, 1983).
3. Office of Technology Assessment. *Assessing of Efficacy and Safety of Medical Technologies* (Washington, D.C.: U.S. Government Printing Office. 1978). S. 7
4. Abraham Maslow, *Psychologie des Seins. Ein Entwurf* (Frankf. a. M.: S. Fischer. 1978).
5. René Dubos, «Einführung» zu: Norman Cousins. *Anatomy of an Illness* (New York: W.W. Norton, 1979). S. 23. (Dt.: *Der Arzt in uns selbst. Die Geschichte einer erstaunlichen Heilung – gegen alle düsteren Prognosen* [Reinbek: Rowohlt, 1984]).

Personen- und Sachregister

312

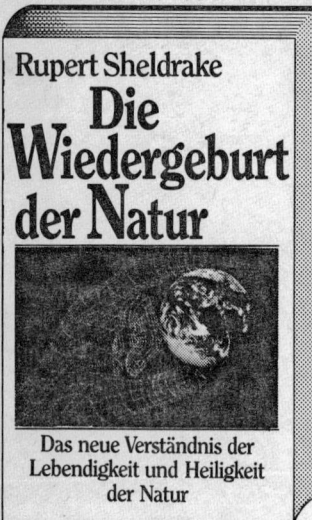
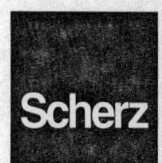